アイアンガー 心のヨガ

人生に光を灯すために

B・K・S・アイアンガー　柳生直子 監訳

Light on Life

B.K.S. Iyengar

The Journey to Wholeness, Inner Peace and Ultimate Freedom

白揚社

LIGHT ON LIFE

by B.K.S.Iyengar

Published by arrangement with Rodale, Inc., Emmaus, PA, U.S.A.

through Tuttle-Mori Agency, Inc., Tokyo.

父ベルール・クリシュナマチャール、
母シシャンマ、
そして我が故郷ベルールに。

目　次

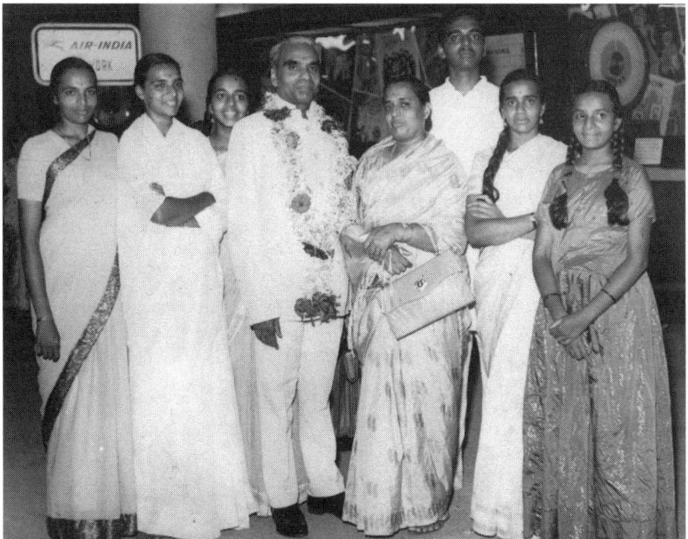

アイアンガー導師（左から４番目）と家族

日本の読者のみなさんへ

私の『ハタヨガの真髄』、『ヨガ呼吸・瞑想百科』を日本に紹介してくれた白揚社から、最新刊『アイアンガー　心のヨガ』が出版されると聞いて、たいへん嬉しく思っています。

先の２冊が身体と心の健康を保つためのものであったとすれば、本書が案内するのは、自然の５つの元素、つまり、土、水、火、空気、空間（エーテル）の上手な活用法です〔アイアンガーヨガでは「要素」と呼ぶことが多い〕。我々は皆、この自然の５つの元素からできています。したがってこうした元素は、細胞から自我へ、反対に自我から細胞へと流動し、倫理、肉体、精神、知性、魂の健康が完全なバランスをとるように働くのです。これこそが神聖なる健康であり、本書が読者の方に届けたいと思っているものです。

『ハタヨガの真髄』から『心のヨガ』へと至る道のりは、私にとってたいへんに長いものでした。本書によって日本の諸兄諸姉が、自らの幸福のためだけではなく、未来の子どもたちのためにも、人生の本質を読み取り、理解し、つかみ、吸収することができれば、それに勝る喜びはありません。『心のヨガ』を通じて、真の健康、喜び、至福を経験することで読者の人生が変わっていくとすれば、その成功の喜びを私も分かち合いたいと思います。

B・K・S・アイアンガー

はじめに

もし本書が真実を語っていると主張するならば、なによりもまず次の一点をはっきりとさせなくてはならない。それは、どのような人であっても、たゆまぬ不屈の修練を続けていけば、ヨガの旅をし、光に包まれた自己解放の境地へとたどり着くことができる、ということである。それをなしとげた者といえば、誰しもクリシュナ、ブッダ、イエスのことが心に浮かぶに違いない。彼らは映画のスターなどではなく、たんなる崇拝の対象でもない。彼らは後に続くべき道を示した偉大なる慧眼《けいがん》の士であり、今日の我々が手本とすべき存在である。我々も、彼らのように悟りの領域に到達することができる。

読者の多くは、前途に待ち受けているさまざまな試練を乗り越えることができないと不安を抱いているかもしれない。だが私は、あなたは必ず乗り越えられると約束するものである。私も一切を無から始めた人間であり、多くの困難や苦労を味わってきた。しかし時を重ね、たゆまぬ努力を経て、ある場所にたどり着くことができた。ただ一つの手段、つまりヨガの修業《サーダナー》の芸術と科学をひたすら熱意をもって追い求めることによって、文字どおり暗闇から光の中に浮かび上がり、不治の病から健康体に生まれ変わり、無知蒙昧《もうまい》の境涯から知識の大海へと身を投じることができたのだ。私がなしえたことは、あなたにも可能である。

しかも今日、あなたがたは多くの有能なヨガの指導者に恵まれている。残念なことに私がヨガを始めたときは、賢明で親切な指導者はいなかった。実を言うと、私の導師《グル》はヨガに関する私の素朴な問いに何一つ答えてくれなかった。師の教え方は、私が今行っているような、生徒にアサナを一つずつ段階を踏んで教えていくやり方とはまったく違っていた。師はただポーズを要求し、それをどのようにして完成させるかは、私をはじめ弟子にまかせきりだった。おそらくこのことが私の頑固な一面を刺激し、ヨガへの揺るぎない信念と相まって、私を探究の道に邁進《まいしん》させることになったのだろう。私は意志が固く情熱的であり、また自分が無価値な人間ではないことを世に示したかったのかもしれない。しかし、それ以上に私は自分が何者であるのかを突き止めたかった。私は、この謎に満ちたすばらしいもの、「ヨガ」とは何かを理解したかった。心の奥底に潜んだ秘密を浮かび上がらせる「ヨガ」、人間を取り巻く宇宙の謎と、我々が喜び傷つき悩みながら暮らす場所の秘密を解き明かしてくれる「ヨガ」を理解したかった。

私は実践を通して学び、経験からわずかばかりの知識を手に入れ、その知識と理解をもとにまた学んだ。正しい方向に従うことによって、ありのままの敏感な感受性を手助けとして、私は自分の知識を深めていくことができた。こうして自分の中に磨きあげられた経験を積み重ねていくことで、私はついにヨガの本質を明らかにできたのである。

ヨガのもつ深遠さと真の価値を理解するには、多くの歳月を必要とした。ヨガの経典は発見の手助けとなったが、進むべき道を示してくれたわけではない。すべてはヨガを実践して学び、ヨガを通じて理解したのだ。とはいえ、すべてを自分の力でなしとげたわけではない。72年にわたりヨガを追求し、身を捧げてきたことで、自分をつくりあげてきただけのことなのだ。私が世の中に貢献してきたことがあるとすれば、それはすべてサーダナー（厳しい修業）の賜物である。
　サーダナーは、苦境に陥ったときでも、修練を続ける不屈の精神を与えてくれた。だらしのない生活を好まなかったので、品行方正な道を進んできたが、しかし他人を避けたことは一度もない。私はすべての人の中に魂の光を見るようになっていた。またヨガによって私は、無知が積み重なった土手から大河を横切り、知恵の対岸へとたどり着くことができた。ヨガの修練によって知恵を授かり、神の恵みによって私の内なる核に光が灯されたと言い切るのは、決して誇張ではない。私は同じ光を誰の心の中にも見てとることができる。
　親愛なる読者たちよ、あなたがたの旅はすでに始まっていることを理解してほしい。あなたの目前に旅の起点は示されているが、その終着点でどのような完成、喜びの時を迎えるのか、それは誰にもわからない。だが、もし一条の光明を見つけ、それを追い続けていくことができるのなら、あなたは道をきわめることができる。自分を励まし、しかし決して慢心してはいけない。目標を低くしてはいけない。それでは目的を達成することはできない。高い目標を追い続けなさい。そうすれば祝福の門が開けるだろう。
　本書で何度も目にするパタンジャリとは、ヨガの父とされる人物である。彼は紀元前５世紀のインドに実在したヨギ、賢人であり、その当時のヨギの生活と修練に関する知識の体系をつくりあげた。パタンジャリは、ヨガ、心の働き、人間のありようについての警句を集めた書『ヨガ・スートラ』を著し、また、自然界と人間の内面に存在する深遠なる魂との関係についても説いている（これについてより詳しく研究したい方は、この偉大な作品について注釈をつけた拙著*Light on the Yoga Sutras*〔未訳〕を参照されたい)。

私が受けたパタンジャリの教えは、あなたがたにも当てはめることができるはずだ。彼はこう記している。「真実の光が灯ることで、新たな人生が始まる。古く無用な印象は捨てられ、新しい経験による悪い影響からも守られる。」(『ヨガ・スートラ』第1章50節)

私の出発点がごくありきたりのものであったということが、真実を探し求め、新たな人生を始めようとしているあなたを勇気づけるなら幸いである。ヨガは他力本願だった私の人生を目的のあるものに変えてくれた。やがてヨガによって人生の喜びと高潔さを味わった私は、宗教やカースト、性別、国籍を問わず多くの人々にヨガを伝えてきたのである。私はヨガが私の人生に与えてくれたものに感謝し、それを他の人々と分かち合いたいと思っている。

信念、愛、粘り強さによって、あなたにもヨガのすばらしさが味わえることを願いつつ、私は本書を通して私がこれまでに得た経験を伝えよう。知識の火を灯し、前に進みなさい。そうすれば未来の世代にも本当の至福の光を届けることができる。

＊　＊　＊

本書の企画から完成に至るまでには多くの方々の尽力があった。とりわけアイデア・アーキテクツのダグ・エイブラムズ、ジョン・J・エヴァンズ、ギータ・S・アイアンガー、ウマ・ダヴァレ、ステファニー・クウァーク、ダニエル・リヴァース－ムーア、ジャッキー・ワードル、ステファニー・タード、クリス・ポタッシュに感謝する。本書を世に送り出してくれたロデール社にも謝辞を述べたい。本書に与えられる評価は彼らと分かち合うものである。

ヨガは私にとって天啓であり、過去70年にわたって私の人生であり続けた。ヨガの修練、哲学、そしてヨガを教えることが渾然《こんぜん》一体となった人生を私は生きてきた。あらゆる運命や冒険がそうであるように、私は旅を始めたときには想像もしていなかったところに到達した。自分にとってそれは発見の旅だった。それは歴史的に見れば再発見と言えるだろうが、しかし唯一無二の視点から捉えた再発見、伝統の中の革新であった。これまでの70年間、私は魂のヴィジョンを求めて内なる旅をしてきた。本書には、私の勝利、葛藤、戦い、悲しみ、喜びが記されている。

50年前、私はヨガの光を灯すために西洋世界へと向かった。そして今、私は人生の光を灯すために、本書を通じて半世紀にわたる私の経験を語ろうとしている。ヨガが市民権を得て、その教えを広める一助となれたことは私にとってこの上ない喜びである。しかし、ヨガが普及することで、本来感じ取れるはずのヨガの深遠さが失われることがあってはならない。私が西洋に赴いて50年、多くの人々がヨガの修練に身を捧げてきた。私はそうしたヨガの旅を余すところなくあなたがたと分かち合いと願っている。

私の旅の終わりが、あなたがたの旅の始まりになりますように。それが私の切なる希望である。

序——自由があなたを待ち受けている

50年前、私がインドを離れてヨーロッパ、アメリカにやってきたとき、ヨガ・アサナ（ヨガのポーズ）を目にした人々は、まるで曲芸のようなものだと思ったのか、ぽかんと口を開けるばかりだった。だが今では、まったく同じヨガ・アサナが世界中の人々に受け入れられ、その身体的、精神的効能は広く理解されている。ヨガというものが、多くの人々の心に灯をともしてきたことで、このような驚くべき変化が生まれたのだ。

私がヨガを始めたのは70年前のこと。当時はヨガ発祥の地インドですら、ヨガの道を追い求める者に対し、嘲りや拒絶、容赦ない非難が浴びせられた時代である。実際、もし私が托鉢僧《サードゥ》となって、片手に椀を抱えながら喜捨《きしゃ》を求めて当時の英領インド国内の立派な道路を巡っていれば、嘲笑されることなどはなく、多くの尊敬を勝ち得ていたことだろう。また、出家者《サンニャーシン》となり隠遁をするよう勧められたこともあったが、断った。私は、日々いろいろな悩みや困難を抱えているごく平凡な一家の主人として生きたかった。市井の人々にヨガの手ほどきをし、働いて、結婚し、子どもをもうけるといった、ごく当たり前の生涯を彼らとともにしたかったのだ。そして、長いこと連れ添った亡き妻ラママニと子ども、孫を含め、私の人生は、仕事、結婚、子ども、その３つすべてに恵まれたものとなった。

一家の主人の生活は困難なもので、それはいつの世も変わらない。我々のほとんどは苦労の種や厄介事を背負い込み、また多くの人が肉体的、精神的苦痛やストレス、悲しみ、孤独、不安に苛《さいな》まれている。こうした問題は現代のライフスタイルが引き金になっていると思われがちだが、人間の生活とは、これまでも常に同じ困難と試練——生計を立て、家族を養い、そして人生の意味と目的を見出していくという試練——を求められてきたものなのだ。

これらは我々人類が過去にも、また未来にもずっと直面する試練である。我々は動物として地上を歩いているが、神性をもっている者という点では、宇宙の星の一員である。また人間として見れば、我々は大地と空の中間にあって、より永遠で深遠なる何かを求めながら、いかに現実を生き抜いていくかという矛盾に折り合いをつけようとしている存在である。非常に多くの人が真理を天空に求めるが、実はそれは雲よりも近くに存在する。真理は我々自身の中にあり、内なる心の旅によって誰にでも見つけ出すことができる。

人々が求めるものは同じである。たいていの人は、たんに肉体的、精神的な健康、分別と知恵、そして平和と自由を求める。だが、こうした人間の基本的な要求を満たそうとする試みは、まとまりのないバラバラなものになることが多い。現代生活のさまざまな、ときには矛盾するような注文に振り回されてしまうからだ。賢人たちには知られていることだが、ヨガはこうした人間の要求すべてを、包括的で継ぎ目のない形で満たすようデザインされている。ヨガの目標とは、完全な一体化、つまり我々自身の心の一体化、そしてその結果として得られる我々の存在を超えたものとの一体化を体験することに他ならない。我々は大宇宙にある調和のとれた小宇宙となる。私がしばしば「統合」と呼ぶ一体化は、完全、内なる平和、究極の自由の基礎をなすものである。

あなたはヨガを通して、一体であるという感覚を人生において再発見することができる。そこでは、バラバラになった断片をつなぎ合わせようと意識して努力することがない。またヨガは、人生の絶え間ないストレスや格闘によっても傷つくことがなく、波立つこともない心の平和を指し示してくれる。しかもヨガによって、あなたはこれまで存在すら知らなかった新しい形の自由を得ることができるのである。ヨギにとって自由とは、浮き沈み、喜びと悲しみといった人生の二面性によって影響されない状態のことである。それは落ち着きを意味し、究極的には、我々の存在の内部に静かな核があり、その核が永遠に変わらない無限の存在と常につながっていることを示している。

すでに述べたことだが、どのような人間であっても内なる心の旅に出ることができる。植物が陽の光を求めるように、生命そのものは充足を求める。創造主が命を生み出したとき、大多数を落伍者にすることで、ごくわずかの成功者を際立たせることを望んでいたわけではない。少なくとも精神的には、我々は民主主義、平等主義社会に生きているのだ。

ヨガは特定の文化の宗教や教義ではない。インドの地から生まれたものではあるが、全人類のために開かれた道であり、個人の出生、経歴などは一切問わない。パタンジャリがこれをサールヴァバウマ（英語ではuniversal〔普遍的な、万物の〕）という言葉で表現したのは、今から2500年前のことだ。我々はみな同じ人間でありながら、自分たちを西洋人、あるいは東洋人と考えるように教え込まれてきた。もし自然な状態で放っておかれたならば、我々はアフリカ人でもインド人でもヨーロッパ人、アメリカ人でもない、たんに一個の人間である。私はインドで生まれたので、インド人特有の傾向を身につけることを、どうしても避けることができない。我々はみな固有の文化の影響を受ける。だが、魂に違いはないのであり、私はそれを「内在する神性」と呼ぶ。違うのは身にまとう衣だけ、我々の自己がまとう概念だけである。その衣を脱ぎ捨てるのだ。対立を生む概念を与えてはならない。これこそヨガが教えるところである。私とあなたとが互いに出会ったら、自分たち自身のこと、それぞれの文化や身分などは忘れてしまう。区別などなく、心から心へ、魂から魂へと語りかける。心の奥深くで求めているものには、違いなどない。我々は同じ人間なのだから。

ヨガでは、身体と心の働きが、過去数千年ほとんど変わりがないことを認めている。人間の仕組みは、時代や場所によって違ってくるものではないのである。心を働かせるとき、また他人と接するとき、そこには手つかずの、断層のような固有のストレスがあり、それが原因となって個人や集団にさまざまな問題が引き起こされる。したがって、ヨガを哲学的、科学的に探究しようとすれば、不安や悩みを抱えずに、人生のストレスにどう対応するかを学ぶという観点から、人間の性質を検証することが重要になる。

ヨガでは貪欲、暴力、怠惰、過剰、うぬぼれ、愛欲、恐怖を、我々の幸福を台なしにしてしまう根絶不能な原罪とは見なしていない。むしろ幸福の土台になると考えているのだ。たとえ歓迎されないものだとしても、これらはごく自然に備わった解決可能な人間の気質、本性の現れであり、押さえつけるものでも、否定するものでもない。我々の理解力や思考回路には欠陥があるが、それは（悲しみを運んではきても）悲しむべきことではなく、進化のためのチャンスである。そして、意識を内部で進化させていくことで持続的な熱意が生まれ、いわゆる個人の成功や世界の進歩というものに向かうことができる。

ヨガは人生というゲームのルールブックである。しかし、このゲームでは誰も敗者になる必要はない。道のりは険しく、厳しい鍛錬を必要とする。また、自分自身で考え、じっくりと見つめ、悪いところは直し、ときにぶつかる挫折を乗り越えていこうとする強い意志が欠かせない。ヨガでは、正直で、常に精進し、そしてなにより心に愛をもっていることが求められる。もし、あなたが人間であることとは何か、大地と空の間に位置するこの存在がいかなるものなのかを理解したいのなら、また、自分はどこからやってきて、どこに向かうことができるのかと興味を抱き、幸福を求め、自由を切望しているのなら、あなたはすでに内なる心の旅の第一歩を踏み出していることになる。

自然の掟を曲げることはできない。それは人格をもたず、無慈悲なものだ。だが我々は自然を楽しむことができる。自然からの挑戦を受け入れ、ゲームに参加することによって、我々は、爽やかな風が吹きぬける心躍る旅に出ている自分を発見するだろう。そして、時間と労力を注ぎ込めば、それに見合うだけの恩恵、たとえば80歳になってなお自分で靴ひもが結べるといった些細なことから、人生の本質を味わうといった最高のものまで、さまざまな恩恵を享受できるのである。

私のヨガの旅

ヨガ・アサナ、つまりヨガのポーズを学ぼうとする人たちは、多くの場合、実際的、肉体的な理由から始める。背中が痛い、スポーツでけがをした、高血圧や関節痛などの医学的な理由から、あるいはよりよいライフスタイルを築きたいとか、ストレス、ダイエット、依存症といった幅広い関心がきっかけで始めるのが大多数で、精神的な悟りにたどり着くことを信じてヨガを始める人はほとんどいない。実際、精神的悟りという考え方には、ほとんどの人が疑いをもっている。もちろん、それは悪いことではない。実際的な理由から始めるということは、ヨガ教室にやってくるのが、現実的な問題と目的をもった前向きな人々、自分の人生の意味と生き方をよく知っている賢明な人々であることを示しているからだ。

私にしたところでヨガを始めたときには、ヨガの本当のすばらしさについてはまったく理解していなかった。私もまた肉体的な実益を求めていたのであり、私の命が救われたのも、実際にはそのおかげだった。ヨガが私の命を救ってくれたというのは、決して大げさではない。ヨガは、不健康で虚弱だった私に、健康で確信に満ちた新たな生命を与えてくれたのである。

私が生まれたのは1918年12月。当時インドは、他の国と同様インフルエンザの世界的流行に壊滅的な打撃を受けていた。母のシシャンマは私を身ごもっていたときに感染し、その結果私はひどく病弱に生まれてきた。腕は細く、足も折れてしまいそうなほどで、腹は奇妙に突き出ていた。実際あまりにも虚弱だったために、生きながらえることはできないとすら思われていた。頭は下に垂れたまま、持ち上げるのも一苦労だった。私の頭は、身体に比べるとアンバランスに大きかったので、兄や姉たちからよくからかわれた。私は13人の子どもの11番目に生まれたが、そのうち無事成人したのは10人にすぎない。

虚弱で病気がちな状態は長く続いた。少年時代は非常に多くの病気にかかり、マラリア、チフス、結核などと始終闘っていた。病気になると人は弱気になるが、私の場合もそうだった。こんな苦しい思いをしてまで生きる価値などあるのかと自問し、ふさぎの虫に取りつかれることもよくあった。

私が育ったのはインド南部カルナタカ州コラールにあるベルール村。人口500人ほどの小さな農村で、村民は米やきび、わずかな野菜を栽培して細々と暮らしていた。それでも周囲の家と比べたら、我が家の暮らし向きはましな方だった。先祖から受け継いだ農地は小さなものだったが、父親が村からほど近い大きな村の学校で校長を務めていたために、地方公務員としての収入があったのだ。当時ベルール村には学校はなかった。

私が5歳のとき、一家はベルールからバンガロールに引っ越した。父は子どもの頃から虫垂炎の持病を抱えていたが、一度も治療を受けたことはなかった。そして私の9歳の誕生日を目前にその病が悪化し、結果的にこれが父の命を奪うことになってしまった。父は私を病床に呼んで言った。自分は9歳を目前に父親を亡くした、おまえも9歳になる前に父親を失うことになるだろう、と。またこうも言った。私は若い頃に非常な苦労をした、これからおまえも大変だろうが、努力すればきっと道は開ける、と。その予言は2つとも当たっていたと言っていい。その後、私はさまざまな苦労を味わい、幸福をつかんだのだから。父が亡くなると、家庭にぽっかりと大きな穴があいたようだった。私に病気とどう向き合うか、どうやって勉強していけばよいかを教えてくれる人がいなくなってしまったのだ。私は病気で学校を休みがちだったため、勉強は遅れをとっていた。

父親は学校の校長だったが、私の一家はバラモン〔インドのカースト制の司祭階級〕に属していた。典型的なバラモンは、宗教儀式を行って人々から施し物を授かるか、ときには富裕層や貴族階級の一族または個人の庇護を受けて生計を立てていくものだ。インドの伝統に従い、バラモンはバラモン出身の相手と見合い結婚をするのが普通であり、私の姉も11歳のときに、遠縁にあたるシュリマン・T・クリシュナマチャリアのもとへ嫁いだ。これはすばらしい縁組だった。夫のクリシュナマチャリアは学者で、哲学とサンスクリットを専門に研究し、周囲の尊敬と信頼を一身に集めていた。学業を修めると、次に彼はネパールとチベットの国境付近にあるヒマラヤ山脈に行き、シュリ・ラマモハナ・ブラフマチャリの薫陶を受け、ヨガを何年にもわたって学んだ。

当時は、マハラジャ、つまりインドの藩王たちが象にまたがり、ヨーロッパの国々よりもはるかに広大な領土で虎狩りに明け暮れる日々を送っていた。そのなかでマイソールのマハラジャが私の義兄の学識とヨガへの見識の高さを聞きつけ、大いに興味をもった。マハラジャは義兄をジャガンモハン宮殿のサンスクリット大学に講師として招き、さらにその後ヨガの学校を開設した。マハラジャはときに、クリシュナマチャリアに他の都市を回ってヨガを世間一般に広めるよう依頼することもあった。その一つが1934年の旅だったが、義兄は当時14歳だった私に、自分が旅行で家を空ける間、バンガロールからマイソールまで来て、妻（私の姉）と家族と一緒に暮らしてくれないかと頼んできた。ほどなく義兄は旅行から帰ってきたが、私が母や兄、姉のもとへ帰る許可を求めると、マイソールに留まって健康改善のためにヨガを学ぶよう私に言った。

日頃の私の健康状態がすぐれないのを見た義兄は、成人となっていくうえで訪れる試練や困難に立ち向かうだけの強い身体をつくるために、ヨガの厳しい修練を勧めたのだった。それによって私がより深い精神的、人間的成長もとげることができるということを、義兄はそのときに一言も言わなかった。だが、やるなら今をおいて他にないと思い、私は義兄のヨガの学校で修練に取り組み始めることにしたのである。

これが私の人生における分岐点——私のもとを訪れた運命、それを受け入れるか、背を向けるかを決める瞬間——となった。たいていの場合、決定的な瞬間に盛大なファンファーレが鳴ることはない。それはただ、何年にもわたる地道な修練と、成長の出発点となるだけである。そして、私の義兄シュリマン・T・クリシュナマチャリアは、私の尊敬すべき師、グルとなり、私の母と亡き父に代わる影響力をもつ保護者となったのだ。

人生のこの時期、求められることが多かった務めの一つが、マハラジャの宮廷を訪れる高官やゲストにヨガを披露することだった。一方グルの務めは、マハラジャに仕える人々を啓発し楽しませるために、生徒たち（私は最年少だった）に身体を曲げ伸ばしして強烈であっと言わせるポーズをとらせ、その能力を示すことだった。私は自分の保護者でもあるグルの期待に応えようと、修練で得たことを精一杯披露した。

18歳のとき、私はヨガの教えを広めるためにプーナに送られた。私はこの地方の言葉が理解できず、つても家族も友人もなく、仕事すら不安定なものだった。あのとき、私にあったのはアサナ、ヨガのポーズの実践だけだった。プラーナーヤーマ（呼吸法）の方法も、ヨガの経典も哲学も身につけていなかったのである。

アサナの修練を始めたときの私は、ろくに舟を操ることもできない人間が、必死になってしがみつきながら星だけを頼りに大海に漕ぎ出していくようなものだった。先達が世界に飛び出していったのを知ってはいたが、彼らがつくった海図をもってはいなかった。私にとってそれは発見の旅だった。あとになって、何百年、何千年も前の海図と出会ったとき、そこには私の発見したものが記されていた。つまり、私と彼らの発見は一致することがわかったのだ。私は元気と勇気を与えられ、彼らが発見したはるか遠い地点にたどり着き、自分の舟をもっと上手に操縦する術を学ぼうと修練を重ねた。海岸線を正確になぞり、水深を測り、美しい未知の島と出会い、また隠れた岩礁や航海中命取りとなりかねない危険な潮の流れをすべて海図に記そうと努めた。

こうやって肉体はヨガを知るための最初の手段となった。肉体を緩やかに改善していくプロセスがこのとき始まり、それは今日の修練にまで続いている。ヨガ・アサナは、計り知れない肉体的な恩恵をもたらし、病弱な少年を完全に健康な肉体をもつ俊敏な人間に成長させてくれた。私の肉体そのものが実験室であった。私はそこで、ヨガが健康を運んでくれることを実際に目のあたりにしたのである。しかし、身体と同じように、頭脳と心がヨガの恩恵に浴すこともすでにわかっていた。自分の命を救い、幸福を与えてくれたこの偉大なるものに対する感謝は、いくら捧げても決して足りるものではない。

あなたにとってのヨガの旅

本書は人生についての本である。あなたのように精神的な向上を目指す人たちのために道を照らし、誰もが進める道を正確に指し示そうと試みたものだ。私は本書を通じて、アドバイスやメソッド、哲学体系を、ヨガの初心者にもわかるように説明していくつもりだ。他人の話を信じ込みやすい人に近道を教えたり、必ずうまくいくといった安請け合いをすることはない。私にとって今の自分があるのは、70年間絶えず努力したおかげである。だがそれは、あなたがたがヨガを修得するのにも70年の年月が必要だということではない。ヨガは始めたその日から贈り物を与えてくれる。こうした恩恵は、まったくの初心者でも体験することができる。身体の奥深い部分、心、さらに魂といったレベルですら、何かが始まったと感じることができるのだ。この最初の贈り物を、これまで知らなかった晴れやかな気持ち、平穏、喜びと表現する人もいる。

70年たった今も、私の中で贈り物は大きくなり続けている。これは奇跡である。修練で何が得られるかは、いつも予測できるものではない。それはしばしば思いもかけない形の贈り物となってやってくる。だが、もしあなたがつま先に頭をつけたり、頭で倒立したりすることを学ぶのがヨガのすべてだと考えるなら、ヨガがもたらす恩恵、幸せ、美をほとんど得られずに終わってしまうことだろう。

ヨガは人生の潜在的な創造力を解き放つ。だがそのためには、自己を実現する仕組みをつくりあげ、旅を続けるなかでどのように進歩していくことができるかを示し、至高の存在〔神〕、聖なる起源〔誕生〕、究極の運命〔死〕に対して目を見開くことが必要である。ヨガが人生に灯す光は特別なものだ。それは変化を与える光である。物事に対する見方を変えるだけでなく、それを見ている人間自身を変えていくのだ。その光は知識をもたらし、それを知恵にまで高めるのである。

ここで思い描く「人生を照らす光〔Light on Life〕」とは、本質を見抜くものであり、純粋な真実（サティヤ）である。サティヤは非暴力と並ぶマハトマ・ガンディーの指導理念であったが、それによって人々の住む世界は変わることができた。

ソクラテスは人は己を知るべきだと説いたが、自分自身を知ることは、身体と心と魂を知ることである。ヨガとは音楽のようなものだ、と私はよく言う。身体のリズム、心のメロディー、そして魂のハーモニーが合わさって、人生のシンフォニーを奏でるのだ。内なる旅に出ることによって、あなたという存在のそうした部分を一つひとつ探検し、統合していくことができる。身体から内面へと向かう旅のなかで、あなたは「繊細で神秘的な相」について理解することになるだろう。それらの相とは、呼吸と感情が属する「生命エネルギーの相」、思考と観念を支配する「心の相」、知性と知恵が備わった「知性の相」、普遍的な魂を垣間見ることができる「神性の相」である。先人が描いたこの人間の身体の各相については次章以降で見ていくことになるが、その前に、この内なる旅への理解を深め、それが伝統的なヨガの「８枚の花弁」とどのように協調し合っているかを知る必要がある。自然と魂の関係を理解することもまた重要である。ヨガではこの２つは相容れないものではなく、大地と空が地平線でつながるように離れがたいものなのだ。

自由を求めようとして、どこか遠い地に渡る必要はない。それはすでにあなたの身体、心、魂に存在しているのだから。光に満たされた解放、自由、混ぜ物が一切なく一点の曇りもない至福の時があなたを待ち受けている。だが、それを見つけるには、内なる心の旅に出る決断が必要である。

アイアンガー

心のヨガ

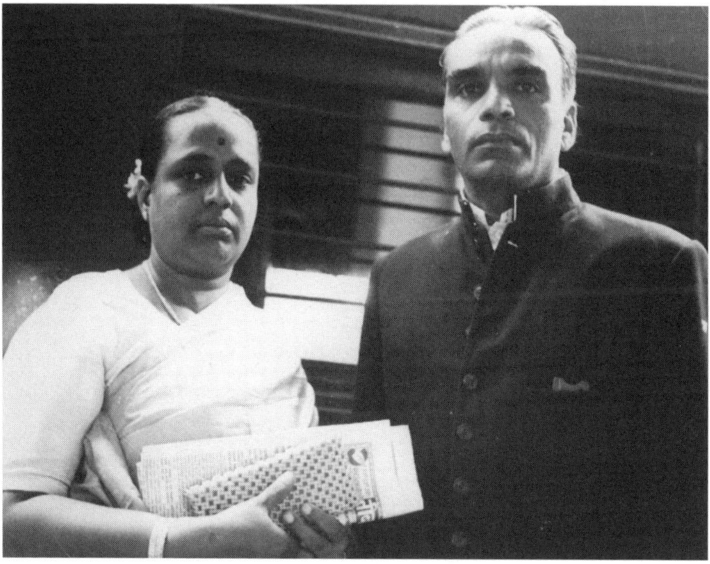

アイアンガー導師と愛妻ラママニ

I　内なる心の旅

精神的悟りとは、聖なる核を探すときに目指す、我々一人ひとりの中にある目的地のことである。聖なる核は万人の中に存在するが、目に見えない深いところに隠れている。したがって我々が出かけるのは、はるか彼方の聖杯を求めて外へと向かう旅ではなく、我々の内奥にある核がおのずと姿を現す内なる旅である。

ヨガの賢者たちは、人間の奥底に存在する神の姿を明らかにする方法を見つけるために、まず肉体から始め、心と知性に進み、最後に魂へと至る道筋に沿って、幾重にも重なる人間の相*を探究していった。ヨガの旅は人間の一番外側の部分、すなわち肉体から、中心部分である魂へと我々を導いてくれる。内なる神性が透明なガラス越しに輝き出すように、さまざまな階層を一つにまとめることが、この旅の目的である。

＊　サンスクリットでkośa（コシャ）。桶、樽、箱など、何かを入れる容器を指す。英語ではseath、日本語では「鞘」と訳されることが多いが、本書では「相」という訳語を充てた。なお本文中の〔　〕は訳注を示す。(監訳者)

コシャとは何か？

ヨガでは５つの異なる階層、すなわち５つの相（コシャ）があると考えるが、自己の完成を目指すならば、この５つが完全に一体化し調和していなければならない。これらの繊細な相が調和を欠くと、薄汚い官能と肉欲の世界を映し出す鏡のように汚れたものになる。また、内なる魂の透明な輝きではなく、人間を取り巻く世界を鏡が映し出すとき、我々は病にかかり、絶望を感じる。本当の健康とは、外側の肉体がうまく機能しているだけではなく、内側の繊細な階層の生命力、活力、感性が働いていることなのである。

多くの人は身体のことを、皮膚、骨、筋肉、内臓器官というように、たんなる肉体的な形でとらえている。しかしヨガでは、それは一番外側にあるもの、つまり肉体の相（アンナマヤ・コシャ）を指しているにすぎない。この解剖学で言うところの肉体が、他の４つの繊細な相を包み込んでいるのである。

コシャとは玉ねぎのような構造をもったもの、あるいは人形の中にさらに小さな人形が入ったロシアのマトリョーシカ人形のようなものだ。肉体の相の他に、生命エネルギーの相（プラーナマヤ・コシャ）、心の相（マノマヤ・コシャ）、知性の相（ヴィニヤーナマヤ・コシャ）、最後に至福の相あるいは魂の相（アナンダマヤ・コシャ）がある。これらの相が正しい位置関係になかったり、ぶつかり合ったりしていると、それぞれがバラバラになることは避けられず、我々の世界は乱れてしまう。反対に、身体の各相を正しい位置に置き、互いに調和させることができれば、バラバラになっていたものがもとに戻って統合がなしとげられ、我々は一つになる。肉体の相は生命エネルギーの相と結びついて強い刺激を与えなくてはならず、同様に、生命エネルギーの相は心の相と、心の相は知性の相と、知性の相は至福の相と調和しなければならない。また、至福の相と肉体の相との間に密接な関係がなければ、至福の相のもつ光が肉体の相の動きや行為に届くことはない。その場合、人生に光は投じられず、闇に閉ざされたままとなるだろう。

異なる相の境界区分というのはあくまでも理論上のもので、人間はまとまりのある、一つの独立した存在である。しかしながら、我々が望む完全な統合をなしとげるためには、内側の相と外側の相が密接に結びつき、それぞれの相が互いに融和していなければならない。そこで初めて我々は一つに結びつき、正しく機能する一人の人間となるのである。さもなければ、人間はバラバラに崩れ落ち、辛く不安な人生を送ることになるだろう。

ヨガの内なる旅に出る人々には、コシャを統合し調和させることの必要性を理解することが不可欠である。たとえば、心の相と知性の相は、肉体の相と生命エネルギーの相の状態を常に観察、分析、反映し、場合によっては調整するために、正しく機能している必要がある。

言い換えれば、肉体の相は心や魂とかけ離れたものであってはいけないのである。一部の修行者たちが唱えるような肉体の軽視や否定はするべきではない。かといって、肉体、つまりいずれ滅びる自己にとらわれてもいけない。ヨガの目的は不滅の自己を発見することである。ヨガの実践により、それぞれの相を磨いていくことで、肉体的にも精神的にも充実した生き方を知ることができるのである。

本書を読み進めていくうちに、正しい方法と姿勢でヨガを実践して生きていけば、誰でも柔軟な肉体を手に入れることができるだけではなく、はるかに大きな恩恵と思いがけない変化がもたらされることがわかってくるだろう。自分が変わらなければ、究極の自由へ向かって前進することはできない。このことは、ヨガを学ぶか学ばないかにかかわらず、すべての人の人生において最も重要な点である。もし心と感情がどのように働いているかわかれば、「なぜ我々は同じ間違いを繰り返すのか？」という問いに対する答えが見つかるかもしれない。

＊　＊　＊

ヨガの先人たちは我々に地図を遺してくれた。私はそれに従って各章を構成し、彼らの知識と技術を本書に記すことにした。人間は一つのまとまった存在である――肉体、心、魂の間に境界線がないように、コシャとコシャの間にも目に見える境界線はない。しかし旅の助けとなるように、便宜上ヨガでは別々の階層に分けて論じることにしている。それらの階層は虹の色のように互いに境界線が重なり合っていると想像してもらえばよい。この5つの異なる相（コシャ）というヨガの伝統的な説明に従い、本書も次の5つの章、すなわち「肉体の相と安定性」、「エネルギーの相と生命力」、「心の相と明晰さ」、「知性の相と叡智」、「神性の相と至福」を設けて話を進めていくつもりである。

上記の各章では、自然（プラクリティ）について学びながら、内なる旅のさまざまな段階について話していくことになる。プラクリティには肉体と魂（プルシャ）も含まれる。だから魂を探究するときは、それが肉体という自然の中で行われていることを忘れてはならない。自然とは我々の存在する場所であり、また人間そのものでもあるのだ。我々の探究の場は、皮膚から未知なる中心部まで続く自分自身である。そして、ヨガとは自然と魂の融合に関わるものだ。なぜなら、そこにこそ困難、矛盾、喜びを伴った人生の真髄があるからである。

大地と空の間に生きること

すでに述べたように、人間は大地と空という２つの現実の間で生きている。大地とは実際的、物質的、有形で姿が見えるすべてものを表しており、発見や観察を通じて、客観的に知ることができる世界である。我々はその世界を分かち合い、また世界に関する知識も共有している（その知識は膨大な量の経験を蓄積することで得られた）。そういったもの一切を一語で表す言葉が「自然」であり、サンスクリットではプラクリティと言う。プラクリティは土、水、火、空気、空間（以前はエーテルと呼ばれた）と表現される５つの元素で構成されている。

人間の肉体もこれら５つの元素からつくられているため、それを指すときにもプラクリティという語を用いる。宇宙飛行士が月から持ち帰った石を科学者たちが調査するとき、彼らは「自然」を研究している。また、太陽の表面温度を計算するときも「自然」を観察している。地球上の「自然」であれ、宇宙の「自然」であれ、我々は「自然」を研究しているのである。このような研究が果てしなく人を魅了するのは、自然が多様性に富んでいるからだ。さらには、多様であるだけではなく絶えず変化もしているため、常に何か新しい発見がある。もちろん我々もまた自然の一部であるからには変化を続けていくことになり、したがって、自然を見つめる視点も常に変わっていくことになる。絶えず変化し続けるものの一部である人間が、変化し続ける無限大を見ているのである。わくわくしてくるのも当然ではないか。このように自然は無限に変化するが、その働きを定める先天的、内在的な諸法則はある。そしてそれこそが、自然について学べる事柄のなかで一番重要なことなのである。

パタンジャリが『ヨガ・スートラ』を著す数百年も前に、インドのヨギたちは、不規則に変化しているかに見える自然の中に、あるパターンを見つけようとしていた。彼らはこう考えた——無限の多様性をもつ自然現象は一見すると無秩序に思えるが、実は、解明可能な規則正しい法則が自然を支配しているのではないか？　その仕組みが理解できれば、無秩序を抜け出して秩序ある世界へと向かうことができるのではないか？　どんなゲームでもルールを知らなければ実りのないものになり、ルールがわかって初めて楽しさを味わえるようになる。むろん苦戦を強いられたり負けたりすることもあるが、少なくともゲームに参加し、プレーすることはできるのだ。ヨガでは自分と肉体を使ってゲームをし、プレーをすることによりルールを学ぶ。そのルールを守っていけば、啓示と自由を手に入れ、人生に成功を収める可能性は、はるかに高くなるだろう。

人間は、ターダアサナ（山のポーズ）のようにしっかりと両足で大地を踏みしめ、頭は空に向いている。だが、この「空」とは何を指しているのだろうか？　地球の生物圏であるとか、遠くても物理的に存在する場所を指しているわけではないのは明らかだ。「空」という言葉を使わずに「足は地に、頭は天に」という表現もできる。多くの言語では、英語の sky〔空〕と heaven〔天〕のような２通りの表現を用いない。天という言葉は、物質的でないものを表すときにこそふさわしい。ここから次のような可能性が生まれる。⑴天とは完全なものである。あらゆる現象は不安定であるため、物質的なもので完全なものはない。⑵天は普遍的、すなわち唯一無二のものである。それに対して、我々の目に映る自然は多様性に富み、数が多い。⑶天はあらゆるところに同時に存在する。物質的なものでないため、位置の制限を受けないからである。⑷天は究極の実在、あるいは永遠なるもの〔神〕である。ヨガでは肉体を物質的な実体と見なしているが、自分自身が変化していき、自己の内にある計り知れない空の存在を明らかにすることをチット・アーカーシャと呼んでいる。これは直訳すると「空間そのものを見ること」という意味になる。

物質的なものは例外なく常に変化している。したがってその本当の姿は不変でも、永遠でもない。この意味で自然とは、さまざまな役柄を演じるが、衣装を脱ぎ、メーキャップを落として家路につくことは一度としてなく、異なる役柄を次から次へと永遠に演じ続ける役者のようなものである。ゆえに我々は自然との関わりにおいて、自分たちがどこに位置するのかよくわからなくなるのである。我々もまた自然の一部であれば、余計にそれが言える。

反対に非物質的な存在は、理解するのは容易ではないが、永遠、不変であるという利点があるはずだ。そうだとすれば、次のように考えることができるだろう。実際に存在し不変であるものは、それが何であれ、方位磁針が常に北を指すように、我々の位置を決めるための定点を指し示すはずである。では方位磁針はどのように働くのか？　地球の磁力と方位磁針の磁石が引き合う力によるのである。方位磁針が我々自身であると考えれば、我々の内に「普遍的な存在」があり、それが遍在する「普遍的な存在」と正しい位置関係でつながっていると推察することができる。正しい位置という言葉を忘れてはならない。私が自己と心と知性の正しい位置関係を発見したのは、自分の身体を通じてのことだった。一番外側にある相（コシャ）から最も内側の深い相まで正しい位置関係に置くことが、個々の「存在」を「普遍的な存在」へとつなぐ道である。『ヴァーストゥスートラ・ウパニシャッド』には「四肢を正姿勢に保つことは、ブラフマン（神）の知のごとく賞賛される」と述べられている。さらに遡って、『リグ・ヴェーダ』の中には「あらゆる形は神の姿が投影されたものである」と記されている。我々は、その「存在」が時間とともに変化するものでも、空間に限定されるものでもないことを学んだ。それは時空を超越したものである。我々の内なる旅は限られた時間と空間におけるものではあるが、旅の最終地点にたどり着き、至高の非物質的存在に出会うことがあるとすれば、それは我々の知る時空でのことではないだろう。

プルシャとプラクリティ

私はここまで「非物質的存在」という表現を使い、通常それを指すのに用いられる語をあえて使うことはしなかった。その語を出せば、たいていの人は自分の頭で考えることをやめてしまうからである。サンスクリットではそれをプルシャと言う。英語ではCosmic Soul〔宇宙の魂〕あるいはUniversal Soul〔普遍的な魂〕と表現できるだろう。魂という言葉は宗教色が強すぎるため、人々はそれをただ受け入れるか、よく考えずに聞き流すか、そのどちらかである。それがたんに「変わらずに続く存在」を指す言葉であることを忘れてしまっているのだ。魂は論理にかなったものではあるが、我々が自身の内で実感し悟るまでは、頭の中の概念でしかない。

「変わらずに続く存在」について考えると、無私の愛のことが思い出される。無私の愛とは、差異ではなく一体感に基づいており、その一つである母性愛の強さも、子どもとの一体感から生まれる。そこには所有するという感覚がない。所有とは、自己と他者という二元的な状態から生じるものだからだ。魂は決して変わらず、永遠に続くものであり、聖なる始まりと一体性があることを示す証人として存在し続ける。ヨガの実践は、その全体を通して、プラクリティとプルシャ、つまり自然と魂との関係をさぐることに関係している。ヨガの実践とは、大地と空の間に生きることを学びながら我々の本来の姿に戻ること、人間の苦しみ、喜び、悲しみ、救済、転落を知ることなのである。自然と魂は融合しているので、それを結婚に喩える人もいる。アサナとプラーナーヤーマ、それ以外の段階を正しく実践することで、ヨガの実践者（サーダカ）は、自然と魂の交わりとつながりを経験する。一般の人にとっては、自然と魂の結婚は争いが絶えず、相容れない結びつきのように思えるかもしれない。けれども、双方に働きかけることにより、この2つは祝福された融合を行うために互いに近づいていき、我々の知性を覆い隠している無知のヴェールを取り去ってくれるのである。この一体化を実現するためにサーダカは、魂の内側と、魂の外側にある肉体の両方に目を向けなければならない。奥深くに隠れている法則を理解しなければ、我々は自然に隷属《れいぞく》し続け、魂はたんなる概念のままだろう。大宇宙に存在するものはすべて、小宇宙すなわち個々の人間の中にも存在しているということに気づかなければならない。

ヨガの８枚の花弁

修練を続けていくうちに、ヨガには８枚の花弁があること、言い換えるとヨガが８つの段階に分かれていることがわかってくる。具体的には、社会的な道徳律（ヤマ）、自分の内側の道徳律の遵守（ニヤマ）、ポーズ（アサナ）、呼吸法（プラーナーヤーマ）、感覚をコントロールし外部から切り離すこと（プラティヤーハーラ）、意識の集中（ダーラナー）、瞑想（ディヤーナ）、至福の同化（サマーディ）の８段階のことである。蓮の花びらが集まって一つの美しい花をつくることになぞらえて、我々はこれらをヨガの花弁と呼んでいる。

外側にある皮膚から最も深奥にある部分まで、人間の相（コシャ）を旅するうちに、我々は『ヨガ・スートラ』に記されたヨガの８枚の花弁、つまりヨガの各段階に出会い、それらについて考えを深めていくことになるだろう。こうした各段階は、パタンジャリの時代から現在に至るまで、真理を求める者にとって重要であり続けており、この８枚の花弁による教えと実践がなければ、身体の各相を理解し調和させることは難しい。各段階について次に簡単に触れておくが、詳しい説明は後の章にゆずることにする。

ヨガの旅は５つの普遍的な道徳律（ヤマ）から始まる。我々はこの道徳律によって、社会における自分の行動をコントロールすることを学ぶ。次に我々の旅は、自己浄化（ニヤマ）の５つのステップへと進む。これらの５つのステップは、我々の内面の世界と知覚に関係していて、自制心を育むのを助ける。ヤマとニヤマについては本書全体を通じて話していくことになるが、まず覚えておいてもらいたいのは、それらが自分や他人に対する行いを律するものだということである。こうした倫理規範は、ヨガの旅の始まりから終わりまで常についてまわる。いかに人と関わり、どのように人と生きていくかという点にこそ、精神的な悟りが現れてくるものだからである。

つまるところ、ヨガの目指すものは、すべてから解放される究極の自由だと言える。だが、そこに至るまでの各段階においても、自分をコントロールする力、感性、気づきが高まるにつれ、大いなる自由を経験することができる。そのようにして、我々が望んでやまない道徳的な生き方、公正で誠実な人間関係、善意と友愛、信頼、自立心をもち、人の幸福を喜び、自分の不幸に平常心で立ち向かえるような生き方が可能になるのである。人間は善の状態から、大いなる自由を目指すことはできるが、猜疑《さいぎ》心、混乱、堕落から自由へ進むことはできない。ヨガが倫理の向上を目指すのは、良識的な判断というよりは、むしろきわめて現実的な理由によっている。というのも、「悪い」から「良い」を経ることなしに「最良」の状態に一足飛びに進むことはほとんど不可能だからである。また、無知から抜け出すと、「良い」が「悪い」よりもはるかに快適な状態になる。我々が「悪い」と呼ぶのは、自分たちの行動に対する無知であり、暗闇でしかうまくいかないような生き方のことである。

ヨガの３番目の花弁はポーズ（ヨガ・アサナ）の練習であるが、これについては次章で詳しく取り上げる。アサナは体力と健康を維持するもので、それなしに自分を向上させていくことは難しい。またアサナは、身体が自然と調和を保てるようにもする。心が身体に影響を及ぼすことは誰もが知っていることで、たとえば「落ち込んでいる」とか「うなだれている」という表現は、心の状態が態度に表れることを示している。それならば反対に身体から心に影響を与えてみよう、というのがヨガのやり方である。「あごを上げて」、「肩を引いて真っ直ぐに立つ」というふうに、姿勢を正すことからアプローチするのだ。アサナによる修練は、我々が探究していく内部の相へと通じる道である。言い換えれば、アサナを使って心を自在に形づくるのである。どの相が何を必要としているのかを見つけ出し、それぞれの微妙な要求に応じて、それらを満たしていかなければならない。結局、外側にある相を支えているのは、その内側にある、より繊細なコシャなのである。したがってヨガでは、まず繊細な存在があって全体があり、精神があって肉体があると教えている。しかし、内側へ向かう感覚を養っていくためには、手足、背骨、目、舌、触覚のような外側にある明確な部分から先に目を向けていかなければならない。アサナによって、ヨガのもつ可能性があらゆる面で開けるのは、このためである。魂を運ぶ乗り物である肉体、骨から脳まで食物と水によって維持されている肉体のサポートがなければ、神聖なる至福を味わうことはできない。そして、肉体の限界と欲望に気づくことができれば、それを克服することができる。我々はみな倫理的な行為についてはある程度の自覚があるが、深いレベルでヤマ、ニヤマを追求するには、心を育てる必要がある。充足感、心の安定、冷静さ、無私無欲といった性質を自分のものにしなくてはならない。そうしたものを得るための生理学的な特質を我々に教えてくれるのがアサナである。

4番目のヨガの花弁は呼吸法（プラーナーヤーマ［プラーナは生命エネルギー、宇宙エネルギー、アーヤーマは延長、拡張という意味］）についての教えである。呼吸は意識を運ぶものであるから、ゆっくりと丁寧に呼吸することで、我々の意識を外部の欲望（ヴァーサナー）から遠ざけ、知的で賢明な気づき（プラジュニャー）へ向けることを学ぶ。呼吸が心を落ち着かせると、エネルギーは感覚から解き放たれる。そして、高められた気づき、躍動的で研ぎ澄まされた気づきを伴って、内なる探究の旅へと向かうのである。プラーナーヤーマは意志の力で行うものではない。呼吸というのは、草原の馬を捕まえるときに、追いかけるのではなく、リンゴを手にじっと立って馬が寄って来るのを待つように、誘い込まれるようにするものだ。こうしてプラーナーヤーマは我々に謙虚さを教え、行動の見返りを期待する気持ちや強欲さから解放してくれる。何事も強制されるべきではない。受容する力が最も大切なのである。

感覚を内面に向けること（プラティヤーハーラ）がヨガの５番目の花弁で、「外と内の探究を結ぶ蝶番」とも呼ばれる。残念ながら我々は、感覚、記憶、知能の使い方を誤っている。そこに隠れているエネルギーを、外に向けて撒き散らしているのだ。我々は魂の領域に到達したいと望んでいても、内へ向かう力と外へ向かう力が拮抗している状態で、内へも外へも進めないでいる。これではエネルギーを消耗してしまう。我々はもっとうまくやれるはずだ。

知覚を内側へ向けることで、我々は心をコントロールし、平静を保つことができるようになる。心を静め、穏やかにする力は、瞑想と内なる旅に不可欠であるだけではなく、直観的な知恵が外の世界で有効に働くためにも欠かせないものである。

残りの３枚の花弁は、集中（ダーラナー）、瞑想（ディヤーナ）、悟りの境地（サマーディ）である。この３つが頂点へ至る最後の道であり、究極の一体化のためのヨガ（サンヤマ・ヨガ）である。

まず集中力から説明を始めよう。ダーラナーは「集中」と訳されることが多いため、軽く考えられがちである。我々は、学校で授業に集中することを学ぶ。これは大切なことだが、ヨガで言う集中とは違う。森の鹿を見て「ほら、鹿が集中しているよ」とは言わない。その鹿は全身の細胞を使って完全に覚醒している状態なのだ。サッカーの試合、映画、小説、波、あるいはロウソクの炎など——そう、ロウソクの炎でさえ、揺れ動いてはいないだろうか——我々は動きのあるものをひたすら見つめているとき、集中していると思い込んでしまう。だが本当の集中とは、覚醒した状態が糸のように途切れなく続いていくことなのである。我々の心はどうしても揺れ動き、諸感覚も否応なく外に向かってしまう。ヨガとは、大いなる意志が、自己回帰的な意識と知性を用いて、そのような状態から我々をいかに解放するのか、という問題を扱っている。ここでアサナが重要な役割を果たす。

アサナを行うときの肉体と心の関係のありようを考えてみよう。脚の外側が伸びすぎ、内側がゆるんだ状態だとする。このままにしておくこともできるが、意志の力によって意識的に双方を比較し、不均衡な状態を修正することもできる。後戻りをしないようにバランスを保ちながら、膝、足、皮膚、足首、足裏、足指と、どこまでも意識を向けていくことができる。意識は表面だけではなく、内側にも入り込んでいく。曲芸師が注意力を欠くことなく、空中で一度にたくさんの球をうまく操るように、我々も集中力を維持できるだろうか？　完璧にアサナを行えるようになるまで何年もかかるのは、少しも不思議ではない。

アサナにおいて新たなポイントについて一つひとつ学び、調整し、確立すると、我々の注意と集中力が必然的に無数のポイントに同時に向けられ、その結果、意識そのものが身体全体に均等に広がっていく。ここで知性の光に照らされた意識は、外側を覆いながらやがて中まで浸透していき、心と身体を変える力をもった証人として、その役目を果たす。これが、高められた気づきへとつながる、意識（ダーラナー）の持続的な流れである。常に覚醒している意志は、調整を行い、精神性を高め、完璧な自己修正機能をつくりあげる。このように、あらゆる部分を総動員して行われるアサナの実践は、知性を目覚めさせ、研ぎ澄まし、それを感覚、心、記憶、意識、魂と一体化させるのである。骨、肉、関節、神経組織、靭帯、感覚、知性はすべてコントロールされる。自己が感じる側でもあり、行う側でもあるのだ。ここで私の言う「自己」とは、とくに意識をしなくても、自分が何者でどんな人間であるのかを完全に自覚している状態を意味している。したがって、「自己」は、大きく見せることも小さく見せることもなく、その本来の形をとる。持続した集中力の流れのなかで瞑想するように行われる完璧なアサナでは、「自己」は完全な形をとり、比類なき統合がなしとげられる。

アサナとダーラナーの関係を心にとめておくには、こう考えればよい――小さなことを数多く学んでいけば、いつか大きなことを理解することができる。

次は瞑想（ディヤーナ）の段階である。めまぐるしい現代生活では、気づかないうちにさまざまな重圧がかかっているものだ。このような心の負担が、怒りや欲望といった情緒不安を生み出し、精神的なストレスを蓄積していく。多くのヨガ指導者が言っているのとは反対に、瞑想によってストレスを取り除くことはできない。瞑想とは、ある種のストレスのない状態に到達して初めてできることなのである。ストレスのない状態になるためには、脳が平静になっていなければならない。したがってストレスを取り除くためには、まず脳をリラックスさせる方法から学んでいくのである。

だが、瞑想をすることで脳がリラックスするわけではない。そうではなく、瞑想の土台として、そうした状態になることがまず必要なのだ。英語の meditation〔瞑想〕は、ストレスを軽くしコントロールする方法を指すことが多いが、本書では、純粋にヨガ的な意味で、ヨガの７番目の花弁を意味する語として使っていく。この７番目の花弁は、肉体的、精神的弱点をほぼなくすことで初めて到達できる段階である。具体的に言えば、精神的ストレスを抱えている人、身体が弱い人、肺の機能が衰えている人、筋肉が硬い人、姿勢が前かがみの人、心が不安定で精神的な波が激しい人、自信を喪失しているような人は、決してヨガ的な意味での瞑想を行うことはできない。黙して座っていることが瞑想であると思いがちだが、それは間違いである。本当の瞑想は、我々に叡智（ニヤーナ）と気づき（プラジュニャー）をもたらし、とりわけ、我々が自我を超えた存在なのだということを理解する助けとなる。そのために、体位と呼吸を調整し、諸感覚と集中力を内へ向ける必要がある。

脳をリラックスさせる過程はアサナを通じて行われる。我々は普通、心とは頭の中にあるものと考えているが、アサナを行うことにより、我々の意識は全身に向かって拡散し、最終的に細胞の一つひとつにまで広がる。そしてその結果、我々は完全に覚醒した状態となるのである。このようにしてストレスになるような考え方は消え去り、我々の心は、身体、知性、認識を一つのものとしてとらえるようになる。

これによって脳は受容力が増し、自然に集中できるようになる。脳細胞をリラックスして受容力があり集中している状態に維持する方法を教えるのがヨガである。ここで、瞑想（ディヤーナ）が切り離された単独のものではなく、ヨガの一部であることを忘れてはならない。ヤマ、ニヤマ、アサナ、プラーナーヤーマ、プラティヤーハーラ、ダーラナー、ディヤーナ、サマーディ、これらすべてがヨガの花弁であり、すべての段階に瞑想がある。実のところ、我々はヨガのどの段階を実践するときにも、常に内省的、瞑想的でなければならない。

脳に染みついたストレスはアサナやプラーナーヤーマを行うことで軽減され、やがて脳は緊張から解き放たれリラックスする。同様に、さまざまな種類のプラーナーヤーマを行うことで、全身にエネルギーが満ちてくる。プラーナーヤーマを行うためには、筋肉と神経、集中力と持続力、決断力と忍耐力が必要になるが、これらはすべてアサナの実践を通じて修得できるものである。神経は静まり、脳は穏やかになり、硬くなっていた肺もほぐれてくる。また神経も正常な状態を保つようになる。たちまち自分自身が完全に一つになる。それが瞑想である。

瞑想について一つの見方を示したのが、スペースシャトル・コロンビア号の事故で亡くなったイスラエルの宇宙飛行士イラン・ラモンだった。地球を周回したあと、彼は「地球上のすべての人が平和でよりよい人生を送れるように」と訴えた。このような超越的なヴィジョンをもった宇宙飛行士は彼一人ではない。「政治的相違などが霞んで見えないほど遠く離れたところから地球を眺めるとき、宇宙を旅した人間は独特の観点を共有する」と書き記した人もいた。ところが彼らが見ていたのは、暴力的な紛争が日常的に起こっている惑星、地球である。聖書には「目には目を」という言葉があるが、これは正義ではなく復讐の哲学である。マハトマ・ガンディーは「目には目を」の世界では、やがて世界中の人が盲目になってしまうと警告した。

人類共通の目標は人々が平和的に協力し合うことで達成でき

る。だが、そのことを理解するために、誰もが宇宙に行って地球という星を外から眺められるわけではない。しかし、白い雲に覆われた青い球体が宇宙に浮かんでいる写真を見て、地表に刻まれた国境線などないことに気がついたとき、我々は地球が一つであることに感動を覚えはしないか。だとすれば、我々が一つになって生きるにはどうすればよいのか？　二元性は対立の元である。だが我々には、もう一つの宇宙、二元性も対立もない内なる宇宙への道がある。見せかけの自我を捨て、一体化した、それ以上のものはない真の自己に向かって進み始めることこそ、瞑想が教えてくれるものである。ヨガでは、自由を得たときの最高の経験とは、一つになること、至高の同化であるとしている。しかし、魂の外側にある5つの相の調和なくして、永遠の至福を経験できる内奥に到達することはできない。

アサナとプラーナーヤーマは、二元性を超えるための訓練期間である。アサナは心の平静を目指し、肉体、背骨、呼吸を整えるだけではなく、暑さと寒さ、名誉と不名誉、富と貧困、失うことと得ることといった二元性を超越することを我々に教えていると、パタンジャリは強調している。混乱する世界の変転のなかで平常心を保って生きるための安定した基盤をアサナは与えてくれる。厳密に言えば、一つのアサナで瞑想をすることもできるが、すべてのアサナを瞑想的に行うことも可能であり、現在、私はこの方法を実践するようになった。私は瞑想的にアサナを行い、祈りの心でプラーナーヤーマを実践している。瞑想そのものが、真の自己を装った偽りの自我を征服し、消滅させる最後のステップである。神の恩寵《おんちょう》により、ひとたび二元性の対立がなくなり、超越されれば、サマーディという至上の恩恵を授かるだろう。

最終段階のサマーディ（同化）では、あらゆる性質をもった一人ひとりの自己が、神そのもの、普遍的な魂と一体化する。ヨギたちは、神性が天を目指すものというより内に向かうものであること、この魂の探究の旅の最後に我々が「探究する人」から「見る人」へと変わることに気がついていた。このようにして、人は自分の中の核に神性を経験するのである。通常、サマーディとは最終的な自由、すなわち原因と結果、行為と反応というカルマ〔業〕の輪からの解放であると説明される。サマーディは、滅びゆくものである我々人間を永遠不滅のものに変えるということではない。そうではなく、サマーディとは、（自然のサイクルのなかで肉体は例外なく滅びるものなのだから）借り物である肉体が滅びる前に、不滅の自己に出会うチャンスなのである。

しかしながら、ヨギたちはこの至福の段階にとどまるのではなく、現実世界に戻って、以前とは異なる行動をとるようになる。なぜなら彼らは、神性がすべての人を一つに結びつけていること、他人に対する言葉や行為は結局は自分に返ってくるということを、心の底から理解したからである。ヨガでは行為を４種類にわけて考える。まず「黒」の行為――悪い結果のみをもたらすもの、「灰色」の行為――その影響が不確かなもの、「白」の行為――よい結果をもたらすもの、４番目は「無色」の行為――反応を伴わない行動である。最後の色のない行為が、悟りを開いたヨギたちの行いである。彼らは、輪廻転生、因果律のカルマに、これ以上自らを縛りつけることなくこの世で生きていく。善意をもって意識的に行う「白」の行為でさえも、よい結果を出さなければならないという、行為後の時間と切り離すことはできない。たとえば、弁護士が無実の罪に問われた人を正義のために救おうとすることは、「白」の行為にと言えるかもしれない。しかし、走って来る車の前に子どもが飛び出そうとした瞬間、それを見たあなたが何のためらいもなく子どもに飛びついて助け出したとすると、これはヨギの行為に近い。つまり直接的で瞬間的な意識と行動なのである。あなたは「うまく子どもを助けることができた」などと喜んだりしないはずだ。なぜなら、あなたは自ら救出劇のシナリオを書いたわけではなく、その瞬間に純粋に存在する、過去も未来も関係のない、何か「正しい」ものの手足として動いたと感じるからである。

本書の最終章「自由のうちに生きる」では倫理について述べ、ヨガの第一段階（ヤマ）と第二段階（ニヤマ）をもう一度振り返る。自由で悟りを開いた人々が、この世界でどのように生きているかを知ることで、はるか遠くにあるゴール地点ではなく、内なる旅とこれからの人生の一歩一歩をどのように歩んで生きていけばいいのか、そのために我々一人ひとりが何を学べばいいのかわかってくるだろう。

自然と共に生きることを学ぶ

内なる心の旅を始める前に、その本質を明らかにしておく必要がある。しばしば誤解されることだが、内なる旅、精神的な道というのは、自然界や現実的な日常、楽しいことを否定するものだと考えている人が多い。これはまったく逆であり、ヨギ（道士や禅僧にも言えるが）にとって、魂への道は完全に自然界の中にある。その道を歩むということは、形のある外側の世界から、生きているものの中心部にある最も繊細な場所へと、自然の探究の旅を続けることである。精神性を得るには、外界にあるゴールを見つけるのではなく、一人ひとりの内に隠されている神なる核の一部を露わにしなければならない。ヨギにとって、精神とは身体から切り離されたものではない。これまで説明してきたように、精神性とは非現実的なものでも自然の外にあるものでもなく、我々自身の中にあり、はっきりと感じ取れるものである。実のところ、精神的な道というのは誤った表現だ。そもそも神のように遍在するとわかっているものに向かって進んで行くことなどできるだろうか？　もっとわかりやすく表現するなら、自分の家をきちんと片づけ、きれいに掃除をしていれば、これまでも神がずっと家の中にいたことに気づく日が来る、というイメージではどうだろうか。同様にコシャもきれいに磨き続けると、いつか神へと向けられた曇りのない窓となることだろう。

科学者は知識を通じて自然を征服しようとする。外界の自然を外界の知識で支配することで、原子（アトム）を分裂させ、外的な力をつくりだすのである。一方ヨギは自身の内的な自然を探究し、人体の原子（アートマー〔至高の魂〕）に入り込んでいく。広大な土地やうねる大海を支配することはないが、思いどおりにならない自身の肉体や感情的になる心を支配するのだ。これが思いやりの心を知る真実の力である。真実は我々を無防備にさらけ出すが、思いやりの心がそのときの羞恥を取り除く。真理を求める者を待っているのは、成長と進化（内的な進化）をもたらす内なる探究であり、深遠で変容をとげていくヨガの旅である。我々はこの内なる旅を、はっきりとした形をもつ肉体から始めよう。そこではヨガ・アサナの実践によって、我々一人ひとりに与えられた肉体というすばらしい楽器をよく理解し、うまく演奏する方法を学ぶことができるだろう。

Ⅱ　アサナ――肉体の相と安定性

　存在の核を目指すヨギの内なる旅は肉体の相から始まる。多くの人は、ヨガを現実世界の拒絶と結びつける。社会的な責任や関わり合いを拒み、きわめて簡素な暮らしをしながら苦行に身をさらすのがヨガだと考えているのだ。だが、苦しみや誘惑の絶えない現実の社会を生き、同時に家長として、日々の暮らしのなかで自制心とバランスを保つことこそ、よりやりがいがあり、達成感を得られるものではないだろうか。精神的なゴールを目指す旅にあっては、肉体を否定しても忘れてもいけない。そうした旅では、肉体は常に活動的にしていなければならないのである。ヨガは文明の始まりと同じくらい古くからあるものだが、欠くことのできない活力を生み出す手段として、現代社会にも息づいている。ヨガが我々に求めているのは、身体的な強さだけではなく、心の面での配慮や気づきを発達させることである。ヨギは、身体が魂を宿す寺院であるだけでなく、核を目指した内なる旅に出発する手段であることを知っている。精神生活において何かをなしとげようと望むのなら、まず物質的な肉体に目を向ける必要がある。男性でも女性でも、いくら人間の神性に触れたいと切望したとしても、身体が弱くて重荷に耐えられなければ、その熱意や望みは行き場を失ってしまうだろう。ヨガを始める理由はなによりもここにある。我々のほとんどは、多かれ少なかれ、身体的な限界や衰えに苦しんでいる。できるだけ早い時期にヨガを始めれば、その先に待ち受ける旅に耐えられるようになるのである。

ヨガが教えてくれるのは、自覚があり、視野が広く、洞察力をもった人間になる手段であり、変化や進化を体験する方法である。それによって我々は、充実した人生を送るのに必要な能力を養い、おぼろげにしか見えない人生に対する感性と受容力を身につけることができる。最初は「物質的な肉体」という階層、最も具体的で手をつけやすいところから始めよう。ここでヨガ・アサナとプラーナーヤーマの実践を行うことにより、我々は自分の肉体をこれまでにないほど深く理解し、その肉体を通じて心を知り、魂に到達することができる。ヨギにとって肉体とは実験室である。生涯を通じて、実験と果てしない探究を行う場であり続けるのだ。

ヨギにとって、物質的な肉体は自然の元素の一つである「土」に相当する。人間は死すべき運命の土塊《つちくれ》であり、やがて塵へと還っていくことは、あらゆる文明で認められている。この真理は、最近では比喩的なものとして捉えられているが、それだけで片づけられるものではない。自分の肉体を探究していくとき、あなたは実際には自然の元素を探究している。そしてまた、自身の内にある「土」の性質――固体性、形、安定性、強さ――も向上させているのである。

過去の著書〔『ハタヨガの真髄』〕で、私はすでにヨガ・アサナを詳細に説明してきた。よって本章では、それぞれのポーズに関する技術的な事柄ではなく、アサナ、そして人生において追い求めるべき質と特性について話をしていくことにしよう。アサナを修得すれば、我々は統合や自分の存在の本質、そして人間に生命を吹き込む神性の本質を理解するようになる。また身体的な欠陥、感情の乱れ、精神の動揺から解放されたとき、魂（アートマー）への門が開かれるだろう。こうしたことを理解するには、技術の習熟以上のものを得なくてはならない。また身体の運動としてだけではなく、理解を深め、呼吸、心、知性、意識、良心、核と肉体を統合させる手段として、アサナを行う必要がある。そうすることによって我々は真の統合を経験し、究極の自由に到達することができる。

本当の健康

我々の多くは、自分の身体に問題がなければそれでよいと思っている。そしてたいていの場合、病気や痛みに悩まされていなければ、自分は健康であると考えてしまう。そういう人たちは、心と身体にバランスの乱れが生じても、それがやがて病につながることに気づかない。ヨガは健康に対して三重の効果がある。健康な人の健康を維持し、病の進行を抑え、健康を取り戻す手助けをしてくれるのである。

しかし病は身体だけに見られる現象ではない。あなたの精神生活やヨガの実践を乱すものは何であろうと問題であり、最終的には病気となって現れる。現代人の多くは心と身体を切り離し、魂を日常生活から追い払ってしまった。これら３つ（身体、心、魂）の状態が、筋肉の繊維のように密接に絡みあっていることを忘れているのだ。

健康はまず身体を引き締め、次いで感情を安定させ、知性を研ぎ澄まし、知恵を蓄え、最後に魂を見つけ出す。実際に、健康はさまざまなカテゴリーに分けられる。我々になじみ深いのは身体的な意味での健康だが、同じように道徳面での健康、精神面での健康、知性の健康、さらには意識、良心の健康、究極的には神性の健康というものまである。これらは我々の意識がどの段階にあるかということに深く関わっているが、それについては第５章で取り上げることにする。

ヨギは、健康が必ず身体から始まることを決して忘れない。身体は魂の子どもであり、あなたはその子どもを育て、鍛える必要があるのだ。身体の健康はお金で買えるものではないし、錠剤のように服用できるものでもない。それは自分の汗を流して、少しずつ積み上げていくべきものである。自分自身の中で美、自由、無限の経験を生み出しなさい。それこそが健康なのだ。健康な草木は、たくさんの花を咲かせ、果実を実らせる。同様に健康な人間は、太陽の光のように笑いと幸せをふりまくのである。

健康を目的とし、体調を整え、柔軟性を維持するためのヨガ・アサナは、ヨガの表面的な実践にすぎず、ここから始めるのが正しいやり方だとしても、決して最終地点とは言えない。身体の奥深い部分に進んでいくにつれて、心がアサナに没頭していくようになる。最初の表面的な実践が味気なく、周囲をなぞっているようなものなのに対し、その次の実践の段階では、文字どおり汗にまみれていくことになる。十分に汗をかくことで、アサナのより深い効果を求めることができる。

アサナの価値を軽く見てはならない。単純なアサナであっても、次の３段階の探究を経験する――肉体を堅固にする外部の探究、知性を安定させる内部の探究、そして魂に思いやりをもたらす最も奥底の部分の探究である。アサナを行っているときに、初心者がこの３つの側面に気づくことはほとんどないが、それでもこれは確かに存在する。アサナを少し行っただけで身体が生き生きとして軽くなったように感じる、と言う人は多い。まったくの初心者がこのような幸福な状態を経験するというのは、ヨガの表面的、解剖学的効果ばかりが理由ではない。アサナの実践がもたらす内部の生理的、心理的効果のおかげでもあるのだ。

身体が完全に健康でなければ、あなたは身体の意識のみにとらわれてしまうだろう。それでは心を癒し、育むことはとうてい叶わない。我々には健全な身体が必要であり、それがあれば健全な心を育てることができる。

身体は、その限界を超えて足かせを取り除かない限り、障害物でしかない。この点において、我々は自分が知っている境界線を越えて探索を行う方法、言い換えれば「気づき」をあらゆる場所に広げ浸透させる方法と、自分自身を支配する術を学ばなければならない。アサナはそれを行う理想的な手段である。

人間の潜在能力を解放する鍵となるのが、純粋さと感性の質である。純粋さ（ヨガの教典では「清潔さ」という簡単な語が使われている）において大切なのは、道徳的に純粋であることではない。そうではなく、それが感性を可能にするということである。感性とは弱さでも脆さでもない。それは、はっきりとした意識であり、賢明で正しい行動を導くものである。

一方で不純や、身体的、精神的に蓄積した毒素からは、凝り固まった考えが生じる。我々は普通、こうした考えを偏見とか狭量な心と呼んでいる。凝り固まるとは感性が鈍いということだ。汗を流し、心の奥深くを見つめていく——こうした排出と自己修養のプロセスによって、純粋さと感性がもたらされる。

純粋さと感性は、内なる旅だけではなく、我々を取り巻く外の世界でも利益をもたらす。一方、不純による影響は最も望ましくないものである。不純は我々の周りに硬い殻をつくる。自分自身と外の世界の間に殻をつくることは、人生の可能性の大半を自ら奪ってしまうことである。殻によって我々は宇宙のエネルギーの自由な流れから遮断され、その結果、さまざまな栄養を取り入れたり、毒素を排出することが難しくなる。我々は、ある詩人が「空虚な城塞〔vain citadel〕」と呼んだカプセルの中で生きることになるだろう。

我々は哺乳類であり、恒常性〔体内をバランスのとれた状態に保つシステム〕をもっている。たとえば体温がその例であり、それによって環境の変化にも対応することができる。身体の逞しさや柔らかさは、内部のバランスを保つのに役立つ。だが、人間は自分自身をコントロールするよりも、むしろ環境を支配しようとしてきた。セントラルヒーティングに、エアコン。100メートルの距離でも車を使い、街には夜通し明かりが灯り、季節外れで手に入らなくなった食べ物は世界中から輸入するといったことは、自分たちを自然に適合させる義務を怠り、その代わりに自分たちに自然を合わせようとしている典型例である。このようなことを続けていくうちに我々の身体は衰え、ひ弱になっていく。インド人の生徒でさえ、その多くが家の中では椅子を使っているので、身体が硬くなりすぎて結跏趺坐《けっかふざ》を組むのが一苦労といったありさまだ。

あなたが職を失ったと仮定しよう。これは、どのように家賃を払い、一家の衣食住の面倒を見たらよいかといった心配事が伴う、外的な試練である。感情も大きく揺れ動く。だが、もしあなたの中でバランスがとれており、外の世界との間でエネルギーのやりとりがなされていれば、あなたは別な仕事を見つけて事態に対応し、生き延びていけるはずだ。純粋さと感性をもつとは、日々の暮らしのなかで宇宙からの恩恵を小切手のように受け取ることを意味する。ヨガの実践を通じて自分の内側の階層が調和し統合し始めると、自分たちが住む世界との調和と統合もすぐに始まるようになる。

ヨガの偉大な恩恵は、他のものに頼らない満足と幸福を得られることであり、これは初心者でも経験することができる。幸福はそれ自体がよいもので、前に進むための指針ともなる。心が穏やかでなければ瞑想はできない。幸せで澄みきった心は、熟達した技能や芸術的な才能を与えるだけでなく、我々の探究の旅をも可能にしてくれる。アメリカの独立宣言とは「生命、自由、そして幸福の追求」を謳《うた》ったものではなかったか？　もしヨギの手によって書かれていたなら、それはきっと「生命、幸福、そして自由の追求」となっていたことだろう。ときに幸福は停滞をもたらすことがある。だが、もし節度ある幸福を経験することで自由が得られるのなら、そこから真の自由が生まれる可能性もあるのだ。

これまで述べてきたように、身体は軽視するものでも、甘やかすものでもない。身体こそ、「自由の追求」へと乗り出すときに我々がもっている唯一の道具であり、資本なのである。身体には精神性がないと見下す風潮がある。だが、身体を無視して平気な者はどこにもいない。また一方で、身体にばかり夢中になり、それとは関係ないものを蔑《さげす》む風潮も見られる。しかし、人生には肉体の喜びや痛み以上のものがあることを誰も否定できないだろう。もし身体を顧みなかったり、反対にそれに溺れてしまえば、我々は病気になり、トラブルも増えていく。そうなれば、身体はもはや内なる旅の乗り物としては役に立たなくなり、魂へと続く正しく気高い道を進もうとするあなたの首にかけられた重荷となってしまうだろう。自分と身体は同じだと言うなら、それは間違っている。自分は身体ではないと言っても、やはり間違いである。身体は生まれ、生き、やがて死んでいくものだとしても、やはり身体を通してでなければ、神性を垣間見ることすらできないのである。

ヨガの身体の捉え方は、西洋のスポーツ界でのそれとはかなり違っている。西洋では身体は競走馬と同じような扱いで、できるだけ速く走らせ、他の者と競わせようとする。今日インドでは、ヨガを学ぶ者が互いに競い合う、ヨガの「オリンピック」が開かれている。私はこれを非難するつもりはない。私もヨガの普及を目指し、これまで世界中で数え切れないほどのデモンストレーションをしてきた。これはヨガの技術を披露するものだったが、ヨガの本質とは外部に向けて示すものではなく、内面を磨きあげていくことにある。ヨガは神と等しく美しいものだ。ヨギが最終的に求めるのは、内なる美、永遠、自由であり、内なる光なのである。かつて私は、あるジャーナリストから「鉄《アイアン》のアイアンガー」と呼ばれたことがある。しかし私は彼に、鉄ではなくダイヤモンドのように硬いのだ、と訂正させた。硬さはダイヤモンドの実用的な特徴である。だが、あの石の真の価値は内から輝く光にある。

それでは、健康と純粋さをもたらすアサナにはどうやってアプローチし、実践していけばいいのか？　また、柔軟な身体から神へと続く道とはどのようなものなのか？　パタンジャリの『ヨガ・スートラ』にはヨギの生活の基盤が記されているが、興味深いことに、アサナについてとくに触れているのはたった４節だけである。だが、その各節で言及されていることは、じっくりと読み解き、理解を深める価値がある。パタンジャリは、アサナは完全な身体、美しい姿勢、優雅さ、強さ、無駄のない動き、そしてダイヤモンドの硬度と輝きをもたらすと述べた。パタンジャリによるアサナの基本定義は、サンスクリットで「スティーラ・スカム・アーサナム〔Sthira sukham asanam〕」というものである。「スティーラ」とは堅実さ、安定性、不変性、耐久性、持続性、清らかさ、穏やかさ、冷静さのことである。「スカム」は歓喜、落ち着き、緩和、至福を意味し、「アーサナム」はアサナの複数形である。つまりアサナを行うときは、身体、心、魂というすべての階層が、混乱も動揺も興奮もしていない状態でなければならない。言い換えれば、アサナとは身体が完全に引き締まり、知性が安定し、魂が思いやりを知ることなのである。

究極的には、アサナを行いながらすべての相(コシャ)、身体のあらゆる部分が調和したときに、心の動揺はおさまり、苦悩から解放されるだろう。アサナでは、物質的な肉体とその他の階層(心や魂といった繊細な相)を正しい位置関係に置き、調和させなければならない。これが統合である。しかし、どうやってこれらの相を調和させ、統合を体験すればいいのか? 見た目はただ身体を伸ばしたり捻ったりして、不自然な姿勢をとるだけで、そのような深遠な変化を見出すことができるのだろうか? それを知るには、まず「気づき」から始める必要がある。

気づき——すべての毛穴を目にする

多くの人は、知性と知覚は脳の中でしか働かないと思っているが、ヨガでは知性と気づきを身体の隅々にまで染み込ませる必要があると説いている。身体の各部分は、知性によって文字どおり包み込まれなければならない。また我々は、身体と心の気づきの婚姻関係をつくる必要がある。この2つが協力し合わないと、両者にとって不幸なことが起こる。感覚が分裂し、心が穏やかでない状態（dis-ease）となるのだ。たとえば、我々は身体の知性が空腹を告げて、口内に自然に唾液が出たときだけ食事をする。そうでなければ無理に食べ物を詰め込むことになり、いずれ病気（disease）を招くことになるだろう。

多くの現代人はほとんど自分の身体を使わないために、この身体的な気づきの感覚を失っている。彼らはベッドから出て、車で出社し、デスクに向かい、また車で帰宅する。家ではソファに寝そべり、そのうちベッドにもぐりこむ。これら一連の動作には気づきも知性もない。そこには「行為」と言えるものがないのだ。行為とは知性を伴う動作のことである。世界は動作で満ちているが、必要とされているのはより意識的な動作であり、より多くの行為である。ヨガは、自分の動作に知性を吹き込み、それを行為に変えていく術を教えてくれる。実際、アサナで導かれる行為は知性を活性化させる。だが、たとえばサッカーの試合に釘づけになっているときのように、心が動作だけにとらわれ、刺激されている例が日常的によく見られる。それはヨガとは言えない。アサナで行為を始めると、身体のどこかで別の何かが勝手に動き出したとき、知性がこの状態に疑問を抱き、「これは正しいのか間違っているのか？　もし間違いなら何を変えたらいいのか？」と尋ねる。これがヨガなのである。

どうやって身体の中でこの知性を発達させていくのか？　動作を行為に変える術をどのように学ぶのか？　それについてはまずアサナが教えてくれる。我々は非常に鋭敏な感性を発達させ、皮膚のどの毛穴も内なる目のように働かせる。そして皮膚と筋肉の結びつきに対して敏感になっていく。こうして気づきは身体の末梢まで浸透していき、特定のアサナで身体が正しい姿勢にあるかどうかを感知できるようになる。あなたはこれらの内なる目の助けを借りて、やさしく身体を調整し、バランスをとることができるだろう。これは通常の２つの目で見るのとは異なる。眺めるのではなく、自分の身体の姿勢を感知するのである。たとえば、両腕を伸ばして戦士のポーズで立ったとき、指先が身体の前方に見えるだろう。と同時に、実際に指先を感じ取ることもできる。その位置や指先の伸びまでも感知できるのだ。さらには、振り向いたり、鏡で確認したりしなくても、後ろに置いた足の位置を感知し、それが真っ直ぐかどうかを知ることもできる。注意深く観察し、細胞という形で存在する何百億もの目を使って、身体の位置を修正しなければならない。こうして自分の身体に対する気づきが芽生え始め、脳の知性と筋肉の融合が始まる。この知性は、アサナの間じゅうずっと身体のあらゆるところに存在している。皮膚がその感覚を失った瞬間、アサナは鈍くなり、知性の流れは失われてしまうだろう。

この身体の繊細な気づきと、脳と心の知性は調和している必要がある。身体にポーズを指示するのは脳かもしれないが、心もそれを感じなければならない。頭〔脳〕は知性の中枢であり、胸〔心〕は感情の中枢である。どちらも身体と協力して働くべきものである。

意志を鍛えることも大切であるが、脳が自ら進んで身体の言うことを聞き、身体ができることのうち何が理にかなっていて何が妥当なのかを見極めることも大切である。身体の知性は事実に基づいており実在するが、脳の知性は想像にすぎない。想像は現実にする必要がある。脳は今日にでも難しい後屈のポーズをやってみたいと夢想するかもしれない。だが、たとえ身体がそれに応えようしたとしても、不可能なことを強いることはできない。我々はいつも向上しようとしている。だが、それには内部での協力が不可欠である。

脳は「できる」と言うかもしれない。でも膝は言う。「私に指図するのは何者なのか？　できるかできないかは自分が決める。」だから、あなたは身体が言うことに耳を傾けなければならない。身体は協力するときもあれば、思案するときもある。必要ならば、知性を使ってじっくりと考える。試行錯誤をしていくことで、解決策は自ずと見つかるだろう。そうすると、心と身体の間に真の理解が生まれてくる。しかしそのためには脳が一歩譲り、身体で理解することが求められる。脳はすべてを知っているわけではない。脳が身体から知識を得たなら、のちに身体の知性も高まっていくことだろう。このように身体と脳は協働し、アサナを修得していくのである。

これが、それぞれの相が互いに調和したときに起こる、絡み合い、浸透し合うプロセスである。絡み合うとは、我々という存在の糸があらゆるレベルで触れ合い、コミュニケーションをとることである。こうして心と身体は共同作業を学んでいくのだ。皮膚は最も外側にある知性である。中核には最も深遠な叡智がある。

外側からの知識と内側の叡智は、どんなポーズをとるときにも連絡を取り合う必要がある。このとき二元性はない。あなたは一つであり、完結している。自分が存在していることすら感じていない。皮膚からの刺激は魂（至高の自己）の肩を叩く。すると魂は「今度は何をすればいいのか？」と問い返すだろう。このように、外からの知識は魂に行動を促す。

すでに述べたように、ヨガを行っているとき、何をすべきかを指示するのは身体であって脳ではない。脳は身体から受け取るメッセージに協力しなければならない。私はよく生徒にこう言う。「君の身体には脳みそがない！　だからアサナが体得できないのだ。」その生徒の知性が頭にあって、身体を満たしていないことを言っているのだ。あなたの脳は身体よりも素早く動くかもしれない。あるいは、あなたの身体が知性の正しい指導がないせいで脳の指示に従えないのかもしれない。その場合、脳をもう少しゆっくり使うことを学べば、脳は身体に従う。反対に、脳の知性に追いつくために身体を素早く動かしてもよい。つまり身体を実行者に、脳を観察者にするのである。

　行為の後に、自分がしたことを振り返ってみよう。脳は行為を正しく理解できただろうか？　脳がきちんと観察をしていなければ、行為に混乱が生じる。脳の任務とは、身体から知識を受け取り、行為がより洗練したものになるよう身体を誘導することだ。動作のたびに間をとって検討してみる。そうすれば注意力が高まっていくだろう。やがて静寂のなかで、あなたは気づきに満たされる。「身体のどの部分もそれぞれの役割を果たしただろうか？」と自分に問いかけてみよう。うまくできたかどうかは、魂が判断してくれるはずである。

　動作を検討するために間をとることは、動作の間は何も考えていないということではない。後からではなく、行為の間じゅう絶えず分析はなされるべきだ。これが真の理解につながる。知識とは本来、行為と分析が同時に行われることを意味する。緩やかな動作は、思慮深い知性をもたらす。それによって心が動作を観察し、熟練した行為へと誘導することができるのだ。ヨガの真髄とは観察の鋭敏さにある。

「自分は何をやっているのか？」「なぜそれをやっているのか？」

と自問するとき、我々の心は開かれている。これが自己認識である。ヨガを学ぶ者は、自意識的ではなく自己認識的であるべきだ。自意識的とは心が絶えず悩み、思案し、疑念を抱き、自己陶酔している状態である。ちょうど両肩に悪魔と天使が座って、何をすべきかを言い争っているようなものだ。自意識にとらわれると疲労困憊してしまう。また、アサナのことや、どこまで身体を伸ばそうかと考えているため、必要以上に筋肉をこわばらせてしまうだろう。あなたはアサナを体験していないし、自分の許容範囲に応じて身体を伸ばしてもいないのだ。

自己認識は自意識の対極にある。自己を認識しているとき、あなたは外側から自分を見ているのではなく、意識は完全に自分の内側にある。エゴもプライドもなく、自分のやっていることを認識している。

身体を静止できないときは脳も静止できない。また身体の静寂を知らなければ、心の静寂も理解することができない。行為と静寂は相伴うべきものである。行為があれば、静寂もなくてはならない。静寂があれば、たんなる動作ではなく意識的な行為になり得る。自動車の２枚のクラッチ板のように行為と静寂がかみ合ったとき、知性のギアが入る。

＊　＊　＊

ヨガのポーズをとっているとき、あなたの心は内的な覚醒状態にあるべきだ。これは活動休止ではなく静寂であり、空《くう》の状態であり、ポーズによって得られる鋭敏な気づきで満たされた空間である。内側から自分を観察してみる。そこには完全な静寂があるだろう。身体に対しては第三者的な態度を保ってみよう。と同時に、アサナを行っている間は身体のいかなる部分も無視せず、慌てず、しかし機敏でなければならない。デリーでもニューヨークでも、急いでやれば力が奪われていく。落ち着いた心でリズミカルにやることだ。

身体的な知識を言葉で表すのは難しい。それよりも実際に体験し、どう感じるかを理解するほうがはるかに容易である。それはまるで、あなたの知性の光線が輝きながら腕から指先へ、脚から足裏へと体内を突き抜けるかのような感覚だ。このとき心は従順になり、リラックスしてくる。これは鋭敏な従順さであり、鈍く空虚なものではない。鋭敏な休息状態は、心を再生し、身体を浄化するだろう。

アサナを行っているとき、あなたは知的な気づきを常に再充電しなければならない。つまり、途切れることなく注意力を循環させるのだ。我々は衰弱すると再充電をしなくなり、注意力は散漫になる。こうなるとアサナの実践は惰性となり、活力を与える創造的な鍛錬ではなくなってしまう。意識が集中すると、あなたの中に何かが創造される。創造は生命とエネルギーを包含している。気づきによって、我々はポーズや生活で生じた疲れや消耗を克服することができるのだ。次々と訪れる人たちを手助けしようと努めるヨギにとって、疲労は常に重くのしかかってくる。これはヨガの指導者の職業病のようなものだ。だから我々は疲労を受け入れ、気づきを高めることで身体に新たな力を吹き込み、エネルギーを呼び戻すのである。行為における気づきはエネルギーを回復させ、心と身体を若返らせる。気づきは生命力をもたらす。生命力はダイナミックなものであり、だからこそアサナもそうあるべきなのだ。

ダイナミックな伸長——中心から広げる

すべてのアサナが目指しているのは、アサナの実践を、自分自身の存在の核から身体の表面にまでダイナミックに広げていくことである。身体を伸ばすと、身体の表面から核に向かってメッセージが送り返される。頭のてっぺんからつま先までのどこかに自分の中心を見つけ、その中心から縦にも横にも伸び広がっていかなければならない。伸びることが脳の知性によるのであれば、広がることは心の知性による。アサナを行っている間は、その２つの知性が出会い、協力して働いている必要がある。私はよく、伸長は注意であり、拡張は気づきであると言う。注意と気づきを身体の隅々にもたらし、皮膚を活性化させるのだ。

アサナの修練において、皮膚の感性を発達させることはたいへん重要である。皮膚と皮下組織の間に摩擦が起きないよう、その間にゆとりをもたせなければならない。組織には運動神経、皮膚には感覚神経がある。アサナを行っているときは、その２つの神経が互いに理解を深めながら働く必要があり、それによって知性が身体の中をよどみなく自由に循環するようになる。これはカワウソに少し似ているかもしれない。カワウソの皮膚〔毛皮〕は、鼻と尾と四肢では皮下組織とくっついているが、それ以外のところでは自由に動くのである。

伸長と拡張は、我々の中心部にしっかりと根ざしているべきである。その２つは存在の核から生まれるものなのである。ストレッチをするとき、たいていの人はたんに自分が伸ばそうと思うところまで伸ばすが、自分がいる場所から伸ばし広げていることには思い至らない。身体を伸ばし広げるということは、「どこまで」だけではなく、「どこから」ということでもあるのだ。腕を横に伸ばしてみてほしい。胸全体が一緒に動かなかっただろうか？　今度は心を落ち着けたまま、指先のほうに腕を広げてみてほしい。違いに気づいただろうか？　自分がつくりだした空間や、内なる核から伸ばすやり方に気づいただろうか？　それでは、円周を描くようにいろいろな方向に腕を広げてみよう。ストレッチは感性を与え、あらゆる方向に空間をつくりだすという経験をもたらす。

中心部分にある聖なる核とのつながりが消えるとき、ストレッチは過剰なものとなる。エゴは自分の能力を顧みず、指が床につくまでひたすら伸ばしたがるだけで、中心から徐々に伸ばそうとはしない。どの動作にも技能《アート》が求められる。自己が唯一の目撃者となっている状態、それが技能である。注意を外側ではなく内側に向け、他人がどう見るかではなく、自己が見るものを気にかけなさい。どこまで身体を伸ばしたいかにこだわるのではなく、正しくストレッチを行うことに目を向けなさい。どこまで到達したいかではなく、ダイナミックな伸長がどこまで可能かという点に心を注ぎなさい。

伸ばしすぎるのもいけないが、伸ばし足りないのもまたいけない。どこか一つの部分を伸ばしすぎれば、今度は他の部分が伸ばし足りなくなる。過剰なストレッチが肥大化したエゴのせいで起こるなら、伸ばし足りないのは自信の喪失が原因である。言い換えると、過剰は自己顕示欲であり、不足は現実逃避なのだ。この２つはどちらも誤りである。ストレッチは常に、原点である内なる核、そしてそれぞれのアサナの基本から行わなければならない。これこそがダイナミックな伸長の奥義である。けがを招くのはヨガではなく、ヨガの誤ったやり方である。空間が狭くなるとけがをするが、アサナを正しく行っているときには空間が狭くなることはない。身体が硬くても、空間をつくらなければならない。

常に身体を伸ばし広げるように努めなさい。伸ばし、広げることによって空間が生まれ、そこで生まれた空間が自由をもたらす。自由とは精密であることであり、精密さは神性をもっている。身体の自由は心の自由につながり、やがては究極の自由へとたどり着く。手足がそれぞれ独立し、柔軟になり、他の手足の影響から自由になったとき、ヨガが目指す究極の自由を身体のうちに感じることができるだろう。身体が硬く凝り固まっている状態は、拘束衣を着ているようなものであり、刑務所で暮らすことと同然なのである。

皮膚の動きに注意することはアサナの理解へとつながる。限界まで皮膚が伸びていることを感じなさい。すでに述べたとおり、皮膚とは、あらゆるところで何が起きているのかを知らせる身体の脳である。皮膚は心の状態——緊張しているか、リラックスしているか、だらけているか、興奮しているか、動揺しているか、行き詰まっているか——を映し出す鏡のようなものだ。だから、アサナの実践では皮膚の状態に気を配る必要がある。

皮膚を伸ばすということは、神経の末端部分を伸ばすということでもある。伸ばすことで神経が開かれ、そこに蓄積していた不純物が取り除かれる。私が伸長と拡張を教える理由はそこにある。神経が開かれリラックスすると、皮膚や筋肉、そして骨さえもが伸びているように感じられるだろう。筋肉と皮膚に空間をつくりながら、アサナを行いなさい。そうすれば、あなたの身体はアサナになじんでいくだろう。そのためには身体全体で動かなければならない。一つの部位が伸びるためには、全体が伸びる必要があるのだ。

身体全体でストレッチを均等に行えば、決して緊張が生じることはない。これは楽をするということではない。身体を激しく使いはするが、爽快な使い方なのである。このときストレスや緊張はなく、内部には高揚感が生まれる。緊張していると、ヨガの実践はたんなる身体的なものとなり、バランスも判断力も失われてしまう。その結果、うんざりし、消耗し、いらいらして心が乱れる。緊張をやめて、脳が穏やかになったとき、ヨガは精神的なものとなる。身体を限界まで伸ばすことで、アサナの世界に生き、自由の喜びを経験しなさい。ストレッチをしている間は常に空間をつくり、中心から広げていかなければならない。圧縮は束縛であり、拡張は自由である。

水平に広げ、垂直に伸ばすということを同調して行うことで、あらゆる方向に伸びていくことができる。ポーズに自由を感じるのは、どの関節も活動しているときである。人生の他の事柄と同じように、どのポーズにも精一杯取り組もう。ヨガのポーズでは、我々の気づきが身体の中心からどれくらい遠くに広がり、浸透しているかを学ぶことが大切である。川が海によどみなく流れ込んでいくように、身体を伸ばすときも１回の動作、１回の集中で行うべきである。あなたの動きを、川の流れのように始めから終わりまでつながりのあるものとするのだ。そうすればエネルギーが神経系を川のように流れ出す。身体を伸ばすときは、エネルギーが何かに邪魔をされて止まっていないかに気をつけなさい。身体をどこに伸ばそうと、あなたは宇宙に向かっている。あなたのエネルギーは皮膚の先を突き抜けて伸びていく。実は武道家はこうやって並外れた力を出している。彼らはレンガを殴るのではなく、貫いているのだ。手足のさらに先までアサナのエネルギーを伸ばしなさい。自分の中を通り抜ける川の流れをつくりなさい。

身体を伸ばすことは自由につながり、自由はくつろぎを生む。アサナでくつろぐことができれば、疲労を感じることはなくなる。だが、くつろぎと気の緩みとの違いは知っておくべきである。気が緩んでいるときは、不注意で、まとまりのない状態であるため、エネルギーの流れは不規則になる。一方くつろいでいるときは、きめ細やかな調整が行われているため、エネルギーの流れは規則的である。アサナでくつろぎを感じている場合、我々は外へ向かうのと同時に、内なる核にとどまってもいる。外側へ広がりながら、内側に浸透しているのだ。これこそがパタンジャリがアサナについて述べていることである。「なしとげようという努力が努力でなくなったとき、内なる無限の存在に到達したとき、アサナは修得される。」(『ヨガ・スートラ』第２章47節)

くつろぎ――どのポーズにも休息がなくてはならない

身体を精一杯伸ばしているときでさえ、正しい姿勢で行っていればくつろぎは得られる。エゴは容赦なく指令を出し続けるが、アサナのなかで動と静、激しい活動と休息のバランスをとる必要があることを知らない。身体を伸ばしてリラックスしているときは心も身体も動揺することはなく、動と静のバランスがとれていれば、活発に動いていた脳が目撃者に変わる。そのためには、脳を穏やかに保ったまま、筋肉を緊張させることなく細胞を活発に働かせる必要がある。激しく動かそうとするだけでは筋肉に負担がかかり、過剰なストレッチで疲労がたまって、けがを招く結果となる。力づくで心のバランスをとることはできない。

くつろぐとは、筋肉の不要な緊張をほぐすことである。そうすことで内なる身体が堅固になり、心も落ち着いてくる。だが身体と格闘しながら、どのようにして平静さを経験するのか？　アサナを学ぶなかで痛みや困難を味わっているときに、どうやって心を落ち着かせるのか？　痛みの問題と、安定性、堅固さ、落ち着きをどのように得るかについては後ほど説明をする。今ここでは、アサナでリラックスをし、身体を軽く、こわばりや緊張が起きないようにするためのヒントを記すことにしよう。

アサナではまず、心と身体が落ち着いた状態になるまで息を吐き出すことから始めなさい。息を吸うのは緊張で、吐くのは解放である。すべての動きは息を吐きながら行うべきである。息を吐き出すことで、身体からストレスと緊張が取り除かれる。

アサナを行った後に、さらにしっかりと身体を伸ばしたいときは、息を吐いてから再び行うとよい。息を吐いて再び行うと内臓に効果があり、反対に息を吸ってから行うと外側の肉体に影響がある。一つのアサナが完成したかどうかは外見から客観的に判断するしかないが、その外見も内側によって支えられている。目的とするポーズが完成したなら、ポーズをとろうという意識を捨て、筋肉の緊張を解き、関節と靭帯に負荷を移すことを学ばなければならない。そうすればアサナはしっかりとしたものになり、呼吸によって身体が揺れ動くこともなくなる。

身体を伸ばすときはリラックスすることに集中しなさい。ぎゅっと閉じるのではなく、緊張を和らげ、心を開くのだ。これにより身体と脳がリラックスをする。同様に、首と頭もリラックスさせる必要がある。首の後ろ側の皮膚を休ませ、舌を柔らかくしていれば、脳が緊張することもなくなる。これが動きのなかでの静寂であり、くつろぎである。舌と喉をリラックスさせる方法がわかれば、脳をリラックスさせる方法もわかる。舌と喉と脳はつながっているからだ。ヨガでは、喉には浄化の輪（ヴィシュッディ・チャクラ）があるとしている。だが、喉の奥がリラックスせずに緊張していれば、それは不浄の輪となってしまうだろう。緊張は何かに中毒していることを暗示し、より一般的な意味での不浄につながる。エゴではなく、魂を見つめなさい。喉がこわばっているのは、あなたがアサナやプラーナーヤーマを身体ではなく、自己中心的な脳で行っている証拠だ。歯を食いしばってはいけない。さもないと脳を「食いしばる」、つまり硬直させてしまうことになる。これはヨガの練習だけではなく、オフィスでの仕事にも言えることである。

身体を伸ばし、その状態を保っているときは、目にも気をつけなければならない。目の緊張も、やはり脳に影響を与えるからだ。目が動かずに落ち着いていれば、脳も平静で穏やかになる。脳がリラックスをして、初めて何かを学ぶことができる。反対に脳が緊張し過敏になっていると、混乱が生まれ、何も理解することはできないだろう。目は脳の近くにあり、その動きは脳の状態を表している。たとえば混乱しているとき、我々は眉をひそめ、目は細くなり、その動きもせわしなくなる。目を圧迫すると、思考は停止し、ストレスが増す。だが反対に目を大きく見開いていれば、脳は積極的に物事を受け入れるようになる。もしあなたが目を酷使しているのなら、それはストレスの世界に暮らしているということだ。目が緊張していると、アサナは身体ではなく脳で行われる。また目を凝らして見つめていると、神経は擦り切れ、意識は不要に張りつめ、それが原因でエネルギーを消耗してしまう。アサナの実践において、我々はエネルギーを生み出し、安定させ、不用意に消費しないよう心掛けている。物を見るときには目をリラックスさせることだ。そうしないと、いたずらにエネルギーを浪費してしまうことになるだろう。

目は柔らかく、落ち着かせておくべきである。修練を行っているときは、目を見開いてリラックスさせると同時に、後ろにも気を配らなければならない。後ろを意識することで、内側に目を向ける感覚がわかり、身体と脳を観察することが可能になる。満開の花のように目を見開いてみなさい。感じることは見ることであり、見ることは感じることである。目を見開いて感じることが大切だ。目が内よりも外ばかりに向いていたならば、統合にはたどり着けないのである。

通常の視界、つまりこめかみのあたりから前方へと目を向けるとき、脳の前部では分析（ヴィタルカ）が行われている。一方、こめかみの後方、耳のあたりから気づきの目を広げていくときは、脳の後部が活動し総合（ヴィチャーラ）を行っている。脳の前部の働きは、鋭い洞察力で分析的に判断することであり、後部の働きは、全体的に判断し再構築することである。イメージするのが難しいなら、中世に造られた大聖堂に初めて足を踏み入れたときのことを考えてみてほしい。あなたは自分の目が、前方にあるもの、たとえば祭壇などに向けられていると考えるだろう。しかし実際には、あなたの感覚は、あなたを取り囲む巨大な空間全体——その荘厳さや、古《いにしえ》から続く沈黙のささやき——に向いている。これが全体的、瞑想的なヴィジョンである。

アサナにおいて、ある動きが脳の前部だけを通して行われた場合は、脳の後部による反応を遮断していることになる。それぞれのアサナの形には、知性の相（ヴィニャーナマヤ・コシャ）を反映させる必要があり、それによって、もう一度調整を行い、身体の正しい位置関係を確認することができる。脳の前部を使って機械的にアサナを行っている限り、身体の表面でしか動きを感じることができない。そこには内的な感覚はなく、内なる光が灯ることもない。だが、もし脳の後部の意見を継続的に聞きながらアサナを行うのなら、それぞれの動きに反応と感性が生まれるだろう。そのとき我々は活動的になり、生命力に満たされる。

我々の目に宿る光と命は、どこででも輝いているべきだ。究極の目である魂の目（第三の目）は、眉の間のやや上方にある。この目が穏やかであれば、魂もまた落ち着く。そして魂は、関与もせず、影響も受けず、万物を見つめる目撃者となる。だから我々は、眉間の皮膚をリラックスさせておく必要がある。

くつろぎは身体の外側の階層から始まり、内側の階層へと浸透していく。身体を事細かに、正確に把握していることが、くつろぎの技能をきわめていくことにつながる。くつろぐための技能をもっている者は、瞑想する技能も知る。世界のどの地域に住んでいたとしても、我々はみなストレスに悩まされており、誰もが休息とくつろぎを強く求めている。もし完全に身体を伸ばすことができるなら、その人は完全にリラックスしていることになる。ストレッチの師であり、くつろぎの師でもある、猫をお手本にしてみなさい。

先に「努力が努力でなくなる」というパタンジャリの言葉を紹介したが、これはもう一つの重要な資質にも関係している。その資質とは「軽やかさ」のことである。

軽やかさ——軽やかに考え、軽やかに感じなさい

アサナが正しく行われているとき、動きはスムーズであり、身

体には軽やかさ、心には自由が生まれる。アサナが重たく感じられるなら、それはやり方が間違っているのだ。我々は全身に軽やかさの感覚を伝えなければならず、そのためには身体の中心部から外に向けて心を広げていけばよい。大きく考え、大きく動くのである。腕を上げるときは、それだけをすればよいと考えるのではなく、身体を外に伸ばしていくことを意識しなさい。そして両腕を上げて静止したなら、今度は、身体から離れたところまで知性を伸ばしていくことを考える。自分自身をちっぽけで、押しつぶされた、悩み多き生き物だと考えないことだ。たとえそのように思えないときでも、自分は器が大きく優美な人間だと考えるようにしなさい。

軽やかさを失うと、身体は萎縮してしまう。そして身体が萎縮すると、脳は重く鈍くなり、何も理解できなくなる。知覚の扉が閉じられるのだ。その場合は、胸部にある知性を用いて胸を張り、ただちに心を開かなければならない。胸部の隅には柱があり、常にしっかりと立たせておく必要がある。背を曲げてうなだれることには、身体に麻薬を打つような作用がある。親が子どもに前かがみにならないように注意するのは、胸部を圧迫することが自己そのものを押しつぶしてしまうことを本能的に理解しているからだ。心が萎縮するから魂も萎縮する。心を鋭敏にさせておくのは背骨の役目である。そのためには、背骨によって脳を正しい位置に保っておく必要がある。背骨はゆるませても、丸めてもいけない。自己に向かって伸びているべきである。さもないと、あなたの内に宿る聖なる光はその明るさを失ってしまうことだろう。

アサナで身体を伸ばすときは、常に軽やかさを保っていなければならない。すべてのアサナで、身体を上に上げてから下に下げる、反対に下げてから上げたりするのは、そのためである。たとえば、つま先に触れようとする場合、我々は身体の中間部分にある蝶番〔股関節〕を開くためにまず上に伸び、それから下に降ろしていく。同様に、上げるためにまず下げることもある。我々は、かの有名なレオナルド・ダ・ヴィンチの「ウィトルウィウス的人体図」にある男性図のように弧を描こうとしているのである。そのとき、1本の糸を反対方向に引っ張って切るようなことがあってはならない。我々が求めているのは、2つの相対するもののバランスを探ることであり、それらを対立させることではない。

身体が柔らかく、心が軽やかであれば、そのアサナは正しい。反対に心身が硬く、重かったなら、そのアサナは間違っている。身体のどこかがこわばっていると、脳の反応は過剰になり、その場で金縛りにあってしまうことになる。そこに自由は生まれない。心の知性によって身体が動き、それが軽やかで、柔らかく、安定しているならば、それは完全なストレッチ、つまり完全な伸長と拡張だと言える。脳で行うアサナは重たくなり、心で行うアサナは軽やかである。

どういう場合にアサナは柔らかく、また硬くあるべきだろうか？　動いているときは、すべての筋肉は花弁のように開き、柔らかくなくてはならない。決して動きのなかで硬くすべきではない。唯一、ポーズをとったあとで固定させるべきだ。農民が畑を耕し、地面を軟らかくするように、ヨギは自分の神経を耕して生育させ、人生をよりよいものにする。ヨガの実践とは、身体から雑草を取り除くことである。そうすれば庭の草木は育っていく。固すぎる地面にはどんな命も育たないように、身体が硬直し、心が硬すぎたなら、どんな生き物であっても生きてはいけないだろう。

硬さとは違って、緊張には良いも悪いもない。ただ、正しいタイミングと適切なさじ加減が求められるだけである。均等に負荷をかけ、バランスをとるのが人生だ。緊張を完全になくすべきだとヨギが言うことはあり得ない。死体にすら緊張はある。ただ我々は、どのくらいがちょうどよい身体の緊張なのかを知る必要があるだけである。適切な量であれば、エネルギーはすべて体内に保たれるが、過剰であれば攻撃的になる。けがは攻撃性や、乱暴な動きによって起こるのであり、ヨガを行うことで起こるのではない。しかし緊張がなさすぎると、今度は弱さが生まれる。身体にはほどよい緊張があるべきであり、その適度な緊張は健康的な緊張である。身体の中のすべてのものを活気づかせなくてはならない。決して動きのなかで硬くすべきではない——ということを覚えておきなさい。拡張とは緊張であり、硬くすることとは違う。硬さは我々を脆くし、バランスを失わせる原因となる。我々は、心と身体のあらゆる階層でバランスをとらなくてはならない。

バランス——均一であることは調和につながる

ヨガを通じて、我々は身体の左右のバランスを完璧なものへと近づけていく。最初はどちらか片方の側を好んでいるために、誰もがアンバランスな状態から始まる。だが一方がより活発な場合、その活発な側は、そうでない側を同じくらいに活発にさせる導師《グル》とならなければならない。弱い側に注意を向け、その面倒を見ることが大切である。我々は、熱意や知性に溢れた友人より、活気がなくて苦しんでいる友人に強い興味を示す。それと同様で、あなたは活発な側の成果に喜びを感じながらも、弱い側に思いやりをもち、働きかけなければならない。

身体の一方の側が挑戦し、努力の結果もう片方と同等になったとき、動きは精密になる。こうして知識の灯りがともるのだ。バランスは、力ずくではなく、身体の知性（本能、感情、機能）を用いて保つ。力でバランスをとるのは身体的な行為だが、身体の知性を使えば、それはくつろぎをもたらす行為となる。均一であることは調和であり、その均一性のなかでのみ我々は学ぶことができる。

どんなポーズをとるときでも、気づきのバランスを探るようにしなさい。これは左右の違いを観察することで、また手足、筋肉、関節、体側、足裏から頭、背面から前面でのストレッチの強さに注意を払うことで行うことができる。均一に伸ばし、均一に安定し、均一の空間をつくり、均一の強さをもって動きなさい。各部位を正しい位置関係に置くには、身体全体が連携しなくてはならない。身体の部位一つひとつが連動するのだ。アサナやプラーナーヤーマでは、各部位の機能や状態がどうあるべきかということ、それらが能動的であるのか受動的であるのか、止まるのか動くのかということを知っておく必要がある。アサナを行っているときは、身体のどの部分も怠けてはいけないし、放置されてもいけない。たとえば右足を伸ばす場合には、左足を忘れるべきではない。それどころか、左足が安定しているように油断なく注意していなければならないのだ。こうした相補的な行動によって右足は自由になり、楽に動かせるようになる。動いていないところを伸ばしなさい。一方が汗をかいたら、もう一方も同じように汗をかく。どちらか一方だけが多く汗をかいているなら、残りの一方が十分に動いていないということだ。汗は均一に流しなさい。しかし過剰であってはいけない。

身体が床（土台）にきちんと接しているとき、アサナは見事なものとなる。自分の基盤をいつも見つめていなさい――地面に一番近い部分に注意を配り、まずは根本から正していくのだ。立位のポーズは、人生の土台をつくり始めるのに役立つよう意図されたもので、足首と膝を強くする。精神がかき乱されたり、落胆している者は、自分の足でしっかりと立つことができない。一連の立位のポーズは、真っ直ぐに立つことを教え、それによって脳も正しい位置に置かれる。足は樹木の根のようなものだ。正しく自分の足で立てない人は、人生に対して否定的な態度をとるようになるし、ヨガもまた不安定なものとなる。だが立位のポーズを行えば、困難にぶつかったときも、不幸な出来事に見舞われたときも、我々は心を安定させておくことができるだろう。この心の安定が習慣になると、次には成熟と清澄《せいちょう》さがもたらされるが、そのためにはバランスが欠かせない。

バランスとは身体の平衡をとることだけではない。身体の平衡は、人生におけるバランスの基礎にすぎないからだ。どのような立場にいようと、またどのような局面に立たされようと、人はバランスを見つける必要がある。バランスとは現在――いま、ここ――の状態であり、もし現在のなかでバランスがとれていれば、あなたは永遠のなかで生きていることになるだろう。知性が安定すると、過去も未来もなくなり、現在だけが残る。未来に生きてはいけない。現在だけが現実なのだ。心は、計画を立てたり、不安を抱いたり、思いを巡らせたりすることで、絶えずあなたを未来に連れていこうとする。反対に記憶は、反芻《はんすう》をしたり、後悔をすることで、過去に連れていく。自己だけがあなたを現在に連れていく。神性を経験できるのは現在だけなのである。こうして過去と現在と未来は、思考と言葉と行為が一つになるように、それぞれのアサナにおいて一つにまとまる。

エネルギーが適切に分配されるように、どのアサナでも正中線を見つけなければならない。この正中線から揺れ動くと、過去もしくは未来に行ってしまうことになる。垂直の上昇は未来であり、降下は過去である。水平な状態が現在であり、現在こそが完全なアサナと言える。水平に身体を広げていけば、未来と過去が現在で出会う。これこそがダイナミックな伸長と拡張であり、これによって我々は身体を通してバランスを見出し、より満ち足りた現在を生きることになる。アサナを行うとき、我々はバランスと統合を３次元空間で認識するが、４番目の次元である時間でも、それらを見つけることができるのである。

＊　＊　＊

古の聖賢たちは、人生の鍵を握るのはバランスであると言った。私も、我々の存在のどの階層にもバランスがあることを強調してきたが、そうしたバランスとはいったい何を指しているのか？　その答えは、グナと呼ばれる自然の３つの特質――塊、動性、照らす質――にある。アサナの実践において、そして身体と心と魂において、我々はこの３つのバランスを保つ必要がある。

我々はこれまで、自然の本質とは変化であり、その変化が絶え間なく繰り返し示されることだと考えてきた。それでは何がひっきりなしに自然の変化を促しているのか？　なぜ物事は安定しないのか？　その理由こそがグナである。インド哲学では、グナは創造の瞬間に自然の根源から浮かび上がる相補的な３つの力とされる。その力を理解することは、ヨガ・アサナの実践と、普遍的な魂を目指す内なる旅を成功させるうえで重要である。

自然が姿を現すやいなや、３つの力は変化する。バランスを失い、不安定さが生まれるのだ。この不安定さは非常に肥沃なものである。数学者は、数は１、２、３……と増えていくと言う。ヨガでは、無限の多様性の扉を開くのが３、目に見えない無限の起源が１、二元性が２である。二元性は分離、分割ということだが、単独で現象として現れることはない。３は波、正弦曲線であり、光や音のように振幅がある。２つの波がぶつかると、新たな現象が生み出される。これが自然が本来もっている創造性である。振動や原子より小さな素粒子といった自然に組み込まれた揺れは、たとえ感知できないほど小さいものであっても、創造、破壊、再生の終わることのないサイクルを生み出す。３からは多くのものが生まれる。

先に述べたように、グナは３つの互いに補足し合う力から成り立っている。タマス（塊または不活発）、ラジャス（活発または動性）、サットヴァ（照らす質または光の性質）の３つである。

実際の例で考えてみよう。我々はアサナを行いながら、身体という塊に穴をうがち、分子を原子へと砕き、洞察力を内部へと浸透させようとする。だが身体は抵抗し、頑なに決して動こうとはしない。なぜか？　それは、身体の内部ではタマスが支配権を握っているからだ。実際、そうならざるを得ないのである。身体は質量をもった塊でなければならず、骨は高い密度をもち、腱や筋肉は硬く引き締まっていなければならない。ひ弱な肉体ではなく、頑強な肉体であることが求められるのである。

骨の密度が高いのは美点だが、脳もそうだとしたら欠点となる。「あいつは鈍い〔He's thick〕」とか、「もっと頭を使え〔Don't be dense〕」と人が言うのを耳にすることがあるだろう。これは、脳と神経系ではラジャス（活発、動性）が支配すべきであり、密度はマイナスに作用するためである。心が本来、機敏で、活発で、つかみどころのないものなのに対し、身体は重く、不活発で、怠惰な傾向をもつ。だが度がすぎるのはよくない。筋肉をつけすぎた身体は、まるで大型車に小さなエンジンを取りつけたようなもので、のろのろと動くことしかできない。それだけではない。不活発を克服するのは、スピードを増すときより多くのエネルギーを必要とするのだ。たとえば、時速1マイルで進んでいる自動車を押して時速2マイルにするよりも、静止した自動車を押して時速1マイルにするほうが、はるかに難しい。

これをアサナの実践で考えてみると、身体の抵抗が大きい最初のうちのほうが、多くの努力が必要になるということになる。アサナの2つの側面、つまり身体を激しく動かすことと、心を内部に浸透させていくことでは、後者がより重要だ。だが、たとえ心の浸透が目標であっても、はじめの段階では汗をかくことが第一である。身体を動かし、それが軌道に乗ってきたときに、初めて心の浸透が始まるのである。努力が努力ではなくなったとき、アサナは最高の段階に達する。そこに至るまでには長い道のりを歩まなくてはならないが、途中で修練をやめれば、身体はもとの不活発な状態に戻ってしまうだろう。我々が実践しているものの本当の姿とは、高密度の物質に力強いエネルギーを吹き込むことである。きちんとした修練を積むと、軽やかさの感覚と生命力が感じられるのは、そのためである。たとえ身体という塊が重さをもっていたとしても、軽い足取りで地上を歩くことができるのだ。

物質的な現象と同様、グナの比率やバランスが適切であることが肝要だと、我々ははっきりと理解しておくべきである。たとえば、テーブルは動かないのでタマス（不活発）の性質をもっていると言える。それにラジャス（活発）の性質を与えようと思えば、車輪をつけて、ワゴンと呼ぶことになる。タマスは密度と質量を与えるが、それが我々の必要量を超えると、鈍感とか不活発などと呼ばれる。不活発な塊をラジャスで活性化することはできない。

ラジャスの負の側面は、むら気で、騒々しく、ざわざわとしていることである。我々が求めているのは俊敏な心であり、ざわついた心ではない。また、サットヴァへと導く静かで落ち着いた心も求めている。だがこうした言い方は、ありのままの現実というよりは、理想を表すものだ。実際、我々はサットヴァをほとんど経験したことがなく、よく知らない。タマスの堅固さとラジャスの目を引きつける動きは、我々の視界を覆い隠す。物体の世界と感覚的な興奮の世界では、タマスとラジャスが支配権を握っているのである。だが、もしあなたが真のリラックスを味わいながら、それでも鋭敏さを失わずにいたいという願いをもってヨガの扉を叩いたのなら、実はそれは、自分の人生ではサットヴァが主要な役割を占めるようにしたいと言っていることになる。サットヴァを表すのに「照らす質」という言葉を使うが、これは透明感のある、内なる光の質のことである。我々が自分自身の中で高め、統合しようとしているのは、この光の質のことなのだ。照らす質とは、清澄で、鋭敏で、心を静めるものである。

３つのグナの相互作用は、ヨガの修練において決定的に重要である。我々は、それらの比率を調整しバランスがとれるように、３つの力を識別し観察することを学ばなければならない。そして心を内奥へと浸透させながら、サットヴァの美を表面に浮かび上がらせるのだ。我々は芸術家のように、パレットに三原色の絵の具をのせ、色を混ぜ、調合を続けながら、自分の思い描いた色と形、光の組み合わせをカンヴァスに表現していこうとする。そのような技能を身につけることによって、心、感情、身体に現れてくる苦痛や病気を取り除けるようになる。

だが苦痛はアサナの実践において避けられないものである。そこで次は、苦痛そのものを扱うことにしよう。

苦痛——不快のなかに快を見つけなさい

多くの人は、過去や未来に目を向けて、現在自分が経験していることを忘れようとしている。それはしばしば現在が苦痛に満ち、耐えがたいせいである。ヨガのクラスでは、生徒の多くは教師からアサナを終えていいと言われるまでは、歯を食いしばり、耐えなければならないと考えている。これはヨガを柔軟体操のように見なしているということであり、誤った態度である。もちろん苦痛は教師にもある。なぜなら人生は苦痛に満ちたものだからだ。だが、もがき苦しまなくてはわからないこともある——苦痛があってこそ光を見ることができるのだ。苦痛はあなたのグルである。喜びを感じると幸せになるように、苦痛が訪れたときにも幸福感を失わない方法を学ばなければならない。喜びのなかに価値が見出せるように、苦痛のなかにも価値を見出すべきなのである。不快のなかに快を見つけることを学びなさい。苦痛から逃げ出すのではなく、それに立ち向かい、乗り越えなくてはならない。それによって、あなたには粘り強さと忍耐力が身につくことだろう。これがヨガに対する心構えであり、また人生に対してもつべき心構えでもある。

ヨガの倫理規範が世間での我々の行動を浄化するのと同じく、アサナとプラーナーヤーマは我々の内なる世界を浄化する。アサナとプラーナーヤーマの実践を通じて、我々は避けられない苦痛と人生の悩みに耐え、克服する術を学んでいくのである。例を挙げてみよう。糖尿病の検査では、体内の糖の許容量を調べる。同じようにヨガの実践は、身体がどれだけの痛みに、心がどれほどの悩みに耐えられるかを教えてくれる。苦痛が不可避なものならば、アサナとは、避けられない痛みをどうやって受け入れるか、また、避けられる痛みへとどうやって変えていくかを探る実験の場なのである。積極的に痛みを求めることはなくとも、自分が成長し変化するために避けて通ることのできない痛みからは逃げてはいけない。アサナによって心と身体の許容範囲が広がると、そのおかげで我々はストレスや緊張により耐えやすくなる。言い換えれば、努力をすることと避けられない痛みとは、アサナが我々に教えてくれることのなかでも、最も重要なものなのである。たとえば後屈のポーズでは、勇気と粘り強さ、痛みに耐えられるか否かを見ることができる。両腕でバランスをとるアサナは寛容を教え育む。もしあなたが常に動き続ける不安定な世界に適合し、バランスをとることができるなら、それは永遠に続く変化と、絶え間なく生じる齟《そ》齬《ご》に耐える術を学んだということである。

忍耐力は、アサナのあいだ一貫してもち続けなければならないものである。アサナを修得するには、自分に打ち勝つ心と根気が必要であり、しかめっ面をしていれば得られるというわけではない。では、どうすれば痛みに耐えられるようになるのか？　我々はすでにポーズをとりながら休息をするやり方を見てきたが、そこでは適度な緊張のなかにくつろぎを生み出すことが大切であった。くつろぎは、こめかみのあたりと脳細胞の中に住みついたストレスを解き放つことから始まる。それにはまず目とこめかみを落ち着かせ、それによって脳のストレスという重荷を取り払う。すると今度は、神経と筋繊維のストレスが取り除かれる。このようにして我々は、耐えられない苦痛を耐えられるものに変えることができる。またそれにより、最終的にはアサナを修得し、痛みを根こそぎなくすことができる機会も得られる。

自由を得るためには苦痛に耐えなければならない。これは人生においても等しく真実である。プラーナーヤーマをして座っているときに足がしびれ、そこにばかりに意識が集中してしまったという生徒がいた。私は彼女に、それもまたよい修練だと言った。心が落ち着かず、散々だったと彼女は思っているが、ヨガの修練は楽しいといった感覚だけを扱っているわけではない。ヨガとは気づきの感覚を扱うものであり、その気づきに導かれて、我々は喜びと痛みの両方を知り、理解するようになる。

最初のうちは身体が抵抗するため、強い痛みを感じる。その痛みに身を委ねていけば、身体は柔らかくなり、痛みもしだいに軽減していく。しかし、さらに上達しても、思いがけず強烈な痛みに襲われるときがある。そのときはアサナをしばし休み、何が間違っているのかをじっくり考えるのが賢明である。痛みは、アサナのやり方を理解していない段階でやってくる。正しい姿勢では痛みは生まれない。そして、正しい姿勢を学ぶには痛みに向き合わなければならず、それ以外の道はない。

知性と身体は親密な関係をもっていなければならない。知性は身体と緊密につながり、熟知すべきなのである。心と身体がつながっていなければ、そこには二元性があり、分離していることになり、統合はあり得ない。痛みを経験しているときは、痛みを感じている箇所と緊密に触れ合うようにしなさい。そうすればその箇所を調節して痛みを和らげ、軽やかさを感じることができる。痛みは偉大な哲学者である。なぜなら痛みは、どうやって自らを取り除くかを絶えず考え、自己に打ち勝とうとするからだ。痛みに関するもう一つのルールは、痛みを生じている箇所がいかに注意を引きつけるかを理解することである。脳の緊張が解けると、患部に向けられた注意は痛みの原因を軽減し、根絶するやり方を指示する。こうして痛みは、痛みとともに生活し、やがては別れを告げる手順を教えてくれる優れた教師となり得る。

ヨガがすべての痛みを引き起こすわけではない。痛みはすでにそこにあり、隠れているだけなのだ。我々は痛みとともに生きており、さもなければ、痛みに気づいていないだけである。だがそれでは身体が昏睡状態にあるようなものだ。ヨガを始めると、これまで意識していなかった痛みが浮かび上がってくる。そして、知性を使って身体を浄化できたとき、隠れた痛みは消散する。心と身体にこわばりがある限り、平安が訪れることはない。無理なことを命令したり、不注意に行動をしたり、喉を締めつけたり、耳を塞いだりといった誤った行為は癖をつくりだす。こうした癖によって、気づきが失われ、圧迫、沈滞、こわばり、不均衡、そして痛みが生まれるのだ。たとえば、萎縮した筋肉が蘇る場合は、再生に伴う激しい痛みを感じる。痛みと向き合うには２つの道しかない。痛みとともに永遠に生きるか、痛みと協力し合ってそれをなくすかである。

我々は痛みの存在とその重要性を認識しなければならないが、賛美することがあってはいけない。痛みがあるということは、必ず理由があるということだ。痛みがあろうとあくまでアサナを保とうとすることや、アサナを未熟なままに完成させようということが目標ではない。私自身、まだ若き修行者だった頃に、師が私に適切な訓練や準備なしに、前後に極限まで開脚するハヌマーンアサナをやるように要求したため、けがをしたことがある。アサナの目標は、できる限りの知性と愛情をもって行うことである。そのためには、我々は「正しい」痛みと「誤った」痛みの違いを学ぶ必要がある。

正しい痛みは建設的であるだけではなく、元気づけ、立ち向かう気持ちを与えてくれるが、誤った痛みは破壊的で、耐えがたい苦しみを招く。正しい痛みは、我々を成長させ、身体的、精神的な変化をもたらす。この痛みは通常、緩やかに身体を伸ばし強めてくれるように感じられるものであり、そこが誤った痛みと違うところだ。誤った痛みは、自分の現在の能力をはるかに超えていることを伝えるために、身体が突然発した鋭い警告のように感じられることが多い。また、いつまでも痛みが続き、アサナを行ううちに強まっていくなら、それは誤った痛みの可能性が高い。

ヨガにおける挑戦とは、我々の限界を理にかなったやり方で超えていくことである。我々は、身体というカンヴァスを使って心の枠組みを絶えず広げていく。それはまるで、カンヴァスを引き伸ばして絵を描くスペースを広げるようなものだ。しかし我々は同時に、自分の身体の形も大切にしなければならない。あまりにも急いで、一度にたくさん引っ張りすぎると、カンヴァスは引き裂かれてしまうだろう。もし今日行った修練が翌日の修練に悪い影響を及ぼすようであれば、その修練は正しいものではない。

多くのヨガの教師が、アサナは気持ちを楽にして快適に行うようにしなさい、ストレスを避け全精力をつぎ込むようなことはしないように、と言う。だがこれでは結局、ヨガを実践する者たちは、恐怖や執着や視野の狭さにとらわれたまま、自分の心の限界内に生きることになってしまうだろう。こうした教師とその生徒たちは、私がこれまで説明してきた緻密で内容の濃い修練を辛いと感じる。辛いのは当然である。意志を働かせ、修練に真剣に取り組んでいれば、ときには痛みを味わうのが当然なのだ。ヨガとは、心から不純物を取り除き、また身体を浄化し探索するためのものである。そのためには、身体的な痛みを観察すると同時に、悪化させることなくその痛みに耐える意志の力が求められる。ある種の緊張がなければ、真のアサナは経験できないし、心も枠組みの内側にとどまり、境界を越えていくことはない。このように心が制限された状態にある者は、ちっぽけで、心の狭い人間だと言われる。

バレエのトップダンサーだった２人の生徒のことを思い出す。彼女たちはどんなポーズでもやすやすとこなし、身体からの抵抗やストレスはまったく感じていないようだった。だからポーズを完成させるまでの過程では、何も教えることがなかった。私の仕事は、すでに知っていることとまだ知らないことのバランスをうまくとりながらアサナを行えるように、これまでのポーズにもう一度立ち戻って、どのように自身の中で抵抗を受けながら動いていくかを示すことだった。限界を超えて身体の意識を伸ばし広げるとき、我々は、知性を用いて気づきを広げることによって、既知の境界線から未知の領域に向かって進んでいく。バレエダンサーはその過度の柔軟性によって、身体の能力が心の知性を上回るという、一般の人とは異なった問題を抱えている。

アサナを始めるとき、我々は身体的、精神的な痛みの双方を経験する。身体の痛みが正しいものか誤ったものかを見抜かなければならなかったように、精神的な痛みも同様に見極める必要がある。正しい精神的苦痛も、やはり緩やかに我々を強くしてくれるもので、突発的なものではない。朝６時に起きて仕事に行く前にヨガを行うのは辛いかもしれないが、自分の今の限界を超えていこうとすることは建設的であり、前向きである。とはいえ、ヨガの実践は漸進的、段階的に行うべきだということも心にとめておかなければならない。たとえば朝４時といった早い時間に起きることで精神的苦痛を感じ、身体が逆らうようになってしまえば、それを続けることはできなくなるだろう。加えて、早すぎる時間に起きることで睡眠不足になり、しかも家族にも迷惑をかけるなら、それは自己中心的な行為であり、自分の苦しみを周りにも与えていることになる。正しい痛みは、人生で出会う避けられない苦痛に対するワクチンのように用いるべきで、その服用量も適切なものでなければならない。アサナの実践とは、人生とアサナで出くわす障害物を見つめ、その対処法を考える機会なのである。

知的に優れた人でも、多くは感情的にはまだまだ未熟である。彼らは痛みに直面すべきときにも、それを避けようとする。厳しいポーズをとるときに伴う痛みと向き合い、克服しようという気構えがほとんどない。アサナの実践は、そういった人々を現実の肉体に正面から向き合わせるものだ。我々は感情に決然と立ち向かうべきであり、背を向けてはいけない。我々はヨガを楽しみのためだけに行うのではない。究極の自由を目指して行っているのである。

たいていの人は、苦しむことなく喜びを手に入れたいと考えている。だが私は苦しみも喜びも両方受け入れる。苦痛を受け入れた結果、私が何を得るかわかるだろうか。苦しむことを拒否しなければ、苦しんでいる人と仲良くなれる。私の身体はこれまでに何度も苦しみを味わってきた。そのおかげで、誰かが苦痛について語ると、その苦痛がどんなものかを私は自分の身体で感じることができる。個人的な経験によって、私は深い愛と慈悲を与えられた。だから私は「友よ、私が手を差し伸べよう」と言うのだ。痛みは我々を導いてくれる。痛みとは何かを知ったとき、我々は思いやりのある人間になる。これは喜びを分かち合って得られるものではない。

思いやりは哀れみを意味するのではない。外科手術の際に麻酔をかけなければ、患者は激しい痛みを味わうだろう。私はヨガの教師として、意識のはっきりした状態の患者を手術しなければならず、明らかにそれは苦痛を伴う。しかし、行動し、生き、成長していくことを学ぶには、この方法しかない。すべてが順調なとき、我々の心は平静である。だが何かが間違っているときにこそ、心の平静が必要なのだ。我々が苦しみに直面しても、それを必要な手段として受け入れたのなら、あらゆる不安は消え去るのである。

あらゆる病気は、実は我々の一部が表面に現れてきたものである。ヨガの哲学によると、病や苦痛は、自分たちの過去の行動から生じた果実である。その意味で、我々には自分たちがつくりあげたものに対する責任がある。ヨガを通じて苦悩に直面したときは、寛容と忍耐の新たな意識を呼び起こし、同じように苦悩する他人に対して共感を示すことだ。こうした資質は、我々が到達した成長のレベルを示している。だとすれば、逆境を前向きに受け入れようではないか。苦悩が警戒を知らせるものであるのは確かである。だがそれはまた、苦悩そのものを解消し、悟りへと導く萌芽も含んでいるのである。

私が人生で経験した若い頃の健康障害、貧困、教育の不足、厳しいグルの教えは、偉大なる神の恩寵だったと思っている。こうした窮状に陥らなければ、ヨガに対してこれほどまでの信念を抱き続けることはなかっただろう。何もかもが剥ぎ取られたときに、最も大切なものが姿を現すのだ。
もちろん若い頃であれば、拠り所にするものを定め、決意を固めて根気よく続けるのは、とくに難しいことだろう。プーナでもがき苦しむ若者の一人であった私は、ヨガの修練に没頭した。前にも述べたように、当時は社会全体が、ヨガの教師を職業にしようとする者はみな役立たずで、頭がおかしいと考えていた。僧侶か出家者になるのは受け入れられていても、ヨガを職業とするのは正気の沙汰ではないというのが当時の風潮だったのだ。それ以上に辛かったのは、私の家族から拒絶され、つまはじきの目にあったことだ。たとえば、非常に伝統を重んじる環境で育ってきた私は、ごく自然に、剃り上げた頭の頭頂部からシェンディという長い髪の房を垂らしていた。しかし現代的で欧米化されたプーナでは、この髪型はあからさまに軽蔑された。私のクラスの生徒たちはみな逞しく、壮健で快活だったが、彼らは容赦なく私をからかい、馬鹿にした。そこで私はシェンディを切り落とし、現代風の髪型に変えてしまった。これが家族の怒りを買うことになったのだ。家族は私と食事を一緒にしようとせず、私が台所に入ることすら許さなかった。
ヒンドゥーのしきたりはまた、海を渡り外国に行くことを禁じている。1954年にヨガを教えに初めてイギリスに渡り帰ってきた後、私は母方のおじにあいさつをしようとバンガロールに立ち寄った。しかし彼は私を家の中に入れてすらくれなかった。それからというもの、私が若者特有の傲慢さという盾で身を守るようになったのは驚くことではないだろう。時間の経過とともに私もまるくなったが、若い頃は、傲慢さだけが敵意に満ちた世界から自分を守るために知っていた唯一の手段だった。だが、その敵意に満ちた世界は同時に、私のヨガに対する揺るぎない信念を育む動機にもなった。

自分の行為やふるまいが間違っているのではと疑うときは、誰もがひどいジレンマに悩まされるものだ。『バガヴァッド・ギーター』第２章でのアルジュナ王子は、こうしたジレンマに陥った状態にある。何もしないこともまた必然的に結果を伴う行動であり、痛みや苦しみから逃れる手段にはならない。そこでアルジュナ王子は、クリシュナの力を借りて、ダルマの道、すなわち宗教的義務の法〔行動律〕の道をたどり、人間と物質という両立しないレベルを両立させることになる。若い頃は、自分が生徒や家族に受け入れられるのはとても不可能なことに思えた。しかし、ヨギの道を辛抱強く歩み続けたことで、私は彼らに受け入れられただけでなく、今や敬意を表されるところにまで到達することができた。それもヨガがもたらしてくれた進化なくしては不可能なことだったろう。

厄介事が、あっという間に神の恩寵に変わった一つの例がある。私は女性のクラスを多く受け持っていたので、いつしか罪深い、モラルに反した行いをしているのではと思われるようになっていた。自分のグルとも、このような根も葉もないひどいでっちあげを巡って言い争ったことがあった。しかしそのことを機に、経済的には苦しくても結婚をしようと私は決心したのだ。ラママニとの結婚は私にとって何ものにも変えがたい喜びであった。逆境や苦しみに直面したときも、それはあくまで必要不可欠なものだと受け入れることで問題は解決し、不安は解消されていく。もし我々が自分の進む道に誠実であるならば、人生はよりすばらしいものとなり、遠く離れたところにある「完全性」の光が我々の行く手を照らしてくれることだろう。

わずかな進歩にも幸せを感じること

完全性に到達することを目標としなさい。だが、完全性に向かう途上で得られる、日々のちょっとした進歩にも満足することだ。強すぎる野心は持続的な進歩を妨げることがある。完全性とは、つまるところ、神と共にあるときのみ到達できるものだ。だが、完全性が神にしか見出されないのであれば、いったいどこにその価値があるのか？　人間は完全であることを夢見る生き物である。その夢によって、進歩しようという気持ちが生まれ、変容に必要な努力の火が燃え立つ。完全性は、芸術と人生に対する興味を生み出す。そして、我々を完全性という夢に引きつける本能とは、実は神を求める心なのである。

身体はやる気でいっぱいなのに、肝心の心が弱くて、「時間がない」とか「まあいいや、頑張るほどの価値はない」などと言い逃れをすることがある。またあるときは、心は充実しているが、身体のほうが弱く、「これを乗り切るには疲れすぎている」と言うこともある。ヨガを実践する者は心と身体に注意を払い、双方の助言に耳を傾けなくてはならないが、最終的な決断は知性と魂で行う。なぜなら、真の意志と献身は知性と魂において見出されるものだからである。今できる精一杯のことをしながら、その一方で、常に自分の能力を広げる努力も続けなさい。今日は10分、そして数日後に12分。それができるようになったら、さらに時間を延ばしていく。ただし、よくないポーズを長い時間とるよりも、よいポーズを短い時間で行うほうがよい。

自分自身に失望したなどと言ってはいけない。毎日なんとか時間を見つけて、アサナの修練を続けなさい。身体と心が両方とも意志の力に従うこともあれば、反抗することもある。あなたはヨガの修練を困難にするような問題のある部分を抱えていないだろうか？　膝のけが、あるいは背中の硬さなどは？　それはあなたにとって厄介の種である。あなたは、愛情と思いやりが人一倍必要な問題児に向き合うように、この厄介者に対処し、養育する方法を学ばなければならない。また、くよくよと失敗を悩んでもいけない。人生における失敗は決意を育み、生きるうえで必要な哲学的な考え方を与えてくれる。超然としていなさい。私を見てみなさい。恐れないし、困難が避けようもないこともわかっている。私は昨日だろうと20年後だろうと、いつでも喜んで困難と向き合うことができる。すべてはうまくいくのだ。

恐れることはない。身体にしがみついてはいけない。たとえ恐怖にとらわれても、それを受け入れ、切り抜ける勇気を見つけることだ。恐怖を経験したときは、身体への執着を切り離し、恐怖を創造的な修練をする機会として客観的に捉えながら、ヨガを実践しなさい。恐怖心がなければ、我々は身体をより主観的に扱うことができ、そのとき身体は、修練と育成が必要なものではあるが、たしかに自分自身の一部なのである。

アサナとプラーナーヤーマの修練を、気づきをもって怠らずに続けると、しっかりとした土台が築かれ、成功がもたらされる。若者も大人も、かなり年をとった人でも、病気の人や身体が衰弱した人でさえも、たゆまぬ修練によって完全なるヨガを手に入れることができる。成功は実践する者に訪れる。ヨガの成功とは、経典を読んでいるだけで実現できるものではない。経典は成功するためには欠かせないものだが、実践を伴わない限り、たんなる理論で終わってしまう。哲学が本物であるかを見極めるには、それが応用できるか、とりわけ今の自分の生き方に当てはめることができるかどうかを知る必要がある。精神哲学の天才として生まれついたパタンジャリですら、ヨガは熱意と決意をもって、辛抱強く絶え間ない実践を行うことによってのみ修得することができると述べている。

リンゴの種を蒔いたとき、園芸家はすぐに実がなると期待するだろうか？　もちろんそうではない。園芸家は水をやり、少しずつ成長していくのを日々見守りながら、幸せな気分を味わう。身体の扱いについても同じことである。我々はアサナとプラーナーヤーマの実践に水をやり、それが少しずつ進歩するのを愛と喜びをもって見守っていくのである。目指す最終地点がどこにあるのか我々は知っているが、悟りに意識を集中することはない。修練の末に果実が熟したとき、啓蒙の光が差し込んでくることを知っているからだ。忍耐が規律正しい実践に結びつくと、それによって必要な意志の力が生まれてくる。

意志の力は具体的であり、空気のようなものではない。たとえば、何かを行うということは自分の意志力を示すことであり、一度行動を起こせば、次に同じ意志力をもつのはずっと簡単になる。アサナを行っているとき、あなたは筋肉の表現を介して、身体で意志の力を示しているのである。意志力は、心の中だけではなく身体の中にもある。多くの人が知っていることだが、私は生徒のももを叩いて「ここに意志の力がある」と言うことがある。意志力があれば、筋肉を伸ばし、優雅さを身につけることができる。そしてこの意志力によって、我々は心を広げながら、平和と満足、身体への執着からの解放を表現できるようになる。意志の力とは何かをしようという意欲に他ならないのである。

あなたは自分の知性と意志力を使って、「もうちょっとうまくやれるだろうか？」と自問しなければならない。光に照らされるのは、ここが限界だと思えるところから自分の気づきを少しでも広げようとする人なのだ。我々は現状に甘んじることによって自らを制限している。「これよりも先には行きたくない、今ここにいるだけで十分だ」という考えが、古びた心の中に住みついているのだ。自分はもう少しできるだろうか、と問いかけてみなさい。そうすれば、すぐに何かが動き出すのが感じ取れるだろう。あなたが誠実な人間なら、意識がこう囁くはずだ。「もうちょっとやってみよう。」目的に向けて最大限の努力を続ければ、やがて自己を知るときがやってくる。心と知性が身体の奥深くへと向かっていき、心が大いなる自己、つまり存在の核へと近づくのだ。身体が求めるものよりもほんの少し前に進んだとき、我々は大いなる自己に近づいている。だが、「もう、これで十分満足」と言うやいなや、気づきと注意の光は薄れていく。

アサナでの記憶の役割とは、昨日と今日のアサナの内容を比べることである。そうすることによって、我々は自分が正しい方向に進んでいるか否かを判断することができる。しかし多くの場合は過去に学んだことを繰り返すばかりで、その結果、アサナのポーズは機械的になり、心と身体は活気を失ってしまう。アサナは機械的に行うべきものではない。アサナには思考、つまり新しい工夫と即興が必要であり、それを取り入れることによって、ポーズが完成したとき、身体の中で動きと抵抗のバランスがとれるようになる。決して反復をしてはならない。反復は心を鈍らせる。我々は自分の行うことに常に活力を与え、興味をもたなければならない。要点を示すために、私はときどきクラスで直立のポーズをとってみせ、自分がやったのは不完全なアサナだと言うことがある。誰もどこに欠点があるのかわからない。しかし見た目は完璧でも、実は内側では心ここにあらずといった状態なのだ。それから今度は心を入れてもう一度アサナを行う。自分の中に一体感をつくりあげ、脚や胴体への注意、そして隅々に意識が行き渡った感覚を生徒たちに理解させるのだ。そうすると、彼らには見る見るうちに変化が現れる。

過去の経験が心に刷り込まれるのを許してはならない。いつも若々しい心と新鮮な態度でアサナを行うようにしなさい。もし前にやったことを繰り返すのであれば、あなたは記憶の中、過去に生きていることになる。それはすなわち、過去の経験を踏み台にして前進するのが嫌だということだ。記憶にとらわれたままの人は、「昨日やったのもこれと同じだった」と考える。だが私は「昨日やったものから新しいものは生まれただろうか？」と尋ねる。そうすれば進歩が生まれる。前進しているのか後退しているのか？　そう考えたとき、静止したアサナに、どうやって躍動感を生み出すのかがわかるのだ。記憶とは「昨日やったものから、どう発展させられるだろう？」という問いにたどり着くための跳躍台として使うものである。これはアサナの実践でも人生でも等しく真実である。アサナを修得してしまった人は、アサナに対する興味を失ってしまいがちだ。多くの人たちが同じことを機械的に何度も繰り返し、心がどこかよそにいってしまうからである。こうなるとたくさんのことが見えなくなり、アサナを十分に味わうことができなくなる。これは正しい態度ではない。人々は自分はすでに目標に到達したと考える。だが、いったいそれをどうやって知るというのか？　もしかしたら、それはたんなる始まりにすぎないのかもしれないのだ。我々は、過去の経験がつくる境界線を越えられるかどうかを常に見極める必要がある。自分自身の中に美の感覚、自由の感覚、無限の感覚をつくりあげなさい。それは現在でしか経験できないことである。

アサナが熟達し、身についていくと、自分がうまくなったという自己満足を感じる範囲内だけで修練を行うようになることがよくある。私はこれをボガ・ヨガ、つまり快楽のためだけに行われるヨガと呼んでいる。このとき我々の知性の鏡は、不完全さを探し出し、正すことはせず、自分の虚栄心を映し出すことに使われる。心の風が吹かなくなるとヨギの旅は止まってしまう。航海しているときに風がやめば、あとは自分で漕ぐしかない。言い換えれば、自分をもう一度熱意と努力に溢れた継続的な修練へと向かわせ、新しい挑戦を試みるのである。何がいけないのか、どこでどうすれば上達できるのか？　そう考えたとき、修練（タパス）の火が知性の灯りをともし、自習（スヴァーディヤーヤ）、つまり自己について学ぶ姿勢が芽生え始める。タパスという言葉は、我々の不純物を燃やし尽くす内なる知性の熱という意味がある。

もし我々がヨガによって、他人とは違うとか、他人より優れているとか、より純粋であるとか、より向上しているなどと考えるようであれば、それは立ち止まったか、無知の状態に逆戻りしたことになる。900年以上前の聖人で哲学者でもあったラーマーヌジャは、人は人の上に身を置くことができるというバラモン的な誤解を世に示した。だが実際はそうではない。我々は、修練をし生命を浄化することで、人の上ではなく、その間に身を置くことになるのだ。これは、身体の内側で起こる統合について述べたときと同じように、必然的に他のあらゆる生き物との統合へと導くものである。統合とは一つになることだ。そして1とは他のすべての数につながる数字である。十分な感性と分別をもった者は、切り離された「他人」にはならず、人類の共通分母になる。そのためには、心の知恵と慎み深さによって頭の知性を変容し、思いやりの気持ちを湧き上がらせる必要がある。

終わりがあるなら神は存在しない。だとすれば、神によって創造されたものには終わりがなく、あなたの動きも絶えず創造され続けるだろう。すべてを手に入れたと言った瞬間、あなたはそれまで得たものをすべて失ってしまう。何か出来事が起こるたびに、一歩前に進まなければならない。我々はそうやって進化をしていくのだ。「もう十分満足だ」と言ってしまうことは停滞を意味する。学びはそこでおしまいになり、あなたは知性の窓を閉じてしまうことになる。だからこそ、自分ができることではなく、自分にできないことをやらなければならない。自分ができると考えていることよりも、質的にも量的にも、もう少しだけ進んでみることだ。やがてはそれが我々を美と偉大さに導いてくれるだろう。

学ぶのに大きな苦労を感じるようになってきたときは、それまで学んできたことに専念するようにしなさい。学ぶことは非常に難しい。だが、学んだことをしっかりと自分のものにすることはその倍も難しいのである。兵士は戦いに勝つほうが、占領を続けるよりもはるかに簡単だと言う。私は常によりよい修練を望んでいるが、その一方で、最善を尽くして得られたものには満足をしている。身体は年をとり、以前のように動かすことはできないが、その代わりに心の機微とでもいうべきものが生まれてきた。これは若い頃、逞しい肉体をもっていたときには見えなかったものだ。あなたは自分の身体に愛と慈しみを感じるべきである。それは自分のためになるのだ。愛は身体の最も小さな細胞や毛穴にまで入り込んでいなければならない。そうすることによって、そこに知性が宿り、身体という巨大な共同体の中で、周りの細胞や毛穴と協働することができる。

その愛はまた、他人に向けて発せられなければならない。アサナを実践するだけの人は、ヨガが頭と心を豊かに耕していくものだということを忘れがちである。パタンジャリは、親しみ、思いやり、感謝、喜びについて語っている。親しみと優雅さという2つの資質は、ヨガを学ぶ者に必要不可欠なものである。ヨガのクラスでは深刻な顔つきで周りと距離を置く生徒がけっこう多い。親しみはどこに行ったのか？　思いやりは、感謝は、喜びはどこにあるのか？　こうしたものがないとパタンジャリの真のヨガに到達することはできない。

他人の欠点を探す前に、自分の欠点を取り除くようにしなさい。他人の過ちを見つけたら、自分も同じ間違いを犯していないか確認することだ。そうすれば判断力が培われていくだろう。他人の身体を羨んだり、優越感を抱いたりしてはいけない。人はみな違う肉体をもって生まれてくるのであり、他人と比較することがあってはならない。各人の能力は、それぞれの内なる強さに関連している。自分の能力の限界を知り、その範囲を絶えず広げていくようにしなさい。

ヨガの実践に対する専念の度合は、時間が経過するにつれて高まっていく。ヨガでは実践の集中度には4つの段階があるとしているが、それは努力と浸透という、対になった2つの概念に関連している。実践を通じてなされる努力は、存在の核に浸透することを目指す我々の内なる旅に必要なエネルギーを生み出すものである。実践の第一段階は、我々の誰もが知っているもの、つまりわずかな努力で事足りるものである。この段階は、おそらく週1回のクラスで十分であり、家でやるほどのことはない。我々は皆ヨガをどこからか始める必要がある。緩やかな修練は悪いものではない。むしろ挫けて途中で投げ出すよりもはるかによいと言える。だが当然のことながら、少しの投資では返ってくるものも多くはならず、気づきの浸透も表面的、周縁的なものにとどまる。

喩えるなら、足首には触れることができても、つま先までは届かないという状態である。

実践の密度を高め、より多くの時間と労力を注ぎ込むようになったなら、まず一般的なヨガの実践者になったと考えてもいいだろう。この段階では、常にとまではいかないが、身体や内臓の構造を意識できるようになる。さらには筋繊維や腱の存在を感じ、心臓が安らいで、(後屈したときには) 肝臓が伸びていることに気がつく。

次の段階では、より高い集中度と確固たる意志が必要とされる。ここで我々の内なる目は洗練され、洞察力、賢明さ、識別力が高まっていく。そして、自分の思考が瞬《またた》いていることや、呼吸の仕方によって意識がかき乱されたり、静められたりすることに気がつき始める。知性が目覚めることで物事を真実の光の中で見ることが可能になり、人生とヨガの実践において無数の意義深い選択ができるようになる。

最も集中度が高い段階とは、過酷な修練を粘り強く続けるものであり、修練に自分自身を完全に投じることである。最初からこの段階に身を置くことができる人は、ほとんどいない。おそらく人生を取り巻く状況がまずそれを許さないのだが、時間が経てば、その段階に達することができる。そうなれば、洞察力が狡猾《こうかつ》なエゴのひだにまで浸透するようになり、知恵が成熟し、我々は存在の核に触れることができる。

このように実践の集中度の段階や基準を設けるのは、自分は不適格だと思い込ませるためではなく、あくまで参考にするためである。我々はこうした基準によって、自分たちが今どのあたりにいて、どんなことをしているのかを、的確に、ありのまま見つめることができるのだ。これは、主《あるじ》が数タラント分の銀貨を下僕に与えたという聖書の寓話に似ている。精力的かつ賢明に投資した者は、主に銀貨を10倍にして返し、褒めそやされた。しかし銀貨を地中に隠していただけの下僕は、自分が受け取った額以上にそれを増やすことはできなかった。それでは、主がよい顔をするわけがない。我々は誰しも神から才能《タレント》を授かっている。その才能を精一杯伸ばして、それがもつ可能性を最大限に実現するのが、我々の務めなのである。さもないと、せっかく与えられた人生の贈り物を軽んじることになってしまうだろう。それだけではない。我々の才能は個々人でかなり違うとはいえ、それが最大限に発揮されたとき、神性との再統合へと導くつながりが生まれるのである。

アサナの真髄

アサナとプラーナーヤーマの修練をしていると、外側にあるものに取り組むことで、自分という存在の内側にあるものに近づいているという印象を抱くはずだ。この印象は正しい。我々は周縁から核へと向かう。物質的な肉体には、触れることのできる現実性がある。それは今ここにあり、我々はそれを使うことで行動を起こすことができる。だがしかし、我々の存在の最も深い部分もまた、助けの手を差し伸べてくれることを忘れてはならない。それは表面に出てきて、自己表現をするのである。

トゥリコーナアサナ（三角形のポーズ）を行うと、身体とポーズの構造的な関係が原因で、みな同じ罠に陥ることに気づく。身体が前方に倒れ込むように感じられ、完全なアサナを行ったときのように、開こうとはしないのだ。そこで我々は、ポーズに専念し、身体全体が広がるような調整の仕方を学んでいく。腕を伸ばしてその位置を正し、胸を張り、骨盤を広げる。この学びの過程においても、心と知性を開くことが必要である。開くということは玄関口のようなものであり、一方向にしか進めない玄関口というものはない。我々はたしかに中心部に向けて浸透しようとしている。では、その我々を出迎えようと中心部から出てこようとしているものは何か？　それは最も内側の相、つまり至福（アナンダ）の相の光であり、自ら輝きを放とうとしている。何もしないでいる限り、我々は幕で囲われたランプのようなものであり、内なる光は覆われて、目にすることができない。我々が心を開いたときに初めて覆っていた幕が取り除かれ、ランプの光があたりを照らすのである。

この点において、我々は自然（プラクリティ）の心がいかに人間を助けようとしているかについても、じっくりと考えるべきである。この自然が与える生命力こそ、何かを始めようとする力（プレラナ）であり、我々を創造へと向かわせる原動力である。この力は我々の呼びかけに耳を貸し、呼びかけに込められた勇気と決意の強さに応じた反応を示す。この力は意志力に応じる、つまり強く求める人は、それだけ多くの恩恵に浴することができるのだ。「神は自ら助くる者を助く」という言葉がある。これは自然についても言えることである。

正しくアサナを行えば、大いなる自己は自然と開かれる。これこそが神なるヨガである。この段階では、アサナを行っているのは自己であり、身体や脳ではない。自己は皮膚にある一つひとつの毛穴にまで影響を及ぼす。心と身体の川が核の海に流れ込むとき、精神性の鍛錬が開始される。特別なことは何もない。心身が受身だったり、塞ぎ込んでいたり、静まり返っていたなら、そこにとどまらず、前進することだ。そうすれば、ヨガにおける精神性を経験することができるだろう。聖典を読むことが精神修養だと言う人が必ずいる。だが私が教えるのは、行為を通じた精神性の修練である。章の冒頭で述べたように、心を鍛錬し魂に到達するために、私は身体を用いる。アサナは正しい意志をもって行えば、身体しか意識していない人を魂の意識に向かわせ、その人を変える手助けをしてくれる。実際、私がよく言うように、身体は弓、アサナは矢、魂はその的なのである。

アサナは正しく、高潔であるべきである。正しいとは、真実でなければならないということである。ごまかしたり、偽ったりしてはいけない。胸、腕、脚から指先、つま先に至るまで、自分の身体を隅々までアサナで満たすことだ。そうすれば、あなたの身体の中心部からアサナの光が放たれ、頭からつま先まで、全身を包み込む。そのときあなたは、知性、気づき、意識を身体の端々で感じることだろう。

高潔とは、正しい意志をもつということだ。つまりそのアサナは、エゴや自己主張のためではなく、大いなる自己のためのものであり、神に近づくために行われる必要があるのだ。そうすればアサナは神聖な捧げ物となる。自分のエゴを捨て去ること。これこそが、神に対する至上の献身（イーシュヴァラ・プラニダーナ）である。

心や身体だけがアサナを行っているのではない。そこにはあなたがいなければならないのだ。あなたは自分の魂でアサナを行う必要がある。だが、どうやって魂とともにアサナを行えるのか？

それは魂に最も近い臓器、心臓を使うということに他ならない。つまり、高潔なアサナは心臓から行うものであって、頭からではないのである。そのとき、あなたはアサナを行っているだけではなく、アサナのなかに存在している。多くの人は頭で考えてアサナへの道を模索するが、そうではなく、愛と献身を通じて、心で感じることが大切である。

このようにしてあなたは、脳ではなく、心（心臓）から働きかけていくことで調和を生み出す。身体の内側が穏やかなのは、精神が安定している印である。もし身体の内側、各関節でその穏やかさを感じられないのなら、解放の機会は訪れない。身体が束縛されているからである。汗をかいたり、痛みを感じたりしたときは、心を軽くし、身体を喜びで満たすことだ。そうすれば、あなたは自由を感じるだけではなく、自由そのものになる。この喜びを味わうことなく何の意味があるだろうか？　痛みは一時的なものであるが、自由は永遠なのだ。

次の章では、身体から呼吸、肉体から生命エネルギーへと、さらに深く掘り下げていく。そこであなたは、エネルギーや呼吸が、内なる旅の次の段階でどのような役割を果たすのかを理解するだろう。生命エネルギーの相（プラーナマヤ・コシャ）とは、我々が呼吸と感情と育んでいく相である。誰もがもって生まれてくる肉体をどうやってコントロールするか論じてきたのと同様に、我々は誰もが経験する感情をどう抑制するかを学ばなければならない。心を静め、魂を垣間見たいと願うなら、まず呼吸法を学び、旅の途中にしばしば障害として起こる６つの感情の乱れ――肉欲、怒り、強欲、執着、プライド、憎しみ――に対処していく必要がある。

Ⅲ　プラーナ——エネルギーの相と生命力

誰もがより多くの生命エネルギーを得たいと思っている。もしエネルギーを箱詰めにして店頭で売り出せるものなら、最高のビジネスになるはずだ。エネルギーについて話をするだけでも、人々はワクワクし元気が出る。どこで手に入るのか皆知りたがる。もちろん、パック詰めにされてもいないし、店頭に並んでいるわけでもない。そもそも、エネルギーはどこにでもあり、さらには無料でもあるからだ。

神は唯一の存在であるにもかかわらず、我々はさまざまな名称で呼んでいる。これはエネルギーについても当てはまる。核エネルギー、電気エネルギー、肉体のエネルギー、そして心のエネルギーなど種類はいろいろだが、すべては活力エネルギー、もしくは生命エネルギーであり、サンスクリットでは「プラニック」エネルギー、あるいはたんに「プラーナ」と呼ばれている。プラーナは中国語では chi〔気〕、日本語では ki〔気〕と呼ばれる。欧米でプラーナに一番近い伝統的な概念は、キリスト教の精霊、つまり内在的で超越的な聖なる力であるとも言われる。またプラーナはしばしば風、生命の気と呼ばれることがある。聖書の天地創造の一節は、次のような記述から始まっている。「神の息吹が水の面を動いていた。」プラーナは神の息であり、天地万物のあらゆるレベルに浸透するエネルギーである。それは身体的、精神的、知的、性的、霊的エネルギーであり、宇宙のエネルギーである。

振動するエネルギーはすべてプラーナである。熱、光、重力、磁力、電力といった物理的エネルギーもすべてプラーナである。プラーナは、あらゆる生き物の内に存在する潜在的なエネルギーであり、自身の生存を脅かすものに対して最大限の力を発する。またそれはすべての行動の主原動力であり、創造し、保護し、破壊するエネルギーでもある。ヒンドゥー教ではしばしば、「GOD〔神〕とは、Generator〔生み出す者〕のG、Organizer〔組織する者〕のO、Destroyer〔破壊する者〕のDである」と言う。呼吸をするとき、吸気〔息を吸うこと〕は生み出す力、保息〔息を止めること〕は組織化する力、そして呼気〔息を吐くこと〕はエネルギーが悪性のときに破壊する力である。これがプラーナの働きである。精力、体力、活力、生命、霊とはすべてプラーナなのである。

プラーナは通常「呼吸」と訳されるが、それは形をとって現れた一つの例にすぎない。ウパニシャッドによると、プラーナは生命と意識の本質であり、至高の魂（アートマン）と密接に結びついている。それは宇宙に存在するあらゆる生命体の呼吸である。すべての生命はプラーナを通じて生まれ、プラーナによって生き、そして死を迎えたとき、個々の生命体の息は宇宙の息へと溶け込んでいく。プラーナとは、我々の人生のどの瞬間にも不可欠であり、現実に存在する重要なものでありながら、依然として謎に包まれてもいる。この謎の核心に入っていくのが、ヨガ、とくにプラーナーヤーマ（pranayama）の役目である。

呼吸という形をとる場合、プラーナ（prana）は出発点である。接尾辞のアーヤーマ（ayama）は拡張、伸長、長さ、広さ、調整、延長、抑制、制御を意味する。したがって簡単に表現すれば、プラーナーヤーマとは呼吸を伸ばしコントロールすることである。またプラーナはエネルギーであり生命力でもあるから、この場合プラーナーヤーマとは、我々のすべての活力エネルギーを伸ばし広げるという意味になる。ここではっきりさせておきたいことは、純粋なエネルギーのように不安定で爆発しやすいものは、管理、制御するという段階を踏まずに、いきなり量を増やすことはできないということである。家庭の供給電力を突然３倍に引き上げても、お湯がそれまでの３分の１の時間で沸騰し、電灯が３倍の明るさになるとは思わないだろう。回路があっという間にショートして停電するだけである。我々の身体も同じはずである。パタンジャリが、アサナの実践とプラーナーヤーマの実践は同じレベルにはないと明言しているのは、そのためだ。アサナに習熟することによって、プラーナーヤーマの実践がもたらすエネルギーの増加に耐えることができる強さと安定性が、体内の回路にできていなければならないのである。

この初歩的な用心を怠ったために、苦悩のどん底に陥った人々がひっきりなしに私のもとへやってくる。そうした人たちは、しっかりした基礎をつくることの大切さを知らずに、手軽に精神の高みに達する方法を求めて、いくつものコースを受講していることが多い。だがその結果、脆弱な身体と心が露わになり、悩みはさらに大きくなる。パタンジャリ自身、基礎が堅固でなければ、悲しみ、自暴自棄、身体の不安定、呼吸の乱れを招くと警告している。鬱状態とそれに伴う不安感は深刻な問題だ。これは極端な状態であり、パタンジャリは『ヨガ・スートラ』で、アサナの実践がそのような極端な危険と浮き沈みから身を守ってくれると、はっきり述べている。彼は極端な状態を二元性と呼んでいる。こうしたことを考えれば、自分自身を理性的にコントロールするためには、不屈の精神力と体力を身につけなければならないことがわかるだろう。一日むさぼり食べて翌日断食するのは理性的ではない。職場で嫌なことを言われて憂鬱になったり、憤慨したり恨んだりするのも理性的でない。もし我々の行動や感情、精神がまだ極度に揺れ動くようなら、プラーナーヤーマを行う態勢が整っていないということである。身体と神経が十分に強くなり、感情と心が安定していてこそ、プラーナーヤーマを行うことができる。

内なる旅には多くのエネルギーが必要であるが、同時にまた非常に繊細で良質なエネルギーも求められる。探究し、統治し、光を灯すこの終わりなき旅には、プラーナの特別なエネルギーが必要なのである。プラーナが特別なのは、気づきを運んでいくからである。それは意識の乗り物なのだ。気づきを足の親指の先端の細胞に送りたいときは、プラーナがそこまで運んでくれる。十分なプラーナが流れていれば、身体の隅々まで意識を拡散することができる。したがって、我々はたくさんのプラーナを生み出す必要があり、そのためには普通呼吸〔通常の呼吸〕を伸ばし、深め、コントロールする鍛錬をしなければならない。前章で、一番外側にある肉体の相（アンナマヤ・コシャ）の修練に使った伸長と拡張という言葉を、この２番目の生理的、器質的な相（プラーナマヤ・コシャ）でも同様に使っていきたい。アサナを通じて既知の自己である身体を強化したうえで、今度は呼吸の鍛錬によって、いわば弓に２本目の弦を張っていく。こうすることで、より多くのエネルギーが生み出され、それらを使い内なる深い部分にさらに入り込んでいくことができる。

一番外側の相についての話でも、その内側の相の話でも、私はいつも「気づき」の光について語ってきた。プラーナはこれまでも常にその気づきの光を運ぶことに関わっていたが、今後我々はそれを意識的に生み出し、管理していくことになる。ヨガの哲学では、エネルギー（プラーナ）も意識（チッタ）も、ともに宇宙の知性（マハト）から直接進化したものだと考える。マハトとは自然の普遍的な知性である。岩には普遍的な知性がある。木の葉にも、あらゆる生き物の細胞にもそれはある。マハトはすべてのものに浸透し、無限である。自然の知性の真髄とは、それが自己表現を行うということである。それによって自然は無限に創意に富み、無限に変化することができる。プラーナは、我々をこの無限の知性へとつなぐものである。手に入るものであるにもかかわらず、それを利用し、発展させることを怠っているのは、とても残念なことだ。それではまるで、巨万の富を銀行に預けながら口座番号を忘れてしまい、貧困に喘《あえ》いでいるようなものではないか。宇宙の意識と知性につながる経路があるにもかかわらず、我々は限られた知性しかもたない個々の意識の中に生き、孤独でちっぽけな存在だと日々感じている。プラーナはこの経路を伝って流れ、我々一人ひとりを至高の根源である自然へとつなぐ。プラーナーヤーマとは、この経路を復旧させることによって、マクロコスム（大宇宙）のエネルギーを抱く知性が、我々内部のミクロコスム（小宇宙）を照らし出せるようにするものである。

呼吸とプラーナーヤーマ

私はプラーナーヤーマの修練を1944年まで始めなかった。アサナのほうはその数年前から教えていたにもかかわらずである。あなたのプラーナーヤーマのやり方がどんなに出来の悪いものだとしても、私が最初の数年間に行ったプラーナーヤーマのひどい状態を知れば、きっと安心することだろう。当時私は毎朝４時頃に目覚めた。そして妻とコーヒーを飲む。しかし、そのあとベッドに逆戻りしてしまうことも度々だった。そうしないときも、わずか３、４分後には息切れして、プラーナーヤーマをやめなければならないことが多かった。幼年期に患った結核の影響で肺がいまだ十分に機能せず、それに加えて後屈のポーズを行うときに無理な負荷をかけすぎていたのだ。柔軟さは身についたが、抵抗力は得られなかった。それでもなんとか私はやり続けたが、胸部は硬くこわばり、筋肉痛に見舞われた。壁に背中をつけたまま行っても、呼吸が辛く、苦しかった。その後私は、後屈のポーズは脊柱の内筋を強化するのに対し、前屈のポーズは脊柱の外側の筋肉を発達させることが徐々にわかってきた。そこで持久力をつけるために、時間を計りながら前屈を行った。すると、まるで大槌で背中を殴られているような強烈な痛みに襲われ、ポーズの後も痛みが何時間も続いた。側筋の強化のために、ねじりのポーズも集中的に行った。しかし、いらいらした気分が強くなるばかりであり、アサナの実践のために陥ることがある鬱状態にならないように心掛けていたのだが、ひどく不安な気分になった。心が不安定な状態のままで、決してプラーナーヤーマを行ってはならない。ときには爽やかな気分になることもあったが、たいていは不機嫌で、ひどく神経質な状態が続いた。息を吸うときに脳をリラックスさせる方法や、息を吐き出すときに必要な統制力について、まったくわかっていなかったからである。統制とは、空気の出し入れによって姿勢が崩れるのを避け、内側の柔軟性を保ちながらプラーナーヤーマの姿勢を維持する能力である。幸いなことに、度重なる失敗にも負けず、立ち向かっていく揺るぎない決意と勇気を、私は持ち合わせていた。

私の師は、おまえにはプラーナーヤーマを行うことは無理だと私にはっきりと告げた。昔は精神性に関する知識は奥義とされ、師たちはそれを頑なに守っていた。彼らはぶっきらぼうな態度をとり、自分の弟子たちがその奥義をきわめるに値しないと考えていた。現在のように自分の師に向かって率直に何でも話すことなど誰もできなかった。ラマナ・マハリシでさえ、自分の哲学について話すのは、高位の資格をもった学者たちの内輪の集まりに限っていた。当時のインドは、民主政治を勝ち取るために闘っている最中だったかもしれないが、精神世界において民主主義は存在していなかったと断言できる。私は厳格な権威主義の教師と見られているため、実は自分の育った無情で秘密主義の体制に激しく抵抗してきたことに人々は気づかない。私は自分が学んだことは一切隠し立てしない。私が厳しいのは、生徒たちに私が犯した過ちと苦労を繰り返させないために、正確さにこだわるせいなのである。

最終的に私の師は、深く息を吸い、止め、深く吐き出すというところまで私がプラーナーヤーマを行うことを許してくれた。しかし、技術的な指導は一切なかった。その結果、パタンジャリが警告したように、私の身体は不安定になり、不規則で荒い息づかいをするようになった。すでに述べたように私の場合、絶望的になる事態はなんとか避けられたものの、心は苛立ち落ち着かなかった。プラーナーヤーマを実践するには指導者が必要不可欠なのだ。私には教えてくれる師はなく、そのため「知っていること」と「行うこと」の間にある溝に落ち込んでしまった。深く、ゆっくりと呼吸をしなければならないことは知っていたが、そうしなかった。できなかったのだ。

アサナの実践のおかげで、私は正しい道を歩いてくることができた。プラーナーヤーマができるように自分の身体を適応、変化させ続け、長い年月をかけてついにそれを修得したのだ。指導力という観点からすると、この試行錯誤の過程は結果的に計り知れない強みとなったが、私がしてきた方法を人に勧めようとは思わない。最初の頃の失敗は自身の弱さのせいでもあったが、適切な指導がなかったことにもよる。ところが、あなたがたの場合には優れた指導者がいて、毎日わずか10分間の練習を欠かさず続けるなら、2、3年で望ましい実践を行えるようになる境遇にある。その境遇をいかせば、私がそうしたように、あなたがたも行動と観察を通じて知的エネルギーの上昇と下降を理解し、知性と意志の力を頭の中枢から心の中心へと移す術を修得することになるだろう。アサナによって神経系をストレッチし、しなやかに生き生きと保つ方法を学ぶことで、いかなる精神的な重荷にも耐えることができるようになり、ストレスは無縁のものになるのである。

プラーナーヤーマは一般的な普通呼吸ではないし、たんなる深呼吸でもない。火と水という対立する元素の融合を通じて、宇宙の活力エネルギーを生み出す技術である。火は心の性質であり、水は生理的な身体に相当する元素である。水は火を消し、火は水を蒸発させるために、この2つはそうたやすくは融合しない。その媒介となるのが空気の元素である。空気が肺の中に流れ込むと水と火を融合させる奔流となり、力強いプラーナの流れが生まれる。これが神経系と血流を通じて広がっていき、体内を循環して細胞の一つひとつを若返らせるのだ。肉体を形づくる土の元素は、エネルギーを生産するための物理的な場を提供する。5番目の最も繊細な元素である空間（エーテル）は、エネルギーを全身に行き渡らせるのに必要な空間を提供する。空間は調和がとれ左右対称でなければならないが、そのためには背骨とそれを支える周りの筋肉組織が重要になる。背骨は神経系の中枢であるからだ。背骨の33個の脊椎骨を引き上げ、切り離し、背骨からトラの爪のように肋骨を開くことによって、より深く長い呼吸をすることができる。

エネルギーの生産は、水力発電に喩えればわかりやすいかもしれない。水の流れが止まっていればエネルギーは生じない。これは、呼吸をしなければ死んでしまうということである。反対に普通に呼吸をしているときは、なんらかの流れがあることになり、そのときに必要な分のエネルギーをつくりだすことができる。だがそのときでも、他のプロジェクトに投資するだけの余分なエネルギーはない。全身の器官を活性化させるのに十分なエネルギーを生み出すには、プラーナーヤーマの技術を身につけるしかないのである。その技術とは、本来の力をうまく制御し引き出せるようにするために、流れを調整し、方向づけをし、せき止める（息を止める）ことである。我々は死を迎えるときまで精一杯生きなければならない。そして自分の可能性をすべて出し切るためには、十分なエネルギーを生み出す必要がある。我々の内にある無限の核へと向かう旅は、辛く厳しいものだ。プラーナが生み出すエネルギーのみが、我々をそこへ運んでくれるのである。

呼吸の流れを見守ることは意識の安定を学ぶことであり、それが集中力につながっていく。集中力を得るのにこれ以上によい方法はなく、この集中力があれば、新しいエネルギーを賢く使うことができるようになる。ヨガの哲学では、集中力と洞察力が最も発揮されるのは瞑想のときだと考えている。呼吸法の大切さを理解することによって、我々は生命そのものを理解する。呼吸が与えてくれるものは命が与えてくれるものである。我々は贈り物をもらうとそのことに感謝する。プラーナーヤーマを通じて、我々は生命に対して感謝すること、そして聖なる生命の源に感謝することを学んでいくのである。では今から、呼吸の動きとその結果起こり得ることについてより詳しく見ていくことにしよう。

＊　＊　＊

ヨガの呼吸法は、その成り立ちにおいても効果においても瞑想的なものであり、基本的に４つのパートからなる。それは吸気（プーラカ）、吸気後に息を止めること（アンタラ・クンバカ）、呼気（レーチャカ）、呼気後に息を止めること（バーヒャ・クンバカ）で構成されている。吸気は長く、繊細に、深く、リズミカルに、そして均等に行うのがよい。大気中の活性化成分が肺の細胞に浸透し、命を若返らせるのだ。吸った息を保留することで、エネルギーは完全に吸収され、血流を通じて全身に行き渡る。そして今度はゆっくりと息を吐き出すことによって、蓄積された毒素が排出される。息を吐いた後、自分の肺活量に応じてしばらく息を止めると、あらゆるストレスが流れ出ていく。心は平静で落ち着いたままである。もし長く息を止めすぎれば、パニックに陥り、激しく息を吸い込んでしまう。生きようとする本能が自己主張をするのだ。息を吸うとは、大いなる自己（プルシャ）を伸ばし広げることである。吸った息の助けにより、自己は、恋人を抱きしめるように、皮膚に至るまでのすべての相を包み込む。息を吸った後の保息は恋人同士の抱擁である。息を吐くとき、自己は吐いた息を経由して恋人を家に連れ帰り、今度は彼女が恋人、すなわち自己を抱擁するのである。息を吐いた後の止息は、一つに結ばれた恋人同士が神の存在に身を委ね切ることである。ゆえにプラーナーヤーマとは、たんなる生理学的な呼吸法の練習ではない。呼吸は生命であり、賢明で思慮深く無欲な呼吸法は、生命そのものに捧げる感謝の祈りである。

呼吸の内的な動きに注意を向けながら、同時に五感を外に向けることは不可能だ。仕事の帰りにスーパーマーケットに寄らなければ、などと考えながら、プラーナーヤーマを行うことはできない。プラーナーヤーマは、外界に向けられている心と感覚を内側へと向けさせるための第一歩である。心に平安が生まれるのはそのためだ。プラーナーヤーマは、外向性と内向性をつなぐ蝶番なのである。アサナの修練を始めると、何事にも確信がもてるようになり、冷静で自信に溢れ、輝くような健康が得られる。何と言っても、エネルギーは本質的にすばらしいものなのである。こうした恩恵は、外界の暮らしのなかでぜひとも活用すべきものだ。しかしヨガでは、我々が得たもののうち幾分かを内面に投資することも勧めている。これは肯定的な意味での内向性であり、自分は出来が悪いと感じて世間との接触を避けることからではなく、自分の内なる世界を探究したいという願いから生まれる。呼吸は肉体の相（アンナマヤ・コシャ）のなかで働いて、身体と心を結ぶ橋の役割を担うものである。

心の中を目で見ることはできない。アサナのときは体位の調整をするために目が機能していたが、呼吸においては、心の振動音を聞き取り、調和を与えるために耳が重要な役割を果たす。心は空間の振動であり、心の振動音は耳だけが知覚することができる。これが内側に感覚を浸透させるということである。だが、それによって脳が騒がしく考えるようになるわけではない。反対に脳を静め、そのおかげで心の直観に従いやすくなるのだ。プラーナーヤーマに関しては、無理をしてできることは何もない（プラーナーヤーマが謙遜を教えるというのはそのためである）。そこで我々は、プラーナそのものと、プラーナの本来の仲間であり、高度で直観的な気づきであるプラジュニャーを呼び入れなければならない。この２つは、状況が整ったときに初めてやってくる。馬を捕まえるときの比喩がここでも役に立つだろう。草原で馬を追いかけても捕まえるのは難しいが、リンゴを手にじっと立っていれば馬のほうからやってくるのである。

ある意味で、プラーナーヤーマには意志の力が必要だ。それは実践する意志、単調さを克服する意志である。プラーナーヤーマは本質的にすばらしいものであるが、アサナほど変化に富んでいないうえ、先に述べたように、内向的な修練である。あなたの修行にかける意気込みが、私と同じくらい情熱的なものであったとしても、意志の力で無理やり呼吸を止めてはならない。瞬間的に脳が緊張し内耳が硬くなったり、息を止めている間じゅう、目が重く感じられたりチクチクした痛みがあるようなら、自分の限界以上のことをしようとしているのである。上体の皮膚が内側に向かって動くのを意識しなさい。肉体を伸ばし広げる方法を知っていれば、心を伸ばし広げる方法もわかるのである。身体の神経に負担がかかりすぎると、脳は収縮してしまう。皮膚の精細さ、強さ、伸縮性は、大胆かつ慎重で自制心の働く子どものようであるべきだ。息と知性が同時に動かなければならない。知性が先に動くようなら、それは力でプラーナーヤーマを行っているのである。

身体的な面で見れば、プラーナーヤーマは、垂直に引き上げる動きと水平に広げる動き、および胸郭、胸壁、肺の周囲を伸ばす動きである。息を吸っている間、胸骨の中心を覆う皮膚が上下に動き、左右に丸く広がっているなら、肺は最大許容量に達していることになる。

我々の通常の呼吸はリズミカルなものではない。また、意識的に息を吸うのはストレスを感じるものだが、息を吐くことはストレスにならない。無意識に行う通常の吸気は、肺ではなく、脳と全身を使って行われる。普通に息を吸ってみれば、全身が動いていることがすぐにわかるだろう。息を吸うときに筋肉は盛り上がり、吐くときは収縮することもはっきりと感じられるはずだ。つまり、普通呼吸では身体全体で息を吸い、身体全体で吐いているのである。だがヨガの呼吸法では、脳と手足は活動せず、肺だけが活動状態になる。したがって、息は吸い込むのではなく受け入れるものになり、胸郭、横隔膜、肋骨、肋間筋、腹部、肺の役割も異なってくる。身体と心を結びつけ統合するのは、生理的、器質的な相（プラーナマヤ・コシャ）である。したがって、血液とエネルギーを適切に供給することによって、その相を発達させる必要があり、そのためには神経系に負担をかけることなく、呼吸器系を完全に使うことが肝要である。

普通に呼吸をする際、脳は息を吸うときにエネルギーと血液を吸収し、息を吐き出すときに血液を放出している。このような呼吸は、たんに脳に血液を供給し排出する作業にすぎない。inspirationという英語には、「息を吸うこと」と「概念という形で感情を把握すること」という２つの意味があり、これはまさに、息を吸っているときに脳がどのような役割を果たしているかを表している。しかし、この種の呼吸では脳細胞が膨張と収縮を繰り返すので、脳にストレスが蓄積する。つまり活性化する代わりに、身体と脳はエネルギーを消散させてしまうのである。そこでプラーナーヤーマではまず、通常の呼吸の動きを観察することから始め、脳細胞に負担をかけないような穏やかでソフトな呼吸ができるようにしていく。これができるようになるには、横隔膜を柔らかくすることを学ばなければならない。横隔膜は生理的な相と心の相の境界にあるので、日常生活でストレスや緊張を感じ取ると、横隔膜も緊張して硬くなるからである。

息を吸ったり吐いたりするときは、脳細胞にストレスを与えたり、生命を維持するための臓器や神経に不要な刺激を与えることがないように、集中して行わなければならない。また息を止めるときも、それが自然に行われるように意識を集中させる必要がある。つまるところ、我々の神経は液体でできた半導体のようなものであり、コンピュータがそうであるように、激しく波打つ流れにはうまく反応することができないのである。脳を制御するためには、まず呼吸を制御しなければならない。息を吸い、吐くことで生まれる呼吸の循環の穏やかな流れに身を委ね、一瞬一瞬を大切に生きなさい。その呼吸の流れは、満々と水を湛《たた》え、ほとんど静止しているかに見える大河のごとくあるべきである。

息を吸うときに頭で考えながら行っているなら、それは自己本位のプラーナーヤーマである。頭が引き下がり、心で行っているなら、それは真の謙虚なプラーナーヤーマである。プラーナを行き渡らせる方法がわかれば、個々人のエネルギーと宇宙のエネルギーを一体化することができるようになる。吸気は、身体の中心から表面へと広がりながら全身を包み込む。呼気の間に、その波は中心へ戻っていく。吸気は外側の意識に向かう動きであり、呼気は意識の核に向かう動きである。

これまで我々は、木の葉が風にそよぐように、心が呼吸に応じて動くのを見てきた。呼吸が穏やかに整っているときは、心の偏りを中和する効果が働く。息を止めているときは、魂を抱いている。息を十分に吸い込み、その状態を保つことで、自身の内に神の無限を抱きとめる。この瞬間あなたは、あなたという個がもつ最大の可能性へと到達するが、その個とは神の個であり、普段あなたが自分自身だと思っている利己的でちっぽけな生き物のことではない。息を吐くことによって、各人の自己は森羅万象の世界へと惜しみなく解き放たれる。英語の expire という言葉には、「息を吐く」という意味と「死ぬ」という意味がある。死ぬのは、自分自身のアイデンティティと存在にあくまでもしがみつこうとする「私が」という自意識である。息を吐いた後で止めると、一度死に再び生を経験する。エゴが最も恐れている死に立ち向かい、克服する。そうすれば、「私」を覆っていた錯覚のベールが取り除かれる。

吸気は身体全体を生命で包み込む。呼気はその生命を源——命を与えし者のもとへと連れていく。子犬が安全で信頼できる母犬に寄り添うように、息を吐くとき身体は存在の核へと向かう。もし息を止めているときに緊張や頭痛が起きたら、肺ではなく、脳で息を止めているのである。エゴが息を止めているのだ。自然に止息することが大切である。自然はエネルギーであり、我々が欲するものをすべて与えてくれる。エゴは限定されたものだが、自然は無限である。自然を否定すれば、我々は自身のエネルギーも否定することになる。この溢れるようなエネルギーで肺を活気づけ、身体を浄化し、意識を清らかにしよう。

プラーナとチッタ（意識）の関係には数々の可能性があるが、偉大なるヨギ、スヴァートマーラーマは、そうした可能性を理由に、『ハタ・ヨガ・プラディーピカー』の中で呼吸こそが究極の解放への鍵であると結論づけた。また呼吸は、ヨガの修行者に神の愛が見え出したときに、その無限の光に向き合うために必要な大きな力をつくりあげる。止息は、我々の心を知覚や諸器官から引き戻すことで、意識を魂のもとへ連れていき、くつろがせる。吸気の後の止息は、個々人が潜在的にもっている神性を満たし、この「満たされた器」が上昇し、宇宙のエネルギーと同化する。呼気と止息は、宇宙の力に身を委ねることで、個々の潜在的神性の器を空にする。この自己放棄という崇高な行為が、ヨギとしての自分自身を神と完全に同化させるのである。この意味で、私にとってプラーナーヤーマは、献身、愛、自己放棄という偉大なヨギの道であるバクティ・マールガ〔神への礼拝を通じて悟りを実現する道〕としての役割を果たしている。歴史を眺めれば、自己放棄という比類のない行為をただ一度だけ行うことで、一足飛びに無我の境地に到達できた者が何人かいたことがわかる。しかしながら、現代のように、幼児期から個人の自我を育成することを社会が奨励するような状況では、自然な形の祈りであるプラーナーヤーマを通して長く苦しい修練を積まなければ、そのような境地に達することは絶対に不可能だと言える。

『ハタ・ヨガ・プラディーピカー』では、感覚は心に左右され、心は呼吸に左右され、呼吸は神経に左右されると述べられている。感覚は、我々の心に周囲の世界の情報を提供してくれるが、心をコントロールすることもできるので、用心を怠れば我々自身がコントロールされてしまう。ヨギは心を使って五感を制御することを学び、呼吸を使って心を制御する。だが我々の心と呼吸は、いつも冷静にコントロールされているわけではない。実際、日常の暮らしのなかで緊張したりストレスを受けたりすると、ひどく動揺することが多い。ストレスを受けると不安から腹部が収縮するために、しばしば息苦しくなるのである。ストレスは我々を呼吸困難に陥れ、生命のエネルギーを奪ってしまう。

ストレスの原因と対処法

この世に生まれ、人生を歩んでいくなかで、ストレスは常につきまとうものだが、今日の我々は、文化的なことや個人的なことから生じるストレスに苦しんでいる。ラット・レースと言われる過当競争社会が、我々の内外に不必要な緊張をつくりだし、スピード社会のせいで、心と身体のケアがおろそかになっている。心と身体は反対の方向に引っ張り合うようになり、エネルギーを浪費してしまう。我々はエネルギーを再充電する方法も知らず、その結果、無神経で無感覚な人間になるのである。

産業の発達と都市化がスピード社会を生み出したことは疑いがない。たしかに科学とテクノロジーは、快適さや自由な時間といった物理的な恩恵を与えてくれた。だが我々は自分に対して、立ち止まって考えるゆとりを与えることをしない。スピードと行動が人生におけるすべてだと信じ込んで、夢中で次から次へと目標を追いかけるのだ。こうしてストレスが体内に蓄積され、胃潰瘍から心不全まで、精神的なことが原因で起こる病が現れる。音楽をＣＤに焼くときのように、精神的ストレスが身体、器官、神経に刷り込まれるのである。動物までが、精神的ストレスから病気になって死ぬ。

生活からストレスや緊張をなくすことはできないし、それが問題点になることもない。人生はそれ自体ストレスに満ちたものなのである。人はリラックスするために映画館へ行く。しかし、映画を見ることでさえストレスになる。眠っている間もストレスはある。寝返りをうつのはストレスを感じているからだ。座禅を組んで瞑想をしていてもストレスがある。瞑想中に姿勢が悪くなると居眠りをしてしまうので、背筋を真っ直ぐに保たなければならず、それがストレスになるのだ。散歩、食事、読書、すべてがストレスである。この世にストレスのかからないものは何一つない。だから、「ストレスから完全に解放されることは可能だろうか？」と問うよりも、むしろ「ストレスの程度はどれくらいだろうか？」と問うべきだ。つまるところ、ストレスが神経系にどんな影響を及ぼすかということが問題なのである。ポジティブなストレスとは、自然が与えた試練に対してなされる想定内の反応である。それは前向きなものであり、神経を損なうものではない。だが反対に、破壊的でネガティブなストレスはとても有害である。したがって我々が目的とするべきものを簡単に述べるなら、ストレスが生じた場合にそれに対処できるようになること、そして身体のさまざまな組織や、意識、無意識の記憶の中に、ストレスが刷り込まれて、たまっていくことがないようにすることである。

当然ながら、ストレスを克服する鍵は神経系を静め強化することにある。目は脳に非常に近い位置にあるため、ストレスがかかりすぎて神経がすり減ってくると、それに反応して、緊張したり、キョロキョロしたりする。あなたの目的がたんなる健康であろうと、あるいは瞑想への過程としての健康であろうと、我々がストレスと呼ぶこのようなエネルギーの乱れは、静め、身体から取り除かなければならない。そうしなければヨガの高い段階に進むことはできず、穏やかな人生が訪れることもないだろう。

ネガティブなストレスの原因は、怒り、恐怖、スピード、欲望、不健全な野心や競争意識であり、それらが心と身体に有害な影響を及ぼす。利己的な動機をもたずによい仕事をするとき、仕事のストレスはあっても、それはポジティブなものであり、貪欲さから生じるような大きなストレスにはならない。アサナとプラーナーヤーマの実践はストレスを取り除くだけでなく、人生の気まぐれがもたらすストレスに対処できるように、神経と心に活力を与える。

これと似た話を考えてみよう。土砂降りの雨だからといって、雨水が地面に浸透するとは限らない。もし地表が乾いて固くなりすぎていたら、雨水は地表を水浸しにしただけで流れていってしまうだろう。しかし何日も小雨が降り続いて地面が湿った状態なら、雨水は地中奥深くに染み込む。これは作物の栽培にも、生き物にとってもよいことである。同じように我々自身も、さまざまなアサナによって筋肉と神経を十分に伸ばし、広げ、潤しておかなければならない。こうしておけば脳に充満していたストレスが全身に放散され、その結果、脳はリラックスして緊張から解放され、身体はアサナの動きを通じてストレスと緊張を解き放つ。同様に、さまざまなプラーナーヤーマを行うと、全身にエネルギーが行き渡る。脳は静まり、硬くこわばっていた肺はほぐれ、神経は安らぎ、健康な状態を保つ。ここで我々はある種の振動を感じるが、アサナとプラーナーヤーマを実践するなかで、その振動をよりリズミカルに、鋭敏にすることができる。こうして我々は自分自身と完全に一つになり、その状態こそが瞑想と呼ばれる。

ヨガを通じて内なる安らぎと充足を追い求めることで、日常生活で受けたストレスの蓄積に対処することができる。２つの主要な修練、ヨガ・アサナとプラーナーヤーマがストレス解消に大いに役立つことはすでに述べたが、ヨガではさらに幅広いストレスの解決策を提示している。３つのＳ、ストレス（stress）、緊張（strain）、スピード（speed）と闘う手段として、３つのＷが挙げられる。献身的な実践（work）、自分自身と世界を理解することから得られる英知（wisdom）、そして崇拝（worship）である。我々は、自分がコントロールできないものを最終的に手放すことで、自我をリラックスさせ、神の無限性のなかにあって限りなくちっぽけな自分への不安を消すことができるのである。

現代生活のスピード、ストレス、緊張が人間の生理を狂わせている。人間の身体は神が創造した最も優れた装置であり、1秒ごとに何百万もの細胞が生まれ、同じ速さで何百万もの細胞が死んでいく。それぞれの細胞には知性があり、体力と健康、精神の安定を我々に与えている。骨、筋肉、細胞組織、神経、血管、手足、循環器系、呼吸器系、消化器系、腺の組み合わせが、プラーナのエネルギーの助けと意識の指示により、まるでオーケストラのごとく見事に円舞曲を奏でるのだ。肉体を重視する気持ちからヨガを始めるかもしれないが、進んでいけば意識の鍛錬へと導いてくれる。心の修養をすれば、病気や苦悩の原因となるストレスが体内に棲みつくのを防ぐことができるのである。

すでに述べたように、瞑想を行うだけでストレスを取り除けると考えてはいけない。脳をリラックスさせる方法を学ぶことが、ストレスを取り除く唯一の方法なのである。ストレスは神経と細胞に関係しており、我々は、これらの細胞が不安と思考の乱れによってオーバーヒートしたときに、鎮静させる方法を学ばなければならない。脳を受容的で穏やかな状態に保つのは、ヨガが教える技術である。多くの人が、瞑想がストレスを取り除く方法だと教え込まれてきた。だがヨガでは、真の瞑想を始める前にストレスに対処する必要があるとしている。真の瞑想（ディヤーナ）とは、知ろうとする者、知るという行為、知られる対象が一つになったときの状態であり、これはストレスのない状態になって初めて可能になる。

ディヤーナはヨガの本質的な部分であり、ヨガのどの段階においても潜在的に存在している。つまり、それぞれの段階では、内省的あるいは瞑想的な心の状態が求められるのだ。瞑想はより高次の心の機能に関連していて、それを行うためには準備期間が必要である。それにはアサナを学ぶことが必ず役に立つ。「脳をリラックスさせなさい」とあなたに言ったとしても、すぐにそうできるわけではない。だが、ある特定のアサナをさせると脳はリラックスし、あなたの心は穏やかなものになる。これがヨガのすばらしいところである。ハラアサナ（鋤のポーズ）を行うと脳は鎮静化する。精神的に落ち込んでいる場合は、セツ・バンダ・サルワーンガアサナ（橋をかけるように腰を反らせるポーズ）を10分間やれば、憂鬱な気持ちは消えてしまう。だが、どのようにしてこの変化が起こったのかは自分ではわからない。これが身体を用いて心の修養をする方法である。苦しみ沈み込んでいた心がこうして癒されると、魂の光が自然に輝きを放ち始め、我々の身体の表面を照らしてくれるのである。

＊　＊　＊

感情が乱れているとき、意識の階層で生じた不安や心配は無意識の階層へと転化されるが、実はその無意識層は頭ではなく心の中に隠されている。将来に対する不安、生活するために必要なものが確保できるかどうかという心配、今あるものを失うのではないかという恐れは、世界中の人々を苦しめている。こうした心配事はお金、家、仕事、友人、親戚や地域社会に関係していることもある。名声や人望（仕事）が原因であれ、近しい人や最愛の人（家族）が原因であれ、我々はみな同じような問題に直面する。人間というのは本質的に変化に抵抗しようとするものである。なぜなら馴染みのあるものには安心感を覚え、未知のものには不安を覚えるからだ。慣れ親しんだ日課をこなしながら暮らし、新しいことを受け入れようとしないばかりか、考えることさえ避けようとする。しかし、人生は否応なく既知と未知の間を振り子のように揺れ、動き、変化する。そのおかげで我々は、しばしば人生の流れに対応する準備ができていないことになる。自由を求めているのに、束縛された状態から逃れようとしない。人生が「勝手に」変化し、思わぬ形となって展開していくことが許せないのだ。争い、対立、利益や概念の衝突、（個人や集団の）エゴのぶつかり合い、相互理解に限りがあることなど、すべて人生の避けられない部分なのである。

こうした人生の浮き沈みに対処するためにヨガが提示している解決法は、いかに状況に適応し、自分を鍛え上げるかを学ぶことである。鍵となるのは、感情の変動と精神の動揺をコントロールすることだ。意識的に自分をコントロールすることができれば、難局を乗り切れることが多くなるはずである。できることをすべて行ったとき、我々は恐れることなく未来に立ち向かう心構えを得て、何が起こっても対応することができるようになる。また、自身のなかにある二元性や葛藤もコントロールできるだろう。こうして我々はこれまでのように感情的にならずに、人生の避けがたいさまざまな試練や浮き沈み、悲しみと喜びに平静に対処するためのエネルギーを蓄えることができるのである。

生命エネルギーの相（プラーナマヤ・コシャ）は、呼吸だけでなく、感情の問題にも対処する。誰でも気づいているように、呼吸は感情に大きく影響されている。その最も顕著な例が泣くという行為だろう。身体のエネルギーと呼吸に真剣に取り組むためには、６つの情動と向き合う必要がある。

6つの情動

ヨガを通じて、我々の苦しみの原因となる6つの誤った情動を軽減することができる。6つの情動とは、肉欲、プライド、執着心、怒り、憎しみ、強欲である。こうしたものを西洋哲学ではネガティブな感情と捉え、キリスト教では大罪と呼んでいるが、事実これらの感情的な反応をコントロールできなければ、精神性を高めることが非常に難しくなる。しかし、それぞれの感情は理由があって現れるのであり、うまく使うことも可能だ。たとえばインドの古典舞踊では、そうした感情を感傷的な言葉、しぐさ、ポーズに変えて表現している。実のところ我々の感情は多大なエネルギーをもっており、それが外に向けられていないときには、内なる旅のために高めていくことができる。

宗教ではこうした感情を排除するよう教えているが、それは不可能である。これらは人間のもっている感情であり、望むと望まざるとにかかわらず感じるもので、抑えようとしても無理なのである。ジェームズ・ワットが蒸気機関を発明したのは、沸騰したやかんの蓋が持ち上がるのを見たのがきっかけだった。力は抑えることができない。ジョージ・スティーヴンソンが蒸気のエネルギーを機関車の動力に利用したのと同様、ヨガは感情のエネルギーをより高度な目的に向かって導き、変化させようとするものである。戦争とは別の手段を用いて行う外交である、という表現がある。だがむしろ、戦争とは歴史の舞台で演じられる欲望や自尊心のことであると言うほうが、真実に近いだろう。感情は心と身体の生理学上の接点の一つである。そこで、今からこれら6つの情動についてより詳しく見ていくことにしたい。

人間のコミュニケーションの99パーセントは感情的なもので、

理性的なものではない。我々の世界では、理知的な思考よりも感情が行動を左右するのである。感情とは、我々がどう感じるかだけではなく、どんな価値観をもつかということにも関係している。人間の生活は交換という行為と深く関わっており、交換する物事についての価値観が異なると、誤解と不協和音が生まれるのである。感情を理解するためには、自我がそのなかで果たす役割を認識しなければならないが、これについては後ほど説明したい。たいていの人は、誤った情動のなかで身動きがとれなくなり、気がつけば、ビリヤードの球のように情動から情動へと連鎖的に突き動かされている。ヨガはこの情動のビリヤード台から抜け出す手助けをしてくれる。感情に支配されることがないように、自分の感情をコントロールする方法をヨガは教えるのである。こうして我々は感情を昇華させ、隷属状態から脱して、周囲の環境を支配できるようになる。

魂を探究する旅においては、身体がもはや障害や足手まといではなく、友であり協力者になることが求められる。同様に感情や知性もまた、神聖なる目的のために向上させていかなくてはならない。誰もが誤った情動に苦しむのであるから、ヨガではそれを心の病気と見なし、人間が人間であるがゆえにもつ避けられない問題だと考える。熱帯雨林に住む人がマラリアに罹ったからといって、非難されることはない。ひたすら治そうとするだけだ。その人が悪いわけではなく、蚊もまた蚊として生きているだけであり、湿地は食物や生物が豊富だから人が住むのである。つまり、問題は非難する対象を探すことではなく、解決策を見つけることなのだ。

たとえば、寒い朝だとエンジンがかかりにくい車があったとしよう。よい車に買い替えることはできなくても、前の晩にボンネットにシートを被せる手間をかければ、翌朝ちゃんと動くはずだ。言い換えれば、その車には弱点や欠点があるが、一歩先を見越して一つ手間をかければ、問題は回避できるのだ。これこそ、我々が６つの情動に対してとるべき姿勢である。現代の格言にあるように、我々は問題を見つめて生きるのではなく、解決法を見つめて生きるべきなのだ。

大半の欧米人は、理性を用いて理解をすることで感情的な問題を解決しようとする。しかし、感情的な問題というのは感情で理解しなければ解決できないものだ。身体的な面から見れば、感情は生理的な相、つまりプラーナマヤ・コシャの階層にある器官に位置している。たとえば、唐辛子とブランデーで肝臓（liver）を酷使したせいで、怒りっぽく（liverish）なった大佐を思い浮かべてみるといい。同様に、ポジティブで身体によい感情は、健康な器官に位置している。生理的な身体の健康が、健康と魂の救済を結ぶ重要な部分になる。子どもたちを見てみなさい。彼らが無邪気なのは、体内の臓器が健康だからである。臓器と感情は同調しており、臓器が無気力であれば、感情も無気力という悪習に耽《ふけ》ることになる。

ここまで私は、感情は身体に根ざしたものだと述べてきたが、必ずしもそこにとどまるわけではない。感情は記憶に侵入し、それを支配する。犬にも怒りの感情はあるが、人間だけが「うちの上司には本当に頭に来る」などと言い、しかもそれを記憶として保存する。頭に来ると言うとき、我々は自分の心理状態を認識しているのであり、その認識は記憶に登録され、そこで心の一部として残ってしまう。犬は過去の怒りや恐怖、その他の感情を喚起するような物事に再び出くわすと、知覚に刺激を受けるが、それは細胞の記憶であり、条件反射であり、引き金が作動しなければ、それらの感情は消えたままである。人間の場合に問題なのは、たとえ刺激を誘発するようなことがなくても、心の中に恨み、憤り、憎しみ、強欲、肉欲といった感情を抱きながら生きていることである。だから上司が休暇中でも、相手を嫌う感情はなくならない。そうすることによって傷つくのは上司ではない。あなたは自らの心を汚し、毒しているのであり、感情によって生命エネルギーを阻害し消散しているのである。これほどエネルギーを無駄にして、なお余裕のある人間がいるだろうか。こんなふうに全身にまわる毒素に抵抗できるような完璧な人間がいるだろうか。

フィール〔感じる〕というのは動詞であり、意図せず生じるものである。我々はみな何かを感じることができる。エモーション〔情緒〕は名詞である。感じることは美しいことであり、動物にも人間にも生まれつき備わっている能力である。我々が、フィーリング〔感情〕を硬化させてエモーション〔情緒〕へとまとめあげ、その重荷に喘ぎながら奴隷のごとく生きるならば、みずみずしい生命や生まれ変われる可能性を自ら否定していることになる。エモーションの支配を許したとき、我々はエネルギーをいたずらに浪費してしまうことだろう。フィーリングとエモーションは臓器や呼吸、心と関わっている。頭の中に浮かぶ前に感じるフィーリングをガット・フィーリング〔直訳すると「内臓の感覚」。直観の意〕と呼ぶが、これは直観を与える源に敬意を払ってのことである。心身ともに健康であるとき、フィーリングは太陽を横切る雲のようであるべきだ。フィーリングが思考と結びついて固定され、記憶の中に組み込まれるとエモーションとなる。こうなると現在の瞬間ではなく過去に関わるようになり、太陽を遮る嵐雲のように厚く黒くなっていく。このように澱んだ感情は我々を害し、真実を見る目を曇らせる。

飼い犬を見てみなさい。家において外出しようとすると、とてもがっかりして悲しそうにするが、帰宅したとき犬たちに敵意は見られるだろうか？　あなたを見て大喜びするだろう。犬とあなたと、どちらが現実に近いだろうか。

たいていの人間は、人生とは重圧、苦痛、緊張、ストレスに満ちたものであることをいつかは悟るようになる。だが、人間を苦しめる６つの情動を理解することによって、我々はそれを変えていき、自分自身も変えることができるのである。

肉欲

肉欲ほど心がかき乱されるものはない。だが、肉欲は我々を生殖へと導く刺激でもある。性生活に不満があると、結婚生活にも問題が起こり始める。忍耐と寛容が必要である。結婚生活は自然に形を変えていくものであり、情熱も最初の頃ほど必要とはされなくなっていく。どうでもよくなるのではなく、それほど重要ではなくなるのだ。そしてその情熱に代わって、愛情と友情がその位置を永遠に占めるようになる。私自身が経験してきたように、神の愛へと至る道は、個人への愛情、つまりもう一人の肉体をもった魂への愛を通してたどるものだと私は信じている。教えを求めて気まぐれに何人ものグルのもとを渡り歩いても光明を見出すことができないように、神の創造物である他人の中に欠点ばかりしか見えなければ、神の大きな愛に出会うのは容易ではない。文化によって違いはあるだろうが、自分が始めたことをやり通すのは概して価値あることである。プラーナーヤーマは面白みのないものかもしれない。心が落ち着かない人にとっては、貞節であることも退屈なものかもしれない。だが、一人を愛することはすべてのものへの愛に通じる。信頼と信念が互いを結びつけるだけでなく、普遍的な世界にも結びつけるのだ。心にそっと息が吐きかけられると、心を乱していた欲望や感情が取り除かれて浄化される。個人がもつ特定の魅力を通り越して、その人の内にある魂に気づく愛は、神へと続く偉大なる道である。

むろん86歳という年齢で、こう言うのはたやすい。若い頃は高潔であり続けるために闘わなければならなかった。高徳は理想だが、高潔は現実である。私は理想と現実で自分を使い分ける〔divide〕ことはしたくなかった（di というサンスクリットの語幹は、英語の division〔分裂〕や devil〔悪魔〕と同じで、断片化や自己の喪失という意味がある）。もし若気の至りで娼婦の誘惑に屈していたら、その女性と結婚しない限り、自分の高潔さを失ってしまうことが私にはわかっていた。だから、身に覚えのない不道徳な行いを非難されたとき、怒りのあまり私は自分の師にそのことを書き送ったことさえある。19世紀の偉大な聖人、ラーマクリシュナは街娼たちに引き合わされたとき、たちまちサマーディの状態に至ったという。彼女たちの中の神だけを感じたのである。

のちに結婚して海外で教えるようになると、私は誘惑にさらされることになった。どんな分野を教える場合でも、女性が自分たちの教師を崇拝するのはよくあることである。しかし、その頃には私も少しは人生経験を積んでいたので、彼女たちと一定の距離を保つために、近づきがたい態度で接するようにした。私の恐ろしげな眉と鋭い眼光が役立った。

愛情を伴う性欲は、結婚生活の大切な一要素である。私は情熱的な結婚生活を送った。妻のラママニが今も生きていれば、お互いに強い愛情をもち続けていることだろう。夫婦のうちどちらか一方が、ヨガあるいは他の精神的な修養を始めると、パートナーを置き去りにしてしまうことがよくある。だが、このようなことは決してあってはいけない。パートナーも同じ道を進むようにするか、あるいは常に相手のもとに戻るように、あらゆる努力をしなければならない。これが結婚生活を揺るぎないものにする唯一の方法である。

自然界のすべてがそうであるように、性的な欲求も自然で神聖なものだ。性欲を神聖なものにするか下劣なものにするか、また、献身的な愛を強めるか、シェイクスピアのソネットで表現されたもの――「無益な恥に精神をすり減らす行為とは、肉欲に溺れること」――にするかは、我々が性欲をどのように使い、方向づけ、コントロールするかで決まる。

ヨガでは力という言葉をそれほど多く使わない。だが自我のことに言及しているときは、常に力について間接的に語っているのである。自我は不滅を求めるために力を手に入れようとする。必然的な死を何としても避けようとし、その不可能な目的を達成するために、無数の策を講じているのである。性的な欲求には、春に鳥たちが巣づくりをすることと同じすばらしさがある。だが、それは自然がくれる喜びなのか、それとも人間の罪なのか？　互いに補う関係にある異性との調和した結合、生殖という行為に対して、自我は何をしてしまったのだろうか？　自我は生殖を利己的な自己肯定の行為に歪めてしまったのである。肉欲とは消費による自己確認である。力の行使によるコントロールである。人間の自我がこの世界に出現し、生殖行為を様変わりさせてしまった。肉体の結びつきではなく、消費によって自己の存在を証明する行為へと変えてしまったのである。

プライドと執着心

６つの情動が問題となるのは自我が関わってきたときである。自我がなくても、ガンディーが南アフリカでしたように不正を憎むことできるし、自分の業績にプライドをもつこともできる。ユーディ・メニューインは自分の芸術に対して謙虚だった。私もヨガに対して謙虚であるが、だからと言って、自分の業績に対してプライドをもってはいけないということではない。ただ我々は、それをエゴに結びつけなかっただけだ。業績とは、喜んで人と分かち合うべき天からの贈り物なのである。執着心は「夢中」あるいは「依存」とも言い換えることができる。それらはすべて自我ががんじがらめとなった状態である。熱狂もまた、執着心の別の言い方である。ユーディ・メニューインも私も、熱狂的に修行をした。では我々は狂信的だったのだろうか？　他の人間に対して狂信的だったのではない。我々の自我は、他人に対する強要や支配とは無縁のものだった。道をきわめたいという情熱と、自分の信念や修行を他の人間に強要することは別である。それはエゴであり、プライドである。

ヨガの道は楽なものではない。多くの人にとっては過激で狂信的とさえ思えるものに身を捧げる必要がある。ヨガを実践するとき、私が自分に対して過激になるのは本当である。だが我々は、自身に対しては過激であっても、他人に対してはそうであってはならない。私の師は、私をはじめ誰に対しても過激だった。自分の基準を誰に対しても適用したのである。私は自分の生徒たちの能力を理解し、各人がそれぞれの最高のレベルに到達できるように手助けをするようにしている。

エゴとプライドについては第５章でより詳しく触れることにし

よう。この２つは、ヨガを理解するうえで中心となる５つの苦悩の一端を構成している。依存的な行動パターンとして捉えられる執着心は第４章で詳しく取り上げる。

怒り

怒りが抑えられなくなったり破壊的になったりした場合にどのようになるかは、誰もが目にしたことがあるだろう。寝室では夫と妻が喚き合い、街なかではドライバー同士が怒鳴り合う。怒りの炎が心の中でめらめらと燃え上がったとき、怒りはコントロール不能なものとなり、炎がどうやら収まったかのように見えてからも、長い間くすぶり続ける。我々は相手を罵り、怒りにまかせて思ってもいないことまで口に出してしまう。その後も腹を立て続け、自分が受けた仕打ちをいつまでも忘れることができない。怒りは我々の自我から来るものだ。他人の車が自分のいる車線に割り込んでくると、腹を立てる。「自分の前に割り込んできた」と感じる。自分に対する嫌がらせだ。ひどい目にあった。私の自我を侮辱した、と憤慨する。

ヨガの実践をして瞑想を始めると、心が平静になっていき、自我が解き放たれる。人生で起こることの大半は個人的なことではないのだと認識するようになる。ドライバーが割り込もうとしたのは自分を見下しているからではない。自分とは何の関係もないことに気がつく。冷静に考えられるようになると、反射的に「あの馬鹿が！」などと考える代わりに、もしかしたら彼は親の臨終に立ち会うために病院へ駆けつけるところかもしれないと思うようになる。欧米社会では、すべて物事を非常に個人的に捉える。

そのために今やロード・レイジ〔路上での逆上〕という言葉があるほどで、ドライバー同士が喧嘩をし、場合によっては発砲事件にまで発展することもある。プーナをはじめ、インドの大部分の地域ではいまだに信号がなく、車と歩行者、ときには動物までもがかろうじて衝突を避けながら行き交っている。ドライバーたちは互いにクラクションをひっきりなしに鳴らして割り込もうとするが、我々インド人は、それを自分に対する個人攻撃だと感じることは少ない。そこが道路であり、何百万もの人々がそれぞれの人生を懸命に生きながら、どこかに向かう途中なのだとわかっているからだ。これは別に、インドでは道路上の揉め事がないとか、事故が起きても裁判沙汰にならないということではない。インド人が全員ヨギなわけではないが、我々の文化が、人生ではときに個人とは関わりがないことが起きるものだということを思い出させるのだ。我々は皆、交通事情のような非個人的な力に影響を受けているのである。

人は私のことを短気だとよく言う。クラスで生徒たちが危険な姿勢をとっていたり、反対に手を抜いていたりすると怒鳴りつけるからだ。このために私は情け容赦のない先生だと言われている。たしかに私は厳格だが、冷酷ではない。私が怒りという手段を使うのは、生徒を悪いパターンから抜け出させるためである。ある生徒がシールシャアサナ〔頭立ちのポーズ〕をするのがどうしても怖いと言い続けていたので、ついに私はこう叫んだ。「恐怖心を捨てなさい！　失敗しても床の上に倒れるだけだ。どこかに落ちていくわけじゃない。未来を考えるから恐ろしいのであって、今を見つめれば恐れることは何もない。」彼はひどく驚いたが、要点は理解した。戦地に向かう軍隊の司令官は、部下の兵士にいつも優しい言葉をかけることはできない。ときには声を荒らげて兵士を叱咤激励し、ときには優しく語りかけて彼らを勇気づけるのだ。ヨガは肉体との戦いであり、自我との戦いである。小さな自我、エゴを屈服させなければならない。そうすればあなたの魂、真の自己が勝利者になることができるだろう。

一人の少年が両親に連れられて私のもとにやってきた。何週間も放心状態、一種のトランス状態にあるという。私は両親に席を外してもらい、本人にどうしたのか尋ねてみた。すると彼は聖なるクンダリニーのエネルギーが自分の中で目覚めたのだと言う。クンダリニーのエネルギーはたいへん神聖なものであり、めったに目覚めるものではない。これではまるで、自分が悟りの境地に至ったと言っているようなものである。私は彼の頬を叩いた。どんな理由があるにしろ、少年が思い違いをし、結果として両親を騙すようなことになっているのがわかったからだ。少年は最初はびっくりしていたが、私の話が聞ける状態になってきたので、いくつかのアサナのやり方を教えて落ち着かせ、正気を取り戻させた。私は、教師が生徒を、親が子を叩くよう勧めているわけではない。手をあげる教師や親が実に多いが、これは自分の怒りをコントロールできないためで、害になる怒りである。私が言いたいのは、独善的な怒りではなく、うまく使えば人を傷つけるのではなく救うことができる怒りがある、ということである。私は少年に腹を立てたのではない。彼の錯覚に怒りを覚えたのだ。平手打ちは、彼がはまり込んだ危険な空想から目を醒まさせる手段だった。こうした怒りの一番わかりやすい典型的な例は、通りに飛び出そうとした幼い我が子を乱暴に引き戻す母親の姿かもしれない。母親の怒りは前向きなものであり、身を守る方法を教えるために子どもを叱りつけるのは当然である。だが、いつまでも怒りが収まらず、一日中怒鳴りつけていたとすれば、それはもう前向きとは言えない。子どもは母親の怒りが、自分がやった行為ではなく、自分自身に対して向けられているのだと思い込んでしまうからである。

憎しみ

憎しみ、およびそれと同系統にある敵意や妬みは、パタンジャリが最後に挙げている誤った情動である。憎しみのもつ破壊的な性質は、自分と異なるものを受け入れない不寛容、暴力、戦争においてよく見られる。憎しみはまた我々の生活のなかにも存在し、他人の不幸を願ったり、他人の持ち物を羨んだりするときに生まれる。我々は他人が劣っていることを確認し、優越感を感じるのである。ある農夫が偉大な魔術師に出会い、願いがあれば何でも叶えてやろうと言われた。そこで農夫が望んだのは、隣家の牛が死ぬことだったという。欧米の精神科医のもとには、両親が一人の子どもを他より愛したために、兄弟の間に憎しみや不和が生じた経験をもつ大人が数多く訪れる。この例でもわかるように、親の愛情ですら有害なものとなり得るのである。我々は、ネガティブな感情だけではなく、あらゆる感情をコントロールするために知性を使わなければならない。

だが、憎しみにもプラスの面がある。私はセックス中毒や麻薬中毒の人々を治療するために我が家に住み込ませたが、私にとって憎しみの対象は中毒であった。患者を依存症にさせ、人生を台なしにしたものを憎んだ。賢明な師は生徒の過ちを正し、助けるために、彼らの犯した過ちに対する憎しみを用いることがある。不安に駆られ、鬱状態になっている生徒は、はじめのうち忠告を前向きに受け止められないかもしれない。「先生に嫌われている」と思う。だが教師が知性を使っていれば、やがては助けようとしていることが生徒たちにも理解されるだろう。

強欲

私は生来、意欲旺盛で情熱的な人間である。若い頃はおなかを空かせていることが多かったが、一度などはジャレビ早食いコンテストに参加して見事に優勝したことがある。ジャレビとは溶いた小麦粉をギー（すましバター）で揚げ、砂糖をたっぷりまぶした、こってりしたお菓子で、私はそれを76個平らげたのだ。20分間倒立することは今もできるが、ジャレビを76個も食べることはさすがにできないだろう。生きることへの本能的な欲――香り、見た目、味、色、経験を求める心――はすばらしいものである。ただ、それをコントロールする方法は学ばなければならない。質は量よりも重要である。花の香りをかぐように、繊細な感性と鑑賞力をもって、生命のエッセンスを静かに深く取り込むことである。

欲求が神から授かったものなら、強欲は罪であり、浪費は犯罪である。我々は食べ物、エネルギー、時間、命を浪費している。そして余剰物を貯め込むことで権力を求めようとする。公平な取り分以上のものを貪欲に求めるのだ。限りある世界で我々の欲求はとどまることがない。生きている間に使える分以上の財産があれば、寿命を延ばすことができるだろうか？　貯蔵庫に山のように積んだ食料を死んでから食べられるだろうか？　この元凶はエゴである。多いほどよいとする「増強の原理」をエゴは学んできたのだが、このエゴの企みについては次章で詳しく見ることにする。こうした人間の強欲の重さに耐えかね、地球はうめき声をあげている。

強欲さがどのように我々の世界を傷つけていくかは一目瞭然である。だが、強欲さがどのように我々の生活を傷つけるかは、それほどはっきりしていない。貪欲になっているとき、我々は決して満足感や充足感を得ることがない。「これでは足りなくなるのでは？」と始終不安に駆られ、惨めになることを恐れる。我々は、自分が恵まれていることを自覚し、他人に惜しみなく分け与える代わりに、さらに多くを求め続ける金持ちの物乞いでしかなくなっているのだ。ヨガでは必要なものを意識的に最小限に抑えている。わずかなお米でも生きていける自分たちは聖人であると証明するためではない。必要なものを最小限に抑えることで、我々はわずかなもので最大限の満足を得ることができるのである。こうすることで欲望を少なくすることができる。ある人にとって１日に１食は少なすぎるが、別の人にとってはご馳走になる。人生も同じだ。生きていくうえで求めるものが少なければ少ないほど、人生の豊かさを感じる力は大きくなる。

ヨーロッパにいた頃、ある高名な人物にヨガを教えてほしいと頼まれた。彼の知恵と徳の高さは世界中の尊敬を集めていた。だが彼には、車に目がないという弱点があった。彼は人々が差し出す富によって生活しているにもかかわらず、一人の信奉者が２人乗りのロールス・ロイスのスポーツカーをプレゼントすると、喜んで受け取った。私も以前、同じ型の車に乗せてもらったことがあったので、すばらしい車だということも非常に高価な車だということも知っていた。信奉者はその車を買うために家を売ったと語った。私は自分の気持ちを隠さない性格なので、このプレゼントを受け取るのは間違っていると思うと彼に話した。私はコットンのシャツで満足しているが、彼はシルクのシャツを必要としているのだとも言った。だからといって、私が彼より高潔だというわけではない。私のほうが彼よりも必要なものが少なく、満足する力が大きいだけである。私は、人々から敬われているこの人物が、他の人に触らせたくないために毎日２時間かけて自ら車を磨いている姿を目の当たりにした。彼の車に対する愛着心、欲心が、彼を強欲にさせる落とし穴だった。

けれども強欲は、物に対する所有欲だけでない。我々は同じように、愛情や注目も貪欲に求めるからである。例の２人乗りのロールス・ロイスを受け取ってからしばらく経って、今度は別の信奉者が彼にメルセデスの４人乗りスポーツカーを贈った。その信奉者は何としても彼ともっと親しくなりたいと願い、４人乗りであれば一緒の車に乗ることもできるのではと考えたのである。私は自分の生徒たちに、他の人よりも私と親しいと思っている者はヨガについて何一つ理解していないのだと教えている。お金であれ愛情であれ、十分に手に入らないかもしれないという恐怖から、欲望が生まれる。そうした恐怖を捨て去って、周りや自身の中にある豊かさに目を向けることをヨガは教えている。

＊　＊　＊

ヨガは楽しみをあきらめることを要求しているわけではない。花のすばらしい香りは楽しめばよい。ヨガで否定しているのは束縛である。束縛とは、抜け出すことができない行動パターンに縛られて、身動きのとれない状態のことだ。同じことの繰り返しは退屈につながり、退屈は形を変えた拷問のようなものである。ゆえにヨガでは、溌剌として素朴でありなさい、純真な感性をもち続けなさいと教える。私がこれまで述べてきたように、気まぐれなエゴから絶対に目を離さないようにすることである。さらに、いろいろなテクニックもある。保息（クンバカ）の目的は、呼吸を抑制することである。息を止めている間は話すことができず、知覚、聴覚がコントロールされる。このときチッタ（意識）は情熱や憎しみ、強欲や肉欲、プライドや嫉妬から解放されている。またチッタは呼吸とともに揺れ動くが、息を止めている間は欲望から解き放たれ、プラーナとチッタは一つになる。パタンジャリは、情動と、我々の内なる旅に現れる別の障害に対処するための方法について述べている。

まず、内なる旅で出会う葛藤や誤った情動に関して、一つ重要なことがある。それは、そうした障害を克服するには分別（ヴィヴェチャーナ）が絶対に必要だということだ。さらに、６つの情動（あるいは錯覚の原因）に打ち勝つには、心の平安という車輪の６本のスポークを利用しなければならない。それは、識別と論理的思考、修練と離脱、そして信仰と勇気のことである。識別と論理的思考（ヴィヴェカとヴィチャーラ）は、精神が得る永遠の喜びと、束の間の心地よい感覚を区別するために必要なものである。この２つは修練（アビヤーサ）と離脱（ヴァイラーギャ）を通して向上させなければならない。修練にはタパス（浄化の炎の行）が関わっており、タパスとはヨガの８つの段階を通じて行う心の鍛錬に他ならない。修練は信仰（シュラッダー）と勇気（ヴィーリヤ）があって初めて達成することができる。またそうした修練は、聖典と自分の行いに関する学習（スヴァーディヤーヤ）、決断力（ドゥリダタ）、瞑想（ディヤーナ）と組み合わせて行うべきである。心が澄みきって、穏やかな状態になるためには、プラーナーヤーマがとくに大切である。プラーナーヤーマは、動揺した不安定な心を落ち着かせるものである。

人が生まれながらにもっている欠点を直すには、ヨガの８つの段階の実践を続けることだと、私はこれまで述べてきた。ヨガについて知っているだけで、実践しないのならそれは何にもならない。問題は我々の中にあり、解決法も我々の中にある。にもかかわらずパタンジャリは、その思いやりと英知で我々に一連の解決法を提示してくれている。その解決法とは、苦しめられている意識に細やかに沁みわたるように作用していく、洗練された良識的な方法である。この「健全さと癒しをもたらす働き」（ヴリッティ）は、肌にすり込むと筋肉、繊維へと徐々に浸透し、体内の奥深い痛みを治してくれる軟膏薬のようなものである。

心を安定させるために

感情の乱れについてパタンジャリが述べている最初の具体的な助言を、ざっと翻訳してみよう。「もしあなたが楽しく幸せで、人に対して思いやりのある態度を示していれば、障害は小さくなるだろう。感情が乏しく、批判的な気持ちをもっていると、障害は大きくなるだろう。」パタンジャリの言わんとしていることをより正確に言えば、意識を常に穏やかに保つためには、率先して行いを改め、外界と接触するようにしなければならないということである。これは我々自身のためである。意識による「健全さと癒しをもたらす働き」として知られる特定の治療法が心を磨き、ヨガの道を切り開いてくれる。それは次のようなものである。

⑴　マイトリ：幸せな人に対して親しみの心を養う。
⑵　カルナー：悲しんでいる人に対する思いやりの心を養う。
⑶　ムディター：徳の高い人に対する喜びの心を養う。
⑷　ウペクシャー：堕落した人に対して中立の心を養う。

この４つはきわめて単純で、陳腐にさえ感じられるぐらいだが、実際には繊細で奥深いものである。情動について最初に論じたことを思い出してほしい。私はそれを自然に生まれるもので、エネルギーを消散させてしまう欠点として扱った。言い換えれば、エネルギーとは、内部に取り込み、増大させ、コントロールし、行き渡らせ、運用しなくてはならないものなのである。だが現実には、我々はエネルギーをザルから漏れる水のごとく流してしまっている。他人の幸福や幸運に嫉妬するとき、エネルギーは漏れ出しているのだ。「私が幸運をつかむはずだったのに。なぜ私でなく、あいつが当たり籤《くじ》を引いたのか？」とあなたは言う。しかし、嫉妬、羨望、憤りは、それを感じる人を道徳の面だけでなく、エネルギーの面でも貧しくしてしまう。文字どおり人を萎縮させるのである。他人の幸福に喜びを見出すのは、世の中の富を分かち合うことだ。自分の器を無限の空間に浸せば、我々は豊かになる。しかし、それによって無限の空間が小さくなるわけではない。夕日をじっと見つめるときに、心の中にその美しさが満ち溢れても、夕日の美しさは永遠に変わることがないのである。だがもし他人の幸せを苦々しく思うのなら、そのときあなたは、これまでもっていたわずかなものまで失ってしまうことだろう。

さらに悪いのが、他人の欠点を厳しく追求したり、堕落に身を任せてしまった人を非難したり蔑んだりして、彼らの不幸を自分の優越感に利用することである。これでは、自分の人生をもてあそび、危うくしていることになってしまう。我々は「神の恩寵がなければ、私も同じことになっていただろう」と思うべきであり、さもないと自らの転落を招くことになる。そもそも、他人を批判することに時間を費やすのはたいへん疲れることである。そんなことをすれば、誤ったプライドの殻でエゴは硬く覆われることはあっても、当然、批判した相手の生き方を変えることにはならない。苦しむ他人を思いやるのは、たんなる同情以上のものだ。たとえば、夜のニュースを見ていて、他人の苦難に対しておざなりの同情を口にすることがあるが、これは自分がいい人間だと思いたいという、自分の良心をなだめるための行為にすぎない。「私は思慮深く感受性が強い」などと言ったりするが、行動が伴わなければ、それはたんに自分を甘やかしているだけである。

同情、憐憫《れんびん》、親切心、漠然とばら撒かれた善意などのポジティブな感情は美徳と同義である、と思うのは現代の錯覚である。こうした「優しい」感情はナルシシスト的な自己肯定に役立つだけで、何の力もないことが多い。またこういった感情は、物乞いに小銭を与えるときに感じるように、自分がいい人だと思わせてくれるし、健康で幸せであると錯覚させてくれる。だが思いやりの気持ちは、自分の虚栄心を反映するものではなく、診断する道具であるべきだ。つまり真の思いやりとは、「助けるために自分に何ができるだろうか？」と問いかけるものであり、大きな力をもっているのである。カルカッタのマザー・テレサが死にゆく人々や無一文の人々に対して抱いた思いやりの心は、行動を起こし、人々の世話をしたりすることに直結していた。

ポジティブな感情と美徳は別のものである。美徳とは勇敢であること、道徳的な勇気があり、逆境のなかでも粘り強く、弱者を強者の横暴から守ることであり、むやみに同情をすることではない。思いやりとは他人と自分が同じであるという認識、人に対する親近感である。それは現実的で大きな力をもつものである。アルコール中毒、麻薬中毒、セックス中毒の人たちに、彼らが自分で欲望をコントロールできるレベルになるまで、私の家を安全な避難所として利用してもらっている。50年余りの間、私は毎週、治療が困難なケースを扱う医療クラスをいくつか教えてきた。このクラスが患者たちに恩恵をもたらしたことを私はとても喜んでいる。それと同時に、このクラスが私にとっても恩恵をもたらしてくれたことも大いに喜んでいる。私のもとに来た男性、女性、子どもたちとの出会いと、彼らの神性を迎え、心を開き、活力と創意を凝らして、一人ひとりの悲しみを和らげるようにする機会が与えられたことが嬉しいのである。また、他人に備わった美徳は、自分自身の力不足に対する非難ではなく、自分の励みにする手本となる。ガンディーのような偉人だけが、このような役割を果たすのではない。大会で優勝したスポーツ選手が、謙虚に感謝の気持ちをこめて自分の勝利を語り、対戦相手の検討を褒めたたえているのを見れば、その人の高潔な態度は、見ているあなたがたにとっても大きな喜びではないだろうか？　このような癒しの働きは、我々の意識と人生に恩恵をもたらす宝石なのである。

プラーナーヤーマ（呼吸法）もまた役に立つ。息を吐いた後に止めることで、我々は心と感情を落ち着かせ、平静さを手に入れることができる。息を吐くと脳が空になり、エゴが静まり、穏やかな謙虚さが生まれることはすでに述べたが、このように脳が空っぽになると、記憶の中の毒素も取り除かれる。また、息を吐いて止めることで、憤り、怒り、妬み、恨みの感情が取り除かれる。呼気は降伏、自己放棄という気高い行為であり、同時に自分の中に堆積して剥がれなくなっている不純物、すなわち憤り、怒り、後悔、欲望、妬み、欲求不満、優越感と劣等感を放棄し、意識に張りついて障害物となるネガティブな感情を棄てる。エゴが離れると、そうした不純物も一緒に離れていく。もちろんまた戻ってはくるが、心の安らぎを体験したという記憶が、これらが克服できない障害ではなく、引き剥がし、捨てることができるものなのだという証しとなるのである。つまり不純物とは、永遠に意識の一部になってしまったものではなく、治すことができる病気なのである。我々は、記憶の中にため込んで腐らせ、発酵するままにしている感情の毒素をたくさん抱えて生きている。この心のゴミ袋を持ち歩くことにすっかり慣れてしまい、それが自分の性格の一部であるとさえ思い込んでいる。

「エコー」と呼ばれる息の吐き方があるが、それを行えば今述べた点がさらにはっきりとするだろう。ゆっくりと、たっぷりと息を吐き出す。そして息を止める。それからまた吐き出す。吐き切ったと思っても肺の中には常にわずかな息が残っているもので、その中に有害な記憶とエゴの汚泥が残されている。２回目に短く息を吐き出すと、その汚泥が取り除かれる。そして我々はそこからさらに深いところにある、重荷から解放された、平安と空《くう》の状態を体験するのである。息を吸うとき、我々は最大限の「私」——宇宙の神に捧げる杯に溢れんばかりに満たされた人間の可能性——を体験する。反対に息を吐くときには、空になった「私」——聖なる空間、完全無比の無、生命の終わりではない死——を体験する。一度やってみよう。ゆっくり、最大限に息を吐く。そこで止めて。さらにもう一度息を吐く。

精神的にショックを受けるか、悪い報せをもらった人に向かって、「大きく深呼吸して」と言うことがあるが、これは息を吐くことで動揺を静め、悲しみを克服する助けにする具体的な例である。つまり、深く息を吸い込めば、吐く息も最大になり、これが動揺した人をなだめ落ち着かせる効果をもたらすのである。

パタンジャリが提唱するもう一つの治療法が、心の安定と意識の沈静を保つ助けとなるようなものを、長い時間じっと思い描くというものだ。ヨガの観点から見れば、この方法は癒しをもたらす瞑想の一種だと言える。骨子がわかるように、一般的な例で説明してみよう。あなたが病気で寝込んで惨めな気分になっているときに、とても面白い一冊の本に夢中になり、それを読み続けたとする。この集中力が心の安定をもたらし、病気の苦しみを和らげて、回復に向かう助けとなるのである。あらゆる病のもとは分解してしまい、凝り固まっていたものが癒える。病は意識に端を発するというのは、ヨガでは自明のことである。自己修養は完全に自己に没頭することで初めて行われる。したがって、それが何であれ、集中力、内省、内的探究心を促すものは、自己に亀裂が生じ不安定になっていることから起きた問題を修復し始めるのである。

その先の治療法としては、悲しみのない内なる光を見つめることだ。こうした形の瞑想は、死期が近づいた病人の心に、ほぼ無意識のうちに浮かんでくることがある。自分がどこへ向かっているのかが見えてくることで、激しい苦痛のなかにあって安らぎと和解の心がもたらされるのである。

さらにもう一つの療法として、聖人や悟りを開いた賢人たちを思い描くことがある。欧米文化の考え方からすれば、病や苦悩の治療法としては奇妙に思えるかもしれない。だが西洋であっても近代までは、病のときにルルドの泉の聖ベルナデッタのような聖人への信仰にひたすらすがるということも多かったのである。文化の形態は違っても、そこには普遍的で永遠の叡智がある。自分もそうありたいと強く願う高潔な人たちのことをずっと思い描いているとき、我々もその徳に少しずつ近づくのである。

最後に提唱する療法は、目が覚めているときに、穏やかで夢をまったく見ない眠りか、あるいは夢を見続けた眠りのことを思い出すというものである。大切なのは、こうした療法がすべて自己暗示の形をとっていることで、自分よりも穏やかで、安定し、忍耐強く、高尚なものを対象に選んでいるということだ。その対象を思い描き続けることで、自分の心をもっと平静で沈着な状態に近づけるのである。

エゴを引っ込め、我々を悩ませる感情への執着を減らしていくと、我々は癒しの働きを用いて心と精神を穏やかにしながら、人生の浮き沈みからも距離を置き始めるようになる。この行為はプラティヤーハーラと呼ばれるもので、心の平安を体験する際に重要な役割を果たす。

プラティヤーハーラ

先にヨガの４番目の段階であるプラーナーヤーマについて検証し、プラーナーヤーマがエネルギーをつくりだし、身体、臓器、その機能を浄化することを見てきた。プラーナーヤーマはまた、６つの誤った情動を静める働きももっていた。加えて、我々が呼吸の内なる動きに集中しているとき、外の世界に関しては感覚の鋭さが失われることも述べた。これは、学校の作文やレポートを書いているときに、そのことに集中するあまり外で道路工事が行われていることさえ意識しなくなるのと同じことである。アサナの実践は、心に身体の内側を覗かせるが、プラーナーヤーマでは、我々は外界とのつながりから心と感覚を引き離すことを学び始める。こうすることによって知覚とエネルギーは内部のために使われる。これはオフィスで多忙な時間を過ごしているときに起きているのとは正反対のことである。

ヨガの５番目の段階プラティヤーハーラとは、心と感覚を引き離す過程を継続し強化することであり、それによってその双方を完全にコントロールすることができるようになる。すでに述べたように、初心者の場合は、心の核に到達することよりもまずアサナで汗をかきたがるものだが、プラーナーヤーマを行うようになれば、核へと向かう気持ちに勢いがつく。私はそうしたプラーナーヤーマを「蝶番」と呼んだ。これと同様に、プラティヤーハーラはヨガの道における蝶番、または回転軸の動きと考えられている。このとき、修練（アビヤーサ）によってつくられたエネルギーは、慎重に外界と距離をとること（ヴァイラーギャ）によって、適合させバランスをとる必要がある。アサナの実践は遠心力、すなわち回転し広がるエネルギーを生み出すが、この強力なエネルギーを制御しきれないとき、問題が起こる。軍隊の訓練にもこれと同様のことが言える。休暇中の兵士や寄港中の水兵たちがしばしば問題を起こすのは、訓練で身につけたエネルギーを制御しきれないためであり、それを防ぐには軍隊の規律と名誉が役に立つ。ヨガの修行者にとっては、外界と距離を置くこと（ヴァイラーギャ）が鍛錬を行ううえでの防衛手段となる。遠心力の反対の求心力とは、我々が自分の内にある核の探究をする過程で得た力と能力を、確固とした決意をもって、いわば再投資することである。このように自らの意志で自己を抑制することがプラティヤーハーラの役割である。プラティヤーハーラがなければ、心と身体を強化してきたヨガの修行者は、その努力の成果を無駄にし、外の世界にある魅力的な物事や、自分が注目されることに夢中になっていくことだろう。

サンスクリットでは、プラティヤーハーラは「反対方向へ引っ張る」という意味になる。感覚の流れは外側に向かっているのが普通であり、思考の力を借りて、外界で出会う対象物に名前をつけ、解釈しようとする。ここでの思考とは、獲得（欲しい）、拒絶（欲しくない）、放棄（私にはどうすることもできない）というものであり、たとえば雨は、状況によって、これら３つの反応をすべて引き出す。それに対してプラティヤーハーラでは、そうした自然の気質に逆らって、収縮という難しい反応が示される。プラティヤーハーラが、亀が甲羅の内側に頭と尾と四肢を引っ込める様子に喩えられることが多いのはこのためである。ヨギはただ事実だけを見る。「雨が降っている」と思ったり、ときには口に出したりするかもしれないが、何かを求めたり判断したりすることはない。

おもてを歩いているときに、目に見えるものや聞こえてくる音、匂いに対して、何も考えず判断もせず、その名前すら口にしないところを想像してみなさい。それだけでもいかに難しいことかがわかるはずである。自動車を見たら、「新しい」、「美しい」、「高価な」、「派手な」という言葉が瞬間的に頭に浮かんでくることがあるだろう。田舎道を散歩しているときであれば、「美しい」とか「すてきだ」などの感想を口にすることは我慢できるかもしれないが、チークの木、桜、スミレ、ハイビスカス、イバラの藪など、名前を思い浮かべるのをやめるのは不可能に近い。このように衝動的に何でも分類したがる傾向は、人間がいつもどのように物事と相対しているかを物語っている。我々は生まれつき受容力があり礼儀正しいわけではない。夕陽を目にして、その光景を穏やかな眼差しで受け入れたりはしないのである。我々は、あたかも人生が貪欲なショッピングの時間であるかのように、欲しいものを求めて目をぎらつかせているのだ。ところが、描写、解釈、消費によって物事を支配したいという欲求が、逆に人生の芳香、味わい、美を感じる力を奪ってしまっている。感覚を内へ後退させて移り気な心を抑制するというのは、興覚ましのように聞こえるかもしれない。だが実際には、そうすることによって、無邪気で溌剌としていた子ども時代の感覚である本来の味わいや色合い、発見が蘇ってくるのである。これこそが「少ないほど多くを得る」の例だ。野放しの欲望は、感覚を鈍らせ消耗させるだけなのである。

ヨガでプラティヤーハーラを行うのには、心を閉じることで集中できるようにする目的がある。欲求を満たそうとする感覚に悩まされている限り、我々は決して自分自身になる瞬間――内なる探究の旅という視点から見れば、自分自身が至高の存在と結びつく瞬間――を手にすることはできないだろう。プラティヤーハーラは世俗から離脱するための、忍耐を要する長い修行である。誘惑から解放される唯一の方法は誘惑に身を委ねることだ、という賢《さか》しらなジョークを言った人がいた。それが理論として誤っていることは誰でもわかるのだが、たんに欲望に身を委ねるのを避ければ、欲望が自然に消えるというわけでもない。たいていの人は、合理的に自己をコントロールしていれば、欲望に打ち勝つことができると思い込んでいる。これは楽観的すぎる考え方である。悪徳がないことは美徳に近づく一歩であるが、美徳そのものではない。ヨガでは、美徳の器官（ダルメンドリヤ）、すなわち良心は胸の中にあるとしている。それは純粋なものでなくてはならない。年をとれば悪行を実行する力は衰えてくるかもしれないが、不道徳な考えや意図がなくなるわけではない。戦争で戦うのは若者だが、始めるのは年長者たちなのだ。

ヒマラヤの洞窟で隠遁生活をしていても欲望が消え去ることはない。それどころか、満足を感じることがひどく難しくなるばかりだ。孤独で質素な暮らしをすることでわかるのは、満足を得られる対象が目に見えるものか、すぐに手に入るものかということに関係なく、欲望とは本来、精神的な現象であるということである。キリスト教初期の聖人、聖アントニウスはエジプトの砂漠で大きな誘惑と闘った。それは多大な苦しみを伴うものだったが、聖アントニウスはその厳しい生活によって、自分自身を欲望の根源と向き合わせたのである。この種の過酷な修行は、インドでもごく普通に見られる。パタンジャリは、高いところにのぼればそれだけひどく落ちることに気づいていた。厳しい修行を積んだ者に、この世のものとは思えない神々しい誘惑が訪れても不思議はないし、その者が心を動かされて受け入れたとしても何ら驚くことはないのである。ギリシャ神話の妖精セイレーンは、美しい歌声で船人を誘惑することを簡単にはやめない。勝利が近いほど、戦闘は熾烈を極めるのだ。貪欲さに馴らされた感覚は、最終的には消化不良を起こす運命にある。だから我々は自分の感覚に断食をさせ、回復させなくてはならない。こうやって感覚と心を制御し、本来そなわっているよい性質をむしろ高めていくのである。これは極端な方法ではないので、反動も起きない。また、呼吸の力を借りながら感覚を徐々に「退縮」させ、心を静めていくので、集中と瞑想を行うためのコンディションを整えることができる。退縮とは内に向けることである。つながりを絶つことではない。ある生徒が「あたかもバラの花びらが閉じ、つぼみに戻るかのように」という詩の一節を暗唱した。これこそプラティヤーハーラの説明として適切な表現である。

ここでは呼吸の役割が非常に重要になる。意識（チッタ）と活力エネルギー（プラーナ）は常に結びついている。意識が集中しているところには必ずプラーナのエネルギーがあり、あるところにプラーナのエネルギーを向ければ意識もそれに続く。意識を推し進めるのは、エネルギー（プラーナ）と欲望（ヴァーサナー）という２つの強い力であり、そのうちの大きい力のほうへと意識は進んでいく。もし呼吸（プラーナ）が優勢なら、欲望は抑制され、感覚は強くなりすぎないようにコントロールされ、心は静まる。反対にもし欲望の力が優位に立てば、呼吸は不規則になり、心は乱れてしまう。アサナにおいて適切な方法とバランスを自分で確認できたように、この様子も実際に自分の目で観察することができる。これがヨガの実践で自習（スヴァーディヤーヤ）ができるようになる理由である。自己についての知識を得る過程を経ずに、神の知識に到達することはない。ヨガの実践はあなたにとっての実験室であり、それを行う方法はさらに研ぎ澄まされた高度なものにならなければならない。アサナを行うときでもプラーナーヤーマを行うときでも、身体の意識は外に向けられているが、知覚、心、知性は内に向けられるべきである。

これがプラティヤーハーラであり、継続的な修行（タパス）と自習（スヴァーディヤーヤ）が融和するところである。伝統的に自習は、聖典を読んでその意味を理解し、その真理が自分たちの人生に反映されていることを知ることから始まるとされ、導師《グル》の教えを聞くこともその一つである。さらに、アサナとプラーナーヤーマの実践を行いながら、敏感に動きの違いを確認し調整するという自己修養を通じて、自己に対する知識が深まっていく。その後に、心そのものとその動きを観察することを学び、最終的には心を安定した穏やかな状態に保つことができるようになる。しかし、ここに至っても危険はある。心と感覚がコントロールされていても、エゴが勝手にコブラのように鎌首をもち上げ、シューシューと音を立てるのである。エゴは肥大し、自分がもつ巧妙なマインド・コントロールの力に酔いしれることさえある。ヨガの次の段階である集中（ダーラナー）によってのみ、まさしく叡智と呼ぶべき知識を手にすることができるようになるのだが、それは第5章で詳しく見ていくことにする。

＊　＊　＊

先に、私は人間の生活の多くは交換によって成り立っていると述べた。我々は労働、お金、品物、感情、愛情などのやりとりをしている。この交換のシステムはまた、我々の内部でも機能する。現代の用語を使うならば、この内的な協力関係をフィードバック・システムと呼んでもいいかもしれない。つまり、ある階層と別の階層、あるいは一つの生体機構と別の生体機構が互いに支え合い影響し合って機能するシステムである。前章で肉体の相（アンナマヤ・コシャ）と呼んだ身体にも、実際には、やはり第二、第三の相であるエネルギーの相と心の相が浸透している。この3つの階層はすべて、我々が口にする食べ物、飲み水、呼吸する空気の影響を受ける。肝臓を例にとってみよう。生命維持に欠かせないこの臓器は、食物の栄養によって維持されている。だが身体を伸ばしたり縮めたり、逆位にする動きを通して、うまく肝臓を操作できれば、プラーナを使って機能を改善することができるのだ。ただし、このような動きを行うには心も一緒に動く必要がある。心を集中させて動けば、血液の循環もまた変わる。プラーナを通じて血液の化学的性質さえ変化するのである。だから、アサナが肉体の相だけに関係していると思ってはいけない。肉体の相（アンナマヤ・コシャ）、エネルギーの相（プラーナマヤ・コシャ）、心の相（マノマヤ・コシャ）という３つの相は、完全に連動しているのである。

ヨガの技法を用いることで、内部からも外部からもエネルギーを取り込んで、それを個人の向上に使うことができる。たとえばアサナを実践すれば、体内の経路がきれいになり、プラーナが中断されることなく自由に動くようになる。反対に、ストレスで神経が蝕《むしば》まれ塞がれば、プラーナは循環できなくなってしまうだろう。アサナとプラーナーヤーマの実践は、心と身体を切り離している隔壁を取り除く。心と身体が一つになると、闇と無知が追い払われる。ある意味で、完全なる自己への扉を開くのはアサナである。アサナは体内の硬く凝り固まった部分を破壊し、これによって乱れがちだった呼吸が、規則正しく、深く、ゆったりと心地よいものになる。次にプラーナーヤーマが、興奮状態の脳をすっきりと穏やかにし、理性的で明快な考え方ができるようにしながら、瞑想に向けて心を高めていく。

プラーナーヤーマの実践を継続することで、人は恐怖から解放され、死に対する恐怖からさえも自由になる。身体の中に不安があると脳は収縮する。だが脳がリラックスして空《くう》の状態にあると、恐怖や欲望が取り除かれる。そのとき脳は、過去でも未来でもなく、現在にある。自由とは、恐怖と欲望の足かせを捨てることである。自由が訪れたとき、そこには不安も緊張も存在せず、神経に負担をかけるものも、神経を通じて心の無意識の層に負担をかけるものもなくなる。神経系の内側の層から緊張を取り除くことで、我々は自由の状態へと移り変わることができるのだ。プラティヤーハーラについて考えてみると、我々には２つの選択肢があることがわかる――今までどおり外的な力と満足感に突き動かされて進むか、内に目を向け、穏やかな力を使って大いなる自己を見つけ出すかのどちらかである。

私が若い頃、プーナではキリスト教徒たちの間である賛美歌が歌われていた。その歌詞は「追われた牡鹿が冷たい川の水を渇望するように、主よ、私の魂もあなたを求め、あなたの清らかな恩寵を渇望しています」というものだった。これは人がプラティヤーハーラを求める気持ちをうまく表現している。

多くの人が、プラーナーヤーマで呼吸をコントロールすれば、老化を遅らせることができるかと尋ねる。なぜ年をとることが不安なのか？　死は確実に訪れるものであり、そのときが来れば自然に受け入れるべきものである。それまでは気にせず生き続けることだ。魂には年齢はない。死が訪れることもない。朽ちていくのは肉体だけである。だが、肉体のことを決して忘れてはならない。肉体は、我々が大切に手入れをしなければならない庭である。次章では心に関する問題を見ていくが、心のように繊細で精妙なものでさえ、健康とエネルギーに左右されるのであり、それらは肉体という庭から始まっているのである。

プラーナは宇宙の偉大な生命力である。そして、あらゆる人の内部には、「見る者」あるいは魂と呼ばれる目撃者が存在する。身体の内部にとどまるためには、この「見る者」ですら呼吸に依存している。プラーナと「見る者」は我々が生まれるときにやってきて、死ぬときに去っていく。ウパニシャッドは、この２つが人生に唯一欠かせないものであるとしている。これは真実である。この話をするときは、30年間以上プーナの中心街で靴磨きをしていたある老人のことを思い出す。その老人は木の枝を杖代わりに持ち、小さな木製の台車に足を曲げて座っている、重度の障害者だった。彼は若い頃、貧しく、人生に絶望していた。生き延びることなど不可能だと思っていた。だがある日、彼は靴磨きを始めることにした。もともと頑丈な胸をしていたが、腕も次第に強くなっていった。やがて彼は街一番の靴磨きになっただけでなく、道行く人々から敬意を払われ、親交も深まっていった。新聞は彼のことを記事にし、晩年になってからは、伴侶にふさわしい女性も見つけた。彼がもっていたのは、健康な胸部、プラーナ、内に宿る「見る者」を映し出す賢そうな瞳、そして靴磨きの道具、それだけだった。ウパニシャッドは正しかった。呼吸と魂と勇気があれば、人は賞賛に値する人生を送ることができるのである。

立派に生きることを邪魔するのは、多くの場合、心のくだらないおしゃべりである。そうしたおしゃべりによって、我々は人を疑ったり、絶望を感じたりして苦しむことになる。人間の心は神がつくった世界の中でも真に偉大な創造物の一つだが、ちょっとしたことで向きを狂わせて、混乱してしまうことが多い。次章ではまず心がどのように働くのかについて探り、次いで、意識の鍛錬をもう一度学び理解することが、我々の自由にとってどのような役割を果たすのかを見ていくことにする。

Ⅳ　マナス——心の相と明晰さ

自分の心の働きや、人間の意識の一般的な働きを理解しないで、心の平安や解放の体験を望むことはできない。建設的なものであれ破壊的なものであれ、すべての行動は思考によっている。だから思考がどう働いているのかを理解すれば、我々はまさに人間心理の秘密を解明することになる。心を正しく認識し理解することで、錯覚のベールをくぐり抜けて、晴れ渡った日のように澄みきった叡智へ進んでいくと、我々の前に自由の扉が開かれる。ゆえに、心と意識について学ぶことがヨガの核心となる。

心と意識は明らかに身体のすべての相〔コシャ〕に関わっているのだが、繊細なものであるために、ヨガで教える人間の構造図では、第三、第四の相にあると見なされている。人生について常に思考している心の相（マノマヤ・コシャ）と、知性と洞察力のある知性の相（ヴィニャーナマヤ・コシャ）を、ヨギははっきり区別している。この章では心の相について詳しく述べ、思考する脳、記憶、自我、知覚が、我々の生活において、良くも悪くも、どのように協働しているのかを見ていくことにする。そのために、まずここで知性の定義を紹介しておこう。ヨガでは、知性を「情報に基づいた認識と意志の行使を伴う自覚ある選択」と定義している

(知性と叡智については次章で再び触れる)。我々は知性を通じて変化をもたらし、身に染みついた行動パターンから自身を解放し、少しずつ悟りの境地へと近づく。だが我々は、この知性を使わずに衝動的な行動をとることが非常に多い。それはなぜか？　その理由を理解することで、初めて知性の向上を望むことができる。

パタンジャリは『ヨガ・スートラ』で、成功と挫折の両方の場合における心と意識の働きを、ヨガの哲学と実践の中心テーマにした。実際、ヨガの観点からすると、哲学と実践は切り離せないものである。『ヨガ・スートラ』の第1章では、「倫理的行動の厳格な規範、すなわちヨガを今から紹介しよう」と述べられている。言い換えれば、ヨガとはあなたが行うものなのだ。では何を行うのか？　第2章には「ヨガとは、我々の意識の邪魔をする心の動きや動揺を静めていく過程である」とある。我々がヨガを通じて行うことは、すべて、このきわめて難しい課題をやりとげることに関わっているのだ。パタンジャリは、もしそれをやりとげることができれば、ヨガの目的地に着き、その成果を手にする日も近いと言っている。

生徒たちが1回目のクラスで最初に習うサマスティティ（直立不動のポーズ）あるいはターダアサナ（山のポーズ）とも言うアサナが、この課題に着手する第一歩であることを教えるのが、私のライフワークになっている。いつもこの最初のアサナから始め、根気よく磨き続け、力と明晰さを手に入れるようにしなさい。そうすれば、ヨガが教える身体と呼吸の技法が、パタンジャリの設けたゴールに我々を導いてくれるだろう。一方で、自分が目指していることを概念的に理解するのも、それが実践の代わりになるなどと考えない限り、とても重要なことである。概念的な理解は実践の助けとなる。建築の設計図は、建築物そのものではないが、実際に家を建てるときには間違いなく重要な要素である。

ヨガでは心と意識をそれぞれはっきりと定義している。その定義はサンスクリットで行われたが、それをうまく英語に翻訳するのは難しい。詳しいことについては順次説明をしていくが、とりあえずは、英語では mind（心）と consciousness（意識）が同じ意味に用いられる場合が多いことを指摘しておく。厳密に言えば、サンスクリットでは、心は意識の一部分または一面という意味合いがある。骨や筋肉が、生命維持に必要な内臓、循環器系、呼吸器系を包む外層であるように、心は意識（チッタ）の外側の層を形成している。意識とは外的にも内的にも認識する能力のことであり、我々はそれを自己認識と呼んでいる。意識をイメージするには湖を思い浮かべるとよい。湖の清らかな水面は周囲の美しい風景を映し（外的）、澄んだ水は湖底まで透き通って見える（内的）。同様に、清らかな心は周りの世界の美しさを映し、心が澄んでいるときは、大いなる自己（魂）の美しさが反映されているのが見える。澱んだ水や公害で湖がどうなってしまうかは、誰もが知っていよう。湖水をきれいに保つのが人間の務めであるように、我々の認識を妨害する思考の波を静め、浄化していくのがヨガの役割である。

パタンジャリの言う心の動き、動揺とは何だろうか？　湖の例に戻れば、それは水面に生じるさざ波やうねりであり、湖底での水の流れや動きである。誰でも経験したことがあるように、「にんじんを買い忘れた」とか「上司に嫌われている」といった、大したことのない考えが頭に浮かんでも、心の表面は少し波立つ。また「彼らのくだらないおしゃべりのせいで集中できない」というふうに、外界の騒ぎも心に乱れを生じさせる。ヨガでは、他人のものであれ自分のものであれ、くだらないおしゃべりは心を乱す無数のさざ波だとされている。同様に、欲望、嫌悪、嫉妬、疑い、恐怖も、心と意識の内側から表面に噴き出してくる。記憶から浮かび上がってくる思考は、睡眠や白昼夢のような一種の波と考えられている。無知でさえ、意識の動きの一種だと見なされているのだ。こうした事柄についてはのちほど見ていくことにするが、ここでの要点は、数々の力が湖をかき乱し、水を濁らせ、さざ波を立てているということである。そう考えれば、穏やかで澄みきった湖面を取り戻すのが、いかに大変な仕事であるかがわかるだろう。そこで我々はまず、自分の意識を注意深く見つめ、それがどんな要素から成り立ち、どのように機能し合っているかを見ていくことにしよう。

意識の内なる働き

本屋に行くと、自己啓発から始まって、心理学、精神修養、生活の悩みや人間的な成長に関する本がずらっと棚に並んでいるのをよく見かけることだろう。だがそのなかで、人間が抱えるジレンマの中心、すなわち意識や心に関する永久不変の問題に真剣に取り組んでいるものはめったにない。意識の本質についてはもとより、我々の心がどう機能しているかについてもほとんど書かれていないのである。

自動車の取扱説明書を考えてみるとよい。説明書は、車体やデザイン、色、加速性、乗り心地、安全性などについては言葉巧みに書き連ねてあるが、エンジン内部でどうやって燃焼が起きるかまで触れることはない。そのような説明をされても車の構造を理解できる人は稀だし、メンテナンスも修理もできるわけではないからだ。幸いなことに、車の場合は修理工場にもっていけば熟知している専門家が修理をしてくれる。だが人間の心を治すには、どこに行けばいいのか？　たしかにカウンセリングを受けることはできる。だが最終的には、心の問題は自分で対処せざるを得ない。

ヨガは、大半の人間を苦しめている精神的な悩みに対して、優れた解決法を提示している。だがそれを見ていくためには、まずヨガの哲学による「意識」の簡単な説明から理解しなければならない。ここで私は「哲学（philosophy）」という言葉を意図的に「簡単な」という語と同じ文中に使った。philosophy という語は「英知への愛」を意味するが、哲学とは複雑で理論的であり、おそらくその名の形容するごとく解りづらいものであるはずだと多くの人は考えている。だがヨガの哲学はそうではない。簡単で実際的であり、そしてなにより重要なことには、すぐに応用できるものほど優れた哲学だと考えられているのだ。

ヨガは、意識（チッタ）が３つの要素で構成されていることを突き止めた。すなわち、心（マナス）、エゴまたは自我（アハンカーラ）、知性（ブッディ）の３つである。先に述べたように、マナスは意識の一番外側の層であり、気まぐれで不安定、生産的な選択ができないという性質をもつ。また、良いか悪いか、正しいか誤っているか、正当か不当かを判断できない。それはマナスの内側の層であるブッディの役割である。そのブッディの内側、つまり意識の一番内側の層はアハンカーラである。アハンカーラはそのまま訳すと「私の形状」となり、我々の個性として現れ、真の自己を装い、魅力的なものなら何でも欲しがるものである。これらの意識の層のうちどれか一つが活動的になると、その層が大きく広がり、他の層が引っ込むことになる。ヨガは３つの層の相互関係と比率について述べ、それらの層が外界に対して日常的にどのように反応しているかを説明している。ヨガはまた、一般的に我々は行動をパターン化することで外界に反応していること、つまり表面的には多種多様な形や組み合わせのように見えても、実は同じことを際限なく繰り返していると指摘している。人類の歴史に目を向け、連日のニュースで伝えられる戦争や民衆の苦悩に耳を傾けている人なら誰でも、この考え方を支持することだろう。我々は、人間は何も学習できない生き物なのかと憤りを感じている。石斧から剣へ、そして銃、核兵器へと、殺し合いの道具は歴史を通じて「変化」してきたというが、実のところ、そこには変化はなく、進化も断じてない。殺し合いは変わらず続いているのであり、技術的な創意工夫と自己破壊的な才気によって、その手法が変わってきたにすぎないのである（「才気」という語は、急激な成長をとげる才能と器用さを暗示する。それに対して、知性は、歪みなくきれいに周りの景色を映し出す澄んだ湖水のような、明晰な洞察力を示唆している）。

だが、我々が置かれている状況がこのようなものだとしても、過去の束縛から自分を解き放つことはできるし、これまでの行動パターンを繰り返さないために、自らを鍛錬して反応のメカニズムをコントロールするチャンスもある。本当に新しいことを起こし、真の変化をもたらすことは可能だ。つまるところ、このようなみずみずしい明晰さを求めることこそがヨガの道なのである。

今説明した発展的なプロセスは、一人ひとりが「自分が心から欲するものをより多く、心から欲していないものは少なく」という表現で要約できる。大切なのは、本当に欲しているものが何かを見極め、それに従って進むことだ。だが、これを達成するために自身を鍛錬していくうえで、ある矛盾が生じる。自分がしたいことよりも、したくないことを多く行うことから始めなければならないのである。このことをヨガではタパスと呼び、「勇気をもって行う持続的な修練」と私は訳している。フランスの哲学者デカルトは、「幸福とは、楽しい気分にしてくれそうなものを手に入れることではなく、避けて通れないものを好きになることにある」と言っている。遅れている電車を待っているときや、皿洗いをしているときに、このことを試してみるとよい。

車の修理法を知りたければ、まず車の各部品について学ぶ必要がある。同じように、我々はこれから意識を構成する３つの要素について検討し、人間の健康に関するヨガのユーザーズマニュアルを詳しく見ていくことにする。

ヨガの哲学では意識の三大要素を特定し、それらを自然の進化の賜物と考える。拇指対向性、魚や鳥の眼、カエルの変態、鳥の翼、コウモリの位置確認能力、さらに込み入ったレベルでは、我々一人ひとりの脳細胞に組み込まれている言葉や文法を使いこなす能力といったような、自然が長い進化の時を経てつくりあげた無数の複雑さには敬服する他ない。ヨガでは、進化の過程において意識が複雑に発展し、さらに繊細なもの――心、「私の形状」(自我)、知性――に進化したことに注目し、それらが何なのか、どんな働きをするのかを探究するよう教えている。心は、我々の思考と実体験を分析し、処理する。「私の形状」は、自分自身と他の人間――自分の母親であれ、バスで隣に座った人であれ――との区別を生み出す。おそらくこれは、西洋の心理学における自我の概念にとても近いものだろう。この「私の形状」と心の内側の層に、物事を認識し決断をする知性がある。意識はこうした３つの要素で構成されているが、それらが一つにまとまると、それぞれを合計したもの以上にすばらしい働きをする。それでは、これから一つひとつをより詳しく見ていくことにしよう。

心——人間の中のコンピュータ

ヨガでは、心（マナス）は身体であると同時に、目に見えない繊細な存在であるとしている。心は全身を覆っており、脳と脊髄から始まって、情報を得る場である五感（視覚、嗅覚、触覚、聴覚、味覚）へと向かう。そこから５つの器官（手、足、舌、生殖器官、排泄器官）へ到達して、それらをコントロールし、機能させる。心が11番目の感覚と呼ばれるのは、こうした理由による。心は他を認識し、自ら機能する。心とは、情報のふるい分けをし、保管するコンピュータなのであり、あなたの机にあるコンピュータの中央処理装置（CPU）と似通った機能をもっているのだ。心は外界に向いていて、「膝が痛い」、「夕食をつくっている匂いがする」、「あの映画は面白そうだ」、「宿題をするのを忘れた」というように日常の出来事に対処する。また心には、音楽に秀でている、数学が苦手だ、工具を巧みに使いこなす、絵の才能があるといった能力に影響を与える機能もある。こうした資質は平等に与えられているものではない。能力を向上させることはできるが、どんなに頑張って練習しても誰もがユーディ・メニューインになれるわけではない。脳や感覚に宿るこれらの才能には物理的実在性があり、頭部打撲などの事故や病気、老化や不摂生な生活による健康状態の悪化などのせいで身体的なダメージを受けることがある。そして我々が死ねば、心は活動をやめ、存在しなくなる。我々は心を通じて外界に関与し、経験し、知覚し、理解する。感覚で感じ取り、心で発想する。人生の贈り物をどれだけ享受できるかは、感覚や心の健康状態と活力しだいである。

心はとりわけ賢い。俗に言う、猿の群れの賢さだ。猿が休みなく枝から枝へと飛び移るように、心も一つのことから別のことへ、ある思考から別の思考へと瞬時に移っていく。心はまた個人的、活動的、外向的であって、不滅のものではない。情報をふるいにかけ、蓄積することは得意だが、選択するのは苦手である。

記憶は心の一側面であり、記憶がなければ人間は機能しない。心に刷り込まれた経験や感情は、記憶という形で意識の構造の中に保存される。心はそれによって「好きなシャツの色はブルー、藤色、オレンジ、ピンクだが、一番似合うのはブルー」というふうに選別を行うのである。「消費者の選択」と呼ばれるものは、実は選択ではなく、すでにある選択肢からの選別であり、自由に選んでいると感じるのは錯覚にすぎない。購入するという選択はすでにされているのである。心は単独では「このシャツを買う余裕があるだろうか」とか「もう1枚、買う必要があるのか」というような質問を考慮に入れることはない。どれを買うかを選別することはできても、「新しいシャツを買うべきか否か」という二者択一の問題には答えを出すことができないのである。心は見たもの、触ったもの、聞いたもの、匂い、味などを感じ取り、理解するが、過去の記憶の蓄積がなければ、何もすることができない。赤はどれかと聞かれた子どもは、意識構造に刷り込まれた赤色を引き出してくる。

心がこのように働くことには、十分に理にかなった歴史的な理由がある。心は、それが優れたものであろうと鈍いものであろうと、「楽しいことは繰り返し、苦しいことは避ける」という単純かつ本能的な生存能力を備えている。このおかげで、我々は何度も火の中に手を入れるようなことはしないし、海水で喉の渇きを潤すこともない。「不快な (nasty)」という語は危険を暗示しているが、その反対に、「楽しい (nice)」あるいは「喜ばしい」という語は、生存に有利だという意味を含んでいる。これは生殖行為を考えれば一番わかりやすい。性行為が不快なものであれば、個々の人間の遺伝子や種全体の繁殖にとって、たいへん都合の悪いことになるからである。

野生動物の暮らしを考えると、このメカニズムは恩恵をもたらすように機能していると言える。ヒグマは秋に川を遡上してくる鮭を大喜びでむさぼるように食べる。ヒグマは冬眠に備えて大いに脂肪を蓄える必要があり、こうした大食は7つの大罪どころか、欠かすことのできない美徳なのである。しかし、自然からどんどんかけ離れていく人間の生活環境に、野生のクマの生活環境と似ている点があるだろうか？　クマを人間に、鮭をジャンクフードに置き換えてみよう。ジャンクフードをがつがつ食べることが、生き残るための手段になるだろうか？　せいぜい全員が動脈血栓になって40歳で死ぬのがオチである。鳥類やクマ、コウモリ、あるいは人間の脳を制御しているシステムは、進化の初期段階や、自然な生活を営んでいたときには有利に機能していた。だが現在、個人的なレベルにおいては、もはや疑いなく有利に働いているとは言えないのだ。

言い換えれば、我々の脳にプログラムされているもので、はるか昔にはうまく機能していたが、もはや、かつてのように恩恵をもたらさなくなったものがある、ということだ。そうなった理由は、「人間の生活環境」という言葉の中に見つけられる。動物は「短期主義」を余儀なくされている。つまり動物たちの行動は、良いことであれ悪いことであれ、短期間で結果が出るのである。

試しにジャンクフードでも食べてみるかと考えたカモシカは、遠からずライオンの餌になってしまうことだろう。

人間の場合、行為と成果、原因と結果の時間差は大きくなるばかりである。春に穀物の種を蒔き、半年後に刈り入れ、貯蔵し、それを翌年1年かけて食べる動物は、人間の他にない。我々は長期間にわたって結果を待つのである。試験に合格するために一生懸命勉強しろと我が子に言うのは、その結果が、残りの何十年かの人生を劇的に変えるかもしれないことを知っているからだ。しかし、子どもは「数学の勉強なんか嫌だ。テレビを見たい」と考える。ここで、先に述べた「楽しい」と「不快な」という言葉と、心の本来の性向のことを思い出してみよう。ヨガでは2000年以上前に、この「長期主義」がもたらす弊害に気づいていた。やめてしまおうと思うほど直ちにひどい目にあうこともなく、やる気を起こすほど即座に報われることもなければ、人間の行動と感覚は子どものようになってしまう。我々は、すぐに満足できることを求めるのである。

病気の例で考えてみよう。ごく最近までは、生命に関わる危険と言えばコレラやチフスのような病気が多かった。こうした病気はごく短い時間で影響が現れる。月曜日に汚染された水を飲み、火曜日に発病し、水曜日には死んでいる、という具合である。いったん水と病気との関連が判明すると、人間は知性を用いて、たちまち水を浄化することを学んだ。このように因果関係が急速に展開する場合、比較的簡単に関連性を突き止め、改善することができる。誤って金槌で親指を叩いてしまったとき、その痛みの原因が別にあると言われ、納得する人間はどこにもいないだろう。次からもっと気をつけるようになるのが普通だ。

しかし、現代人を苦しめている病気はどうか？　そうした病気が進行し、身体を蝕むのには長い年月がかかるのではないか？　だとすれば、それらを予防し、治療することはきわめて困難になるのではないか？

たいていの人は、癌や心臓病、関節炎といった病気と自分たちの生活習慣になんらかの関連性があることを認めている。にもかかわらず、病気の進行があまりにも緩やかで、致命的な結末がずいぶんと先送りされているために、たとえ、ある時点でなんとかしたいと強く望んだとしても、生活習慣を改善するのは非常に難しいのである。

エイズを例にとってみよう。この病気が流行し始めた時期から医療クラスで多くのエイズ患者を指導してきたので、徐々に身体を蝕んでいくこの病気のことを、私はよく知っている。もしエイズがウィルス感染直後に死亡する病気であれば、これほど蔓延することはなかっただろう。誰でも危険な行為は避けようとする。しかし発病が５年、10年、15年先であるため、目の前の欲望に負けてしまう人が多いのである。行動パターンは、たとえそれが身を滅ぼすものであろうと、変えることは非常に難しい。なぜなら、心、感覚、身体の器官、外的な環境はすべて連動しているからである。

このような行動の枠組みから抜け出すのは不可能に思えるかもしれない。だがこれから見ていくように、ヨガの教えによって意識を理解し、ヨガを実践することによって自制心を得ることで、持続可能な変化と向上が実現できる。

先祖から受け継いだ心と感覚には偏りがあり、我々に不利に働くことが多い。とはいえ、私は決して人間がもっているその驚異的な装置をけなしているのではない。我々は、その装置が野生の馬のように衝動的であり、いかに速く、パワーがあり、巧妙かに気づくべきだ。心と感覚が教えてくれる情報、たとえば「火は燃える」、「米は食べるのに適している」といった情報は、これまで人間が生き残るために必要不可欠なものであったし、今でもそうである。中国の思想家、老子は「己を知り、良きことを知り、潮時を知りなさい」と言った。そしてやはりこの言葉を実現するのにも、ヨガが役に立つのである。原子力エネルギーは、地球で再生された太陽の力である。適度な力は望ましい。だが核拡散に突き進んでいく現状を見ると、はたして人間は潮時というものがわかっているのだろうかと思わざるを得ない。茶碗一杯のご飯はいいものだ。おなかが一杯になるのはいいことである。だが四六時中、満腹しているのはいいことだろうか？　「多ければ尚よし」が人類の墓碑銘になることを我々は本当に望んでいるだろうか？

我々は皆、実生活において次の２種類の行動の間で思い悩んでいる。⑴今「楽しい」ことをすれば、将来「不快な」ことがやってくる。これを何度も繰り返すうちに、「不快な」ことに加えて、欲しくもない利息までついてくる。「肝硬変も二日酔いから」というわけだ。⑵しないほうが楽なことを今する（たとえば、テレビを見る代わりに数学の宿題をする。あるいは１時間早く起きて、ヨガ・アサナを行う）。そして少し経ってから、その恩恵を受け取る。これを何度も繰り返せば、長い時間が経ったあとには、利息のついた恩恵を得ることになるのだ。

最初の行動（もしくは行動しなかったこと）と、それによって生じる結果の時間差が大きくなるほど、我々は言い逃れをしたり、自分に嘘をついたり、問題を回避したくなって、つい楽な道を選んでしまう。自分に正直であることが最も重要である。正直でなければ「己を知る」ことはできない。それでは、よいものを否定することになり、潮時を学ぶこともない。

ここで、情報と経験を集めて保管し外界を探査する心と脳についてはひとまず措き、意識の２番目の要素を詳しく見ていくことにしよう。

自我――「私」を形づくるもの

「私の形状」(アハンカーラ) とは各個人がもっている認識――自我、自分、自分の特異性、人との違い、個別性、ある意味で自分がすべての中心にいると感じること、自分以外のすべてのものは自分とは少し違う性質をもっている、という認識である。この「自分とは違う性質」は固定されたものではなく、同様に「私の形状」も不変ではない。実際、自我の一つの特徴とは、サンスクリットのアハンカーラが示すように、その形状が縮んだり広がったりと始終変化することにある。壮大な夜空は自分がちっぽけで孤独な存在であることを感じさせるが、美しい日の出は、人間がより大きな存在の一部であり、寛容なる宇宙に守られていることを実感させてくれる。また別のとき、夜空の星と暗い空間を見ていると、我々の希望と恐れの源である無限そのものを、もう少しでつかめそうな気がしてくる。このように自我と他者の関係は流動的である。どちらも一定の量ではない。我々は他の人たちと非常に親しくなるときもあるし、その同じ人たちが敵のように感じられるときもある。と同時に、「私は」という言葉を口にするたびに、自分の中に大きな石像のような強固な何ものかがあるのを感じているのである。

「私」がどんな形をしていようと、また我々がどんなに無防備で影響を受けやすい状態になっていようと、自我と他者の区別は意識の中に存在し続ける。我々は、自然の美しさに心奪われているときでさえ、自分が輝く夕日ではないことを知っている。感嘆はあっても、融合はないのである。

大昔のヨガ哲学者は、自分と自分でないものの間に、自分かもしれないし他者かもしれないが、その両者だとも考えられる灰色の領域があることを突き止めた。その領域とは、「私」と外界が接している部分、つまり自分自身の身体である。ヨガの修練や他の修行において身体に多大な関心を払うのは、それが矛盾した存在だからである。死ぬときは身体を一緒に連れていけないし、生きているときは身体から離れることはできない。一緒に連れていけないものを、本当に自分だと言えるだろうか。そう言えないのだとすれば、いったい何のために、死ぬときに自分から離れる身体をわざわざ大切に管理しなければならないのか。だが、もし管理を怠れば、我々は徐々に衰え始め、早死にすることになるだろう。ヨガは身体を魂の乗り物と呼んでいるが、俗に言われるように、レンタカーを洗車する者はいない。しかしながらヨガでは、健康状態から始まり、心、自我、魂に至るまで、あらゆるレベルにおいて、この気の毒な乗り物の手入れをすることが一番我々のためになると指摘している。身体という難題は、ヨガにおいては、そこから人間の存在の謎を解き明かしていく出発点である。

人みなそれぞれに「私の形状」があることに、どんな意味があるのか？　盲腸と同じで、なくても生きていけるのではないか？

この進化的特性が、程度の差こそあれ、動物界全体に存在しているのはなぜか？　なぜそれがとくに人間に顕著なのか？

こうした問いに対する最も自然な答えは、一つの身体には一つの知覚が必要だからだというものである。１台の車にハンドルが２つあり、ドライバーが２人いれば、どうなるだろうか。道路を真っ直ぐ走ることなど不可能になるだろう。自分自身を動かすためには、単一の「私」の知覚が必要なのであり、その「私」の知覚は、心と感覚と身体を通じて、食物と水と空気を供給する環境とつながっているのである。それぞれの生物は微妙に（あるいは著しく）異なっており、自分の内にある違いだけではなく、他者の内にある違いにも気づく必要がある。最も基本的な違いは、生殖行為によって必要とされるオスとメスの区別である。風を媒体とした授粉では、動物のオスとメスのような行動は見られない。砂粒の場合でも、同じものは２つとないかもしれないが、自分の意志で動き回ったり、餌をあさったり、生殖行為をするわけではないのだから、高度に発達した自我（エゴ）などまったく必要ないのである。

「私の形状」が流動的なものであることはすでに述べた。理念や大義に身を投じたり、あるいは、ただオリンピックで皆と一緒に自国のチームを応援したりするだけでも、我々はとりあえず、個としての自己の義務は棚上げし、より大きなアイデンティティに組み込まれる。しかし、このような集団化は部分的で一時的なものである。これはまだ「私」の意識であり、せいぜい究極の一体化の未熟な代替品といったところにすぎない。

我々がもっている「私であること」〔私の形状〕という部分は、自分が自分であることを確認する役割を担っている。我々は生物学的、精神的に健全であるために、自分がある種の独自性をもっていると見なす必要がある。これはよいことであるが、では、なぜエゴ（自我）やエゴイスティックという言葉はネガティブな連想をさせるのだろうか。

それは「私の形状」の表面が強力な接着剤で覆われているからである。そこに記憶、所有物、欲望、経験、愛着、達成感、意見、偏見などが、船底に張り付いたフジツボのように、ぴったりくっついているのだ。「私の形状」は心と感覚を通じて外界と接する。その接触によって手に入れた宝、栄光、惨めさが自我に送り戻されると、自我はそれをため込み、「このすべてが私である」と宣言する。私の成功、私の妻、私の車、私の仕事、私の苦難、私の欲しいもの、私の、私の、私の……。やがて単一で混じりけのないアイデンティティは象皮病にかかり、そのなかで我々自身は醜く肥大化し、硬く、厚くなっていくのである。

インドには、女の子につけるアスミタ（Asmita）という愛らしい名前がある。アハン（Aham）は「私」、アスミ（Asmi）は「である」という意味で、「私であること」がアスミタ（asmita）である。一方アハンカーラ（Ahamkara）では、アハン（Aham）が「私」、アーカーラ（akara）が「形状」を意味する。自分のもっているものや自分の特性と自分自身を同一視するとき、それはアハンカーラである。ここから「私に、私の、私のもの」という考えが派生する。私が自分自身を「私」と同一視すれば、それはアスミタつまり「私であること」である。アスミタは、この世に生きるものすべてがもっている単一性と独自性という、天からの贈り物のすばらしさを示すものである。しかしながら、それはまたプライドも表しており、その関連性は容易に理解できることだろう。過度のプライドは病んだ自我が引き起こした症状である。身体や心と同じように、自我もまた病気になるのだ。なぜ人間がエゴを肥大化させやすいのかという先ほどの疑問に対する答えは、おそらく我々のもつ優れたコミュニケーション能力と記憶力にある。心が伝えてくる経験は、コミュニケーションと記憶によって絶え間なくエゴに取り込まれている。その結果エゴは肥え太り、病気になるのである。

ヨギたちは、はるか昔に、この受け入れがたい事態について検証している。そして、「楽しいことは繰り返し、苦しいことは避ける」という偏った考えは、たとえ生き残るために役に立つことであっても、トラブルをもたらすこともあるという結論に至った。では「私であるという意識」のどこが問題なのか？　恩恵については明らかで、一つの身体に一つの知覚があるということである。だが、ここでヨギたちは考えた。もしかすると、知覚の単一性、つまり「私であること」と、自分という存在の根幹である真の大いなる自己は別物なのではないか。たんに毎日の実際的な目的のために真の大いなる自己になりすまし、それが習慣となった結果、自分と大いなる自己が同じであると本当に思い込むようになったのではないか。

ここが問題の核心である。電球のフィラメントは、自ら光り輝くため、それ自体が光源、つまり電気であると主張しているように見える。自我はそのフィラメントとよく比較される。だが「私であるという意識」が放つ光は、実は別の深いところから発せられているのだ。普通に生活をしているとき、我々はその源に気づくことはない。だが、人間は常にその存在を本能的に感じているものなのである。我々はそれを人間の起源、そこから人間が生まれ出た宇宙の根源と結びつける。本源的全体という、いつか帰っていく終着地と結びつける。そしてまた、天空、すなわち無限へとつながる目に見えない入口にも結びつける。我々は、各々がみな異なり、独立している雑多な世界、ある詩人の言う「獲得と消費〔getting and spending〕」の世界に生きている。そうした世界の複雑な日常生活においては、自分の中に人間の根源、究極の一体性があるのに気づくことはない。だが我々は、昔別れた恋人の顔をぼんやり思い出すように、あるいはまだ見ぬ恋人の顔をそっと思い浮かべてみるように、おそらくその存在をどこかで感じているのである。

この存在を表す最も一般的な表現は「魂」である。「私」が意識と結びつけば、自我（アハンカーラ）になる。だが「私」を消すことができれば、意識には魂の気づきが行き渡る。これは魂と一体化したということではない。魂は独立した存在であり、いかなる形態の「私」という意識とも混同すべきではない。それでも、自我がおとなしくしているとき、意識が魂の存在を感じ、魂の光が半透明の意識を通しておのずと現れてくる。

人生の始まりと終わりを目にするときは、誰もがある程度、魂の存在を感じるものだ。そして周りの世界を見渡しては、「この中に魂があるはずがない」という気持ちと、「魂が存在するのなら、この中にもあるに違いない」という気持ちの間で思案に暮れている。魂は空間と時間の概念に制限されるものではないはずだ、と我々は考えている。その存在は、揺りかごから墓場までといった、人の一生という時間枠に限定されはしない。そのような短い年月は、身体の中で生まれ、成長し、栄え、やがて衰えて死ぬ「私の形状」が扱う領域なのである。魂とは民主的なものである——自分の中にあるものなら、他者の中にも等しくあるからだ。またそれは個人に従属するものではない。むしろ我々のほうが従属しているものである。

各人がもつ「私の意識」とは、必要であると同時に、かりそめのものでもある。もしそれを永続する真のアイデンティティだと考え、魂と混同しているならば、それは抜き差しならない状態だと言えるだろう。あらゆる人が望んでいるのは、生きること、命の一部となることである。しかし、滅びゆく運命にあるものを自分と同一視することを選ぶのであれば、我々は自分自身に死の宣告をしていることになってしまう。偽りのアイデンティティを信じ、深く考えずに混同したまま受け入れることで、人は耐えがたい緊張の中に身を置くことになるのだ。ヨガではこの状態を「無知」と呼び、我々の苦しみのもと、つまりあらゆる誤解や過ちを生み出す母体と見なしている。そしてその無知のために、滅びゆく存在であるエゴと自分自身を同一視したことで、人間の創造性と破壊性、輝かしい文化と恐怖の歴史が生まれたのである。

エゴイスティックな自己が不滅のものであると主張するために、人間は壮大なプロジェクトに着手する。エジプトのピラミッドもその一つの例である。あれは死を免れようとする試みそのものではないか。ピラミッドは緻密な構造をもち、驚くべき技術、幾何学や天文学の知識が用いられている。だがその裏にあるのは、ファラオの不死への渇望と、人間であり王である自分の自我には死を出し抜く手段があると信じる虚栄心であった。

内なる声はいつも「それはむなしい望みだ」と囁くが、それでも我々は、無数の手段を用いて、余命の限られた身体を不滅のものにしようとしたり、来たるべき喪失に備えて心を穏やかにしようと努めたりする。我々が贅沢をするのは、実はこれが一番の理由なのである。だが、消費主義が不死への道を開くことはない。それは死に対して何の効力ももたず、一時的な慰めでしかないのである。

やがて来る死の恐怖に耐え、避けられない運命と闘うのはとても消耗することである。だから我々は、その努力を続ける一方で、自己の喪失、融合、埋没と超越を望み、エゴの苦しみから解放されることを強く願うのである。エゴイスティックな自己は面倒の多い同行者であり、そのわがままに迎合せよ、満足を知らない気まぐれに従え、決して消えることのない恐怖心を消せ、と延々と要求し続けるものだからだ。
「一つの身体に一つの知覚」という意味をもつ愛らしいアスミタは、こうして強欲で偏執的で、虚栄心の強い暴君へと変貌するのだが、この現象は自分よりも他人を見て気づくことが多い。

この悲しむべき変貌は、無知、すなわち我々の一部にすぎないものをすべてだと思い込む誤解が原因である。ヨガの実践と倫理の大半は、エゴを小さくしていくことと、視界を曇らせる無知のベールを取り払うことに関わっているが、それをなしとげるには、意識を構成する３番目の要素による介入と手助けが必要となる。

知性——洞察力の源

意識の３番目の構成要素は知性（ブッディ）であり、ヨガは知性と心（マナス）を明確に区別している。心に特有の資質は賢さである。他の生き物と比べると人間はみな賢い。ヨガでは、あなたを愚かにするのは、隣人ほど賢くないという事実ではないと明言している。愚かさとは知性が欠如していることであり、決まったパターンで行動し、自分の過ちから何も学ばないことである。我々はみな愚かになるときもあるが、相対的に考えれば、誰もが常に賢い。宇宙ロケットの研究者や言語学の教授が、農民や工場の労働者よりも愚かなことがある。たしかに彼らは非常に賢いかもしれないが、だからと言って他の人間より知性的であるとは限らないのである。例を挙げてみよう。科学の進んだ国では、高性能の恐ろしい兵器を数多く開発している。そうした兵器をつくる人々は賢いに違いない。だが彼らは危険な兵器を世界中に無節操に売りさばき、その結果、敵国にもそれが渡ってしまう。はたしてこれを賢いと言えるだろうか、それとも愚かと言うべきだろうか？　愚かだとすれば、それは彼らの才気が急に失われたためなのか、それとも知性が欠如しているためなのだろうか？　心が高度な発明能力をもっているのは確かである。だが、それは革新的であることと同じだろうか？　革新とは、新しいものを取り入れ、変革を推し進めることである。一方の発明とは、古いものからその変種を生み出すことだ。この違いは微妙ではあるが重要である。というのも、我々はこの２つをしばしば混同するからだ。たとえば、誰かがいつも私を怒らせるとする。私は、新しい表現やこれまでと違う行動を考え出して、その怒りを千通りものやり方で表そうとするかもしれない。だが、怒りをもって対応することをやめようと決意した瞬間、何か新しいことが起こる。これが革新である。そこには変革がある。ヨガは、知性を真に革新し発達させる手助けをする。その知性を用いることによって、我々は、自我と世界に対して新たな関係を結ぶことができるのである。この新しい関係においては、世界を客観的にありのままに知覚すること、何が最良なのかを見極めて選択することが重要である。

知性には主要な特徴が２つある。１つ目は内省的ということだ。つまり自己の外側に立ち、主観的にだけでなく、客観的に自らを省みることができるのである。主観的なとき、我々は「今の仕事は大嫌いだ」と言うが、客観的になっているときは「自分はもっといい仕事に就くだけの能力がある」と言う。この１つ目の資質によって、知性の２つ目の資質、つまり選択が行えるようになる。我々は知性によって、斬新で革新的な行動をとることを選択し、変革を始めることが可能になる。また知性によって、我々全員がはまり込んでいる轍《わだち》から抜け出し、自分自身の進化の道を歩き始める決意をするのである。知性はおしゃべりをしない。それは固い決意と洞察力をもった、物静かな意識の革命児である。知性は意識の中では沈黙しているか、眠っているが、目覚めたときには、指導的、支配的なパートナーとなる。

ここでもう一度、意識における頑固な保守派である心（マナス）と「私の形状」（アハンカーラ）をざっと見てみることにしよう。そうすれば、この２つが変化に抵抗するメカニズムに支配されていることが必然的に導かれるだろう。心と、情報を心に伝える感覚は、楽しいことを繰り返し、苦しいことを避けようとする。その理由はすでに見てきたが、我々はそれに加えて、そうすることが、本質的には過去の経験に根ざした行動パターンに執着している状態だということも認める必要がある。これは結果的に、革新的なものを敬遠し、進化の可能性を抑えつけることになりやすい。我々はすでに、「私の形状」（自我）が、長い時間をかけて蓄積してきた体験――子ども時代、学士号、自分の銀行口座などの総体――と自分自身を同一視していることを見た。すなわち「私の形状」とは、今まで起きた出来事をすべて足したものなのである。また、それは過去に夢中である。なぜか？　自我が最も恐れているのは何か。それは自身の死である。死はどこにあるのか。未来にある。だから当然、自我は過去の出来事をあれこれと思い返しているときが最も幸せなのである。同じ部屋で昔から使っている家具を並べ替えてみて、それを眺めながら「違う家具に見えない？」などと言うのは心地よいことだ。たしかに違って見える。そのとおり。だが本当に違うものになったのだろうか？　そうではない。自我が敬遠するのは、古い家具を捨て、引っ越しをすることだ。つまり自我は未知を嫌うのである。未知の出来事は、自分がはかない存在であることを思い出させ、恐怖とパニックを蘇らせる。その恐怖とは、いつの日か、真の自己（未知の魂）になりすましていた自我の仮面が剥がされ、その時点で、それまで知っていた自分という存在が消え去ってしまうという恐怖である。

昔インドを旅したヨーロッパ人は、インド人の信仰活動の目的が、永遠に実在する自我という錯覚を消すことだと知り、ショックを受けた。彼らは、これでは生きながら命を絶つようなものだと思ったが、同時に尊敬の念も抱いた。我々はサマーディ〔至高の同化〕を体験することによって、自我が大いなる自己の源ではないことを知る。サマーディを体験した後、我々は再び自我へと戻るのだが、今度は、魂の代役としてではなく、生きるために必要な道具として使うようになる。そうなれば、もはや自我がもつ狭量さ、恐怖、欲望に縛られることはない。

「哲学」はサンスクリットでダルシャンと言い、視野や視界を意味する。これは自分自身を見ること、客観的な視野、自身を映す鏡ということ、また知性の内省的な資質のことでもある。プラトンは、知ること（これは主観的である）だけでは不十分だと言った。我々は自分が知っているということを知らなければならない。これは客観的である。我々を人間たらしめているのは、自分が意識しているという意識である。木にも意識がある。樫《かし》の木立は、周りの木々や葉の位置と調和するようにバランスよく枝を広げる。しかし木は、意識しようとして意識しているわけではない。自然界の意識は無意識なのである。だから、人類の歴史は「無意識」から「意識する意識」、つまり自分自身の認識へと向かう旅だと言えるだろう。もしこれが正しいとすれば、このことは個人のレベルにも、種のレベルにも当てはまらなければならない。意識とは透過性のものだからである。

知性という鏡が与えてくれる利点とは何だろうか？　それは、距離を置いたところから自分自身を眺められることである。普通、自我は主体であり、自分の観点以外から物事を見ることができない。だが知性によって、自我は一転して客体〔認識の対象〕となる。実物の鏡を覗けば、自分自身を外側から見ることができ、自分では気がつかないような、たとえばネクタイについた食べ物の染みにも気がつく。そうすることで、鏡に映る自分の格好が気に入らないときには、服を着替えることもできるのだ。意識とは二重の鏡である。外界にある対象物も、内なる魂も映し出すことができる。

汚れたネクタイを外してクリーニングに出すという選択ができるように、我々は、アサナの実践を始めて身体を浄化するという選択ができる。選択ができる――これこそが知性の２つ目の資質だった。我々は客観的な情報に基づくことで、ネクタイの汚れを落とすのか、そのままにしておくのかという選択ができる。同様に、朝早く起きてアサナを実践することもできれば、もっと寝ていることもできる。ラテン語では、知性とは「２つのうちどちらかを選ぶこと」を意味する。たんに「考える」という意味ではない。

何か問題が起きたとき、自分が「シーッ！　ちょっと待って。考えさせてくれ」と言っていることに気づいたことはあるだろうか。だが、本当に言わんとしているのは「シーッ！　ちょっと待って。しばらく考えないようにさせてくれ」ということだ。我々は物事が鮮明に見えるのを好む。だから、心の中からパッと浮かび上がってくるイメージや言葉、それに関する意識下の連想が絶え間なく流れ出てくるのを、一時停止させる必要があるのだ。心は、つけっぱなしのテレビのように思考とイメージをひっきりなしに流し続ける。思考は動きが速すぎて捕まえられず、自発的に止まることも決してない。それは脳から空間に休みなく流れ出すアナログ波〔テレビの電波〕なのである。思考はまた、自らを改めることができない。整備士の客観的な目や手の助けがないところで、故障したエンジンが自然に直ることがないように、思考は自分が引き起こした問題を自分で解決することができない。それは知性の役割だ――思考の動きを止め、見定め、判別し、調停をするのである。

知性がその能力を用いて最初に行うのは、思考の流れを一時停止させることである。これは「認知」と呼ばれる、知覚と判断を含んだ認識のプロセスである。認知によって我々は、まさに今この瞬間、この状況の核心には選択があることを感じ取る。そうなると、もはや思考やイメージが次々と浮かび上がってくることはなく、我々は自身を客観的に見て、「今これをすべきか、それともあれをすべきか」と自問するようになる。こうした一瞬の知覚と内省のうちに時間は停止し、突如として、自分の運命は自分で舵取りをすべきものになる。「アイスクリームをもう一つ食べるか、それともここでやめるか。」その選択は難しいものかもしれないが、少なくとも複雑ではない。このとき我々は、それがどんなに些細なことであっても、自分にとっては何かしら重大な意味をもつ分かれ道に立っているのである。

朝早く目が覚め、「もう起きて、今日こそ少しアサナの練習をしようか、それとも、もう１時間寝ようか」と自問したとする。どちらともできればいいのだが、それが無理なことにはすぐに気がつく。目の前にある２つの選択肢のどちらかに決めなければならない。どちらも魅力的だが、明らかに一方はやさしい道である。認知の役割を担う知性は、どちらを選択すべきなのかをはっきりと示してくれる。だが、決断の瞬間になっても、我々はまだ決めかねている。ベッドから起き出すという困難な道が、本当に正しい選択なのだろうか。

知性の第二の面である意志という特性（意力）のおかげで、それは正しい選択となる。こうした意志は「動能」〔コネーション。行動を推進する力のこと〕と呼ばれることがある。ヨガで知性が「動能的」で「認知的」だと言うのは、そのためである。意志とはベッドから足を下ろさせ、知覚によってなされた選択を行動へと後押しするものだ。困難な道の選択を現実のものへと転換するのが意志なのである。私はよくハタヨガのことを意志のヨガと表現することがある。

さてベッドから出た。葛藤は乗り越えたが、戦いはまだ終わっていない。コーヒーを入れて、1時間ほど朝刊を読むのは楽しいに違いない。起きるというのは一つの成果であり、正しい道への第一歩だが、それで十分と言えるだろうか。ここが2回目の認知、選択、意志の行使の瞬間である。まもなく6時30分に、あなたはヨガの練習をすることになる。これはまったく新しい一歩であり、革新である。

歴史がつくられたのだ。見て、選択して、行動するという知性の鏡と鋏《はさみ》のおかげで、あなたの歴史が変わったのである。あなたはその後、仕事に出ても体調がよく、確かな生命力を感じ、自分の活動に対して充足感があり、自制心が働くというようなことから、アサナの実践による恩恵を実感するだろう。あなたが鍛えたのは身体の各部位だけではない。休眠していることが多い意識の構成要素、つまり知性そのものも鍛錬したのである。

次の日も目覚まし時計がなれば、同じことが繰り返される。もしかすると、まったく同じではないかもしれない。鍛えられた身体が日を追うごとによく機能するようになるのであれば、研ぎ澄まされた知性にも同じことが言えるはずだからである。身体という視点で見れば、継続的に知性を働かせることによって、我々は広義の健康という成果を得ている。だが違う視点で見てみれば、我々が本当に手にしているのは自制心であり、それこそが充足感の原因なのである。

ここが非常に重要な点である。論理的には、健康と自制心があれば、我々は次第に自分の人生をうまく管理できるようになる。思いどおりに人生を生きられるとき、我々は限りない解放感を経験し、幸せな気分になる。人間は自分自身の潜在能力を開花させ、現実のものとすることで、地上での人生の可能性を模索していくのである。自己解放は、心の最も奥深いところに秘められた願望である。我々を分離ではなく結合へと導く願望は、これ以外においてない。自己解放は、愛し愛されたいという我々の強い願いを可能にする。またそれは、最果ての場所で、ヨガの根底であり目的でもある、無限の存在との一体化を体験させるものである。無限の存在はあまりにも遠くにあると思えるかもしれない。だが、必死に知性を働かせて暖かいベッドから冷たい床に足をおろしたとき、我々はすでにその第一歩を踏み出しているのである。そのことを忘れないようにしなくてはならない。

ここまでは、意識を構成する、心、自我、知性についてざっと見てきた。まだまだ話すべきことは多いし、それに加えて、ここに述べたことを道しるべとして、あなたがたが自分で発見していくこともたくさん残っている。意識はその構成要素を足したものよりも大きいが、これについては後で説明することにしよう。また、心と自我（「私であるという意識」）に内在するいくつかの欠点について述べてきたが、知性の欠点には触れてこなかった。我々が最初にすべきことは、何がうまくいかないのかを見ることではなく、知性を目覚めさせ、活性化させることだからである（パタンジャリはこれをサットヴァ・シュッディ、すなわち知性の浄化（純粋さ）と呼んでいる）。

それではここで、心（および心に情報を与える感覚）と自我と知性が、日常の何気ない状況でどのように協力するか、またはしないかを説明しよう。まずは、意識のモデルを頭に思い描いてみてほしい。それは円の形をしていて、互いに連絡し合う３つの区域に分けられている。この意識のモデルは自ら動くことはない（一方、外の世界はそうではない）。そこで、感覚がとらえる外的な対象物という形で、この意識に試練を与えてみることにしよう。たとえば、大きな容器に入ったバニラアイスクリームはどうだろうか。

あなたは夜遅くに仕事で疲れて帰宅する。途中でピザを食べたので、とくに空腹ではない。だがキッチンを通り抜けるときに、思わず冷凍庫のドアを開けてしまう。なかにはバニラアイスの大きなカップが入っている。この後、次のようなことが起こる。

⑴　あなたの目（感覚器官）はアイスクリームに向けられ、ラベル（バニラ）を読み取る。この情報は心に送られ、解読され、識別される。こうして一つの連鎖ができあがる。⒜外的な対象、⒝感覚器官、⒞心である。
⑵　心は（常にそうするように）この情報を自我へと受け渡す。ここで⒜＋⒝＋⒞＋⒟自我という連鎖ができる。
⑶　一瞬のうちに心と自我は緊密になり、今度は心の中にしまわれていた記憶の出番となる。記憶に対して質問がなされる。

「バニラアイスクリームを食べるという行為は、喜びと苦痛のどちらの結果を招くか？」

⑷　記憶は、少しもためらうことなく「喜び」と答える。

⑸　「わかった。じゃあ渡してくれ」と自我が言う。心は手（運動器官）の動きを調整し、アイスクリームを冷凍庫から取り出して蓋をあけ、スプーンを探してくる。この後は言うまでもないだろう。

ここで⑷に戻り、別の結果が可能かどうか見ていこう。もし可能なら、どんな方法があるだろうか。

(5a)　心と自我は、意識の奥のほうでザーッというノイズのようなものが聞こえることに薄々気づいている。まるで何者かが注意を引こうとしているようだ。心と自我は落ち着かない。そこで（ドアが開いたままの冷凍庫から目を離し）振り返ると、知性が飛び跳ねているのに気づく。「記憶に一つ尋ねたい」と知性が言う。

(6a)　心と自我はトラブルを予感し、わざとのろのろと対応するが、結局は答えることになる。「そうしてもらいたくはないが、どうしてもというのなら止めるわけにもいかない。」

(7a)　「ありがとう。では記憶に尋ねるが、アイスクリームを毎晩食べ続けたらどうなるだろうか？　どんな結果が待ち受けているのだろう？」と知性が言う。

(8a)　ときには間違いもするが、記憶は正直者である。「体重がかなり増え、新しいズボンが入らなくなり、副鼻腔炎になり、関節炎が再発する」と答える。しかし何の干渉もない状態であれば、過去に覚えた味のせいで「大丈夫。楽しんで食べていいよ」と誤って答えてしまう。知性の介入が、「我々は食べるために生きるのか、それとも生きるために食べるのか」という、より複雑な質問を突きつける。

(9a)　知性は聞き手を惹きつけながら続ける。「我々が置かれている苦しい状況を要約しよう。みんなアイスクリームが好きで、食べすぎる。にもかかわらず、それによって起こる副次的な結果が気に入らない。とくに、容姿に関して虚栄心が強い自我はそうだ。我々には食べるか食べないかの選択肢があるように思える。そこのところを皆はっきりと理解するべきだ。」(認知＋選択)

(10a)　哀れな心は完全に混乱してしまう。その名前にもかかわらず、自分なりの心づもりがあるわけではないのだ。心はボールを追いかける犬のように、どこへでも駆け出していく。こうした場合、普通は自我が命令を出すのだが、自我もひどく動揺している。自我は言う。「一日中クタクタになるほど働いて帰ってきたときは、必ずアイスクリームを食べることにしている。とても元気が出るから。自分にご褒美をあげなければ。それが私のやり方なんだ。」

(11a)　知性（ズボンのサイズのことでいらいらしているが、この場合は馬鹿げたお金の無駄遣いに対してより腹を立てている）が、最後にはっきり言う。「今日こそ断固とした態度をとる(意志)。君たちのお決まりのパターンにはうんざりするよ。明けても暮れても同じことの繰り返し。それから結果についてぐちぐち言い、昔がどんなによかったか、いつかまたよくなるだろうと夢みたいなことを考えている。自分が変わらなければ何も変わらない(挑戦)。心よ、アイスクリームから手を離し、冷凍庫のドアを閉めるように手に言いなさい。」手はそのとおりにする。

⑿a)　翌日になると全員が事の成り行きに大いに気をよくしていた。それどころか、自我はかなり独りよがりで、アイスクリームから離れたのは最初から自分のアイデアだったと信じ込んでさえいる。

この話の⑴から⑿a)までの過程を1秒間に縮める訓練をすれば、1日のうちに何度でも、どんな状況でも、この過程を利用することができるだろう。そうなれば我々は、統制のとれた心、柔軟な（頑迷ではない）自我、溌剌とした鋭い知性をもつことができ、その結果、意識は一つにまとまり、スムーズに機能するようになる。すでに気づいているだろうが、アサナを行うためにベッドから出るという例は、ポジティブな事態を受け入れることであり、それに対して、アイスクリームの一件はネガティブな事態を避けることである。どちらの場合も、知性は同じように機能する。これは船の舵が右にも左にも切ることができるのと同じことである。そうでなければ、船は弧を描いてしまうことだろう。

とはいえ、身についた行動パターンを変えようとするときは、ポジティブな表現を使うことが望ましい。「胸部を正しく引き上げる方法を見つけよう」と考えるほうが、「間違ったやり方をしないようにしよう」と考えるよりもよい。「〜しないように」という否定的な表現は、子どもに対してよく使われる。たとえば、子どもに向かって「そこに立たないで」と言うことがある。だがこの指示が伝えているのは、子どもたちが何か間違ったことをしているということだけだ。感覚的な心（相対的に若者のほうがより感覚的である）では、どこに立つのか正しいのかがわからない。知性的な心だけがその答えを出せる。だが「ここに来て立ちなさい」という指示であれば、子どもたちは完全に理解する。否定的な表現を使い続ければ、子どもは正しいことをしたいと望むよりも、間違ったことをするのを強く恐れて生きるようになるだろう。

身に染みついた行動パターンのことを、ヨガではサンスカーラ（潜在印象）と呼んでいる。「潜在」という単語が示唆するように、行動パターンの大半は無意識の中にある。したがって、新しいポジティブな行為を強調し、ネガティブな過去にいつまでもとらわれないようにすることが、自分自身のためになる。だが、こうした新しい道を進むには、身に染みついた習慣、行動パターン、条件反射、つまりサンスカーラが、どれほど頻繁に我々の行動を左右するのかをまず理解しておく必要がある。

サンスカーラ——悪い習慣から抜け出すには

意識がもし湖のようなものだとしたら、湖面には一次波、すなわち意識の揺らぎが生じている。これは簡単に見つけることができる。たとえば、親友から夕食に招待されていたが、直前になってキャンセルの電話があり、あなたはとても失望する。これが湖面の一次波だ。あなたは失望し、不幸な気分になり、落ち込み、意識の表層で対処する。落ち着きを取り戻し、失望から立ち直らなければならない。これはいわば外的な試練であり、それが湖面にさざ波を立てるのである。

二次波は違う性質のものだ。それは湖底から浮かび上がってくる。湖底は砂で覆われている。だからもし人生において数多くの失望を経験し、湖面のさざ波が湖底に達するほど大きな波となれば、気づかない間に砂地に小さな堆《たい》がつくられることになる。つまり失望の小山ができあがるのだ。この小山によって、今度は二次波、第二の揺らぎが生まれるようになり、その結果あなたは頻繁に失望したり悲しんだりすることになる。

一般的な例で考えてみよう。あなたが常に何かに、たとえば妻子や両親、あるいは別の何かに腹を立てたり、いらいらを感じていたとする。そうした数々の苛立ちの反応は、一度にではなく、知らないうちに少しずつ意識の湖底に「苛立たしさ」の小山を築いていき、そのせいであなたは怒りっぽい人間になる。あなたが16歳からタバコを吸っていたとしよう。タバコを1本手にするということは、同時に自分を洗脳することでもある。「この状況で私はタバコを手にする」と考えるたびに意識の湖底にさざ波が送られ、「タバコを吸う」という小山が大きくなる。だから、タバコをやめるのは何にもまして難しいのだ。習慣は反復されることを強く求めるので、タバコに対する欲求は、身体的なものにとどまらず、精神的なものにまでなる。喫煙の習慣はまた、あらゆる状況と結びついていく。その状況を生み出す引き金となるものがあまりにも多いので、たとえ何年間もタバコをやめていたとしても、ときどき無性に吸いたくなってしまうのである。意識の湖底には、まだ小山が残っているのだ。

もし意識の湖底に怒り、苛立ち、失望の小山があれば、条件反射が働いて次のようなことが起こる。あなたが両親に腹を立てているとしよう。母親が部屋に入ってきた。「夕食の時間よ」と言うだけで、あなたは反射的に怒り出しそうになる。母親は何も腹の立つことを言ったわけではない。だが苛立ちの小山があるということは、母親に関する刺激はすべて湖底への波となり、それが小山に当たっていることになる。湖底からは二次波が跳ね返ってくるが、それは機嫌の悪い思考によって歪められた波である。ここで、これまで鬱積した不機嫌な気持ちが首をもたげ、「嫌だなぁ、お母さんだ。頭にくるよ」と思う。母親はただ夕食の用意ができたことを知らせに来ただけなのに、それに対して「わかった、わかった。今行くから」と言う。その返答の中には正当化できない苛立ちがある。こうしたことは夫婦間でもしばしば起こる。

喫煙習慣についての話でも、積もり積もった失望についての話でも、そこには同様の「なりやすさ」が見受けられる。何度も失望するような目にあい、湖底に失望の小山ができた人は、どのような状況でも失望感を味わいやすくなる。何かが起こったとき、彼らは「いい結果を生むかもしれない」とか「どうなるか結果を見守ろう」とは思わずに、「ああ、どうしよう。何だかよくないことが起きそうだ」と考える。これは失望の波によって、理屈に合わないネガティブ思考の二次波が跳ね返ってくるからである。

このような小山は長い年月をかけて堆積してきたもので、時間をかけて取り除くしかない。1日だけ禁煙するとか、1日だけ口を慎んで妻にガミガミ言わず「よし、人生の明るい面を見ていこう」などと思ったからといって、何年も、ことによっては人生の大半を費やしてつくりあげた湖底の小山を取り除くことはできないのである。今では小山もかなり大きくなっていて、強力な波を送り出しているが、それでいてその本当の正体を突き止めるのは難しい。

ヨガの実践とは、サンスカーラ（潜在印象）の小山を小さくし、意識に生じる波や揺らぎから我々を解放してくれるものである。我々は誰もが自由であることを切望している。目に見えない力に操られることを望んでいる者はいない。だが実際には、無意識の暗闇の底にあるサンスカーラの堆が、我々をまさに操っているのである。意識の表面に現れた刺激は瞬く間に湖底へと向かい、地図には載っていない堆積物とぶつかって、思考の二次波を発生させる。そして今度はこの波が、我々の理解とコントロールを超えたやり方で、不適切で反射的な行動を促すのだ。この反応は条件反射的であり、したがって自由なものではない。どんなに強く望んでも、我々は古い行動パターンから抜け出すことができない。そして最後には、その状況を受け入れ、「これが自分の生き方なんだ」、「人生は失望の連続だ」、「何もかも腹が立つ」、あるいは「自分は依存症になりやすい性格なのだ」と考えるようになる。

1日タバコを吸わないでいると、湖底にある喫煙の小山の力を弱めることになるので、小山はわずかに小さくなる。しかし次の日になっても、まだタバコは吸いたい。1日分の「タバコを吸わない」小山と、24年間分の「タバコを吸う」小山があるからだ。したがって「タバコを吸わない」、「失望しない」、「いらいらしない」小山を築く実践を続けることで、我々は少しずつ自分を変革していくことができる。ネガティブな小山を小さくし、それらを「私はノン・スモーカーである」、「温厚な性格である」、「私はどんなときも平静である」というようなポジティブなサンスカーラに変えていく。それから、善良、快活、寛大、禁煙といった、とにかく自分の望む小山をつくる。こうした小山が好ましい人格を形成し、人生を生きやすいものにするのである。よい生活習慣の持ち主は、思いどおりの生き方ができて、人からも好感をもたれる。

これが、修練、清浄、充足から得られる報酬であり、またヨガ以外でもなんらかの自己改革に取り組むことで得られる報酬である。ヨガがそのための一つの支えであり、一つの方法であることは明らかだが、ヨガ以外にサンスカーラを改革する道がないということではない。それでもやはりヨガは、心ならずも身についてしまった行動パターンから自分自身を解放するための強力な手段だ。ヨガを通して、我々はそのパターンを特定し、受け入れ、時間をかけて変えていくことができるのである。ヨガのユニークなところは、行動パターンを変えるだけにとどまらず、さらに遠く、絶対的な自由へと我々を導いてくれることだ。ヨガでは、よい習慣でさえも、条件づけや限定の一種と見なしている。

悪いサンスカーラを取り除くことが最終的な目標ではないことを、ヨガは決して忘れていない。我々は、よいサンスカーラを築くために、よい行いを磨きあげていく必要がある。もちろん、最初にすべきは悪い行いをやめることである。だがヨガの旅においては、羅針盤の針は常に悟りの方角を指し示す。したがって我々が本当に必要としているのは、湖底を平らにして、二次波が跳ね返ってこないようにすることなのである。これが自己解放である。現実には、悪いサンスカーラがある状態から一足飛びに自己解放へ進むことはできない。まずは悪いサンスカーラをよいサンスカーラに変え、その後に自己解放へと向かうのが理にかなった進み方であり、また実行可能なものでもある。理論的には悪いサンスカーラから完全救済に達することは可能であり、そうしたケースもあるかもしれないが、それはきわめて稀なことである。

現実を見れば、我々のほとんどがネガティブな習慣をつくりあげている。それをポジティブなものに変え、それから習慣そのものをなくしていくのだ。修練が進み、より繊細なコシャ（相）を扱うようになれば、自分がノン・スモーカーだから、あるいは喫煙は身体に悪いからという理由でタバコを吸わないということがなくなる。そこでは、良いか悪いかという二元性は喚起されない。また同様に、無礼な相手に腹を立てて、言い返さないように唇をかむ必要もなくなる。あなたは意識して善良な人間になっているのではない。自由であることが、あなたにとって新たな自然体になるだけである。失礼な相手に対しては、怒って答えるかもしれないし、丁寧に答えるかもしれない。しかしどちらの場合であっても、過去の経験にとらわれることはなく、自然に適切に行動しているのである。

生徒を指導するうえで、私はときに怒ってみせる必要がある。生徒たちを救うには「無慈悲なほどに慈悲深く」見えなくてはならないからだ。そのとき怒りは適切な対応となる。だが、私自身はその怒りと結びついてはいないので、怒ってみせることで湖底がかき乱され、新しい行動パターンが生まれることはない。私はその生徒から離れると、すぐに怒りを引っ込める。そして怒りに執着することなく、次の生徒には親しみ、ユーモア、あるいはその生徒にふさわしい態度で接する。私はとらわれない。それでも、人間ドラマの喜悲劇には十分に関わることができる。

いつもチョコレートを食べすぎていたあなたが、ずっと食べずにいて、チョコレートの誘惑から自由になったとする。いったんそうなれば、誰かにチョコレートを勧められたときに、「イエス」とも「ノー」とも答えることができる。一口食べたとしても、自分の中に眠っている欲求を満たすために、チョコレートショップを一軒丸ごと買わなくてもよいとわかっているのである。あなたは少しだけ食べて、「おいしかった。もう十分」と言うだけで、夢中になることはない。あなたは自由に行動している。それによって節度と軽やかさが与えられ、状況にあるがままに対処するようになる。あなたはもはや過去の欠点や美点にとらわれてはいないのだ。このことはカルマ〔業〕にとっても重要な意味をもっている。

誰もが「悪しきカルマ」より「善きカルマ」を求めている。だから我々は、カルマによる因果関係が少しでも快いものになるよう努めるのである。サンスカーラがポジティブなものになると、快い影響が生まれる。そうした影響が積み上がっていくと、良好な因果関係がもたらされる。こうして人生は、自分にとっても他人にとっても、快くて、好ましくて、生きるに値するものとなる。これは実社会において有益である。しかし、ヨガの目指すゴールは自己解放にある。そこでヨギは言う。「因果関係にとらわれないでいたい。カルマの因果律から自由でありたい。たとえよい結果をもたらすものであっても、記憶の中の刷り込みとは距離を置き、いま現在において行動しよう。行動を磨きあげ、反応の連鎖を引き起こさないようにしていこう。」ヨギは過去に縛られることもないし、利己的な動機によって未来に拘束されることもない。現在において粛々と行動するだけである。

もし我々が、サンスカーラとカルマの関係、すなわち行為と結果の関係を理解すれば、因果律の鎖を断ち切ることができるだろう。長期にわたる、ひたむきな実践（タパス）を行う利点は、それによって得られる結果が長続きすることだ。我々は、長い年月にわたってつくりだしてきたものを、時間をかけて取り除いていく。一足飛びに自己解放の境地に到達することはできない。たった一度、聖なる川に入り身を清めるだけでよいと考えるのは、夢物語であり、錯覚なのである。聖なる川から出てくれば、自我が再び頭をもたげ、我々をつかんで引き戻そうとするだろう。聖なる川、あるいはひたむきな実践に身を浸すのは、よい意志に向けての第一歩であり、その宣言である。汚れを洗い流し、傷や弱点を癒すには、何分、何時間、何年という時間をかけて、心をこめて継続的に修練をすることが必要なのだ。とはいえ、修練を始めたばかりの者であっても、借方から貸方へと迅速に転じ、生活の質を大きく向上させることはできる。そのとき我々は、冷静さ、自制心、建設的な目的意識に包まれ、さらなる苦境に屈することなく、立ち向かう力を得る。

カルマの因果律という考え方に賛同するか否かは、人それぞれだろう。だが、知性のレベルを徐々に高めていき、そこから恩恵を得たいとは、誰もが強く望むことのはずだ。この望みは、ある意味でカルマのエスカレーターのようだと言える。つまりそこには、上昇しようという強い衝動と、下降するかもしれないという恐怖がある。我々は、向上という考えをもつことで、自分自身を決して訪れることのない未来へ投影することがないよう気をつけるべきである。

我々が到達しようとしているのは、今という瞬間の中で、無駄なく行動できる境地である。無駄のない行動は無駄のない知覚から生まれる。それは、偏見をもたずに、あるがままの今の現実を見つめ、それに応じた行動をする能力である。これこそが、今この瞬間を生きるということなのだ。もし我々が今という瞬間を知覚して行動するならば、ヨガの理想である曇りのない行動、色のない行動に近づいていることになる。行動は、黒、白、灰色の３つの色に分けられる。黒の行動とは、完全に利己的な動機に根ざし、苦痛を伴う結果につながるもの。白の行動とは、私心がなく善良なもの。灰色の行動とは、我々の行動の大半を占めるもので、種々雑多な動機から生じ、したがって結果も種々雑多である。これが一般的な世界の姿である。一方、ヨガ的な行動では、過去の習慣に縛られることがまるでなく、将来において報われたいという欲望もない。正しく、無色で染み一つないゆえに、今この瞬間において正しい行動となるのだ。この行動にはすばらしい恩恵がある。それは反応の連鎖を引き起こすことがないということである。ヨギにとってこれは、カルマの輪から自分を解き放とうとすることと同じである。ヨギは、因果関係のメリーゴーランドから降りることを望んでいる。

因果関係のメリーゴーランドでは、喜びは苦しみへ、苦しみは喜びへと永遠に変転し続けることをヨギは知っている。メリーゴーランドは楽しいアトラクションであり、たいていの場合、それに乗る人々の願いは苦しみを取り除き、喜びだけを感じることである。だがヨギはそれが不可能であることを知っていて、終わりなき因果律の連鎖を超越するという過激な解決法を選ぶ。人生と関わるのをやめるのではない。そうではなく、ヨギは染まることなく行動することができるのだ。我々がヨギの行動には曇りも色もないと言うのはそのためであり、このような行動が可能になるのは、メリーゴーランドに乗った自我が魂のふりをやめたときだけである。魂は常に人生というゲームの外側にいて、プレイヤーではなく、「見る人」として存在している。そして、自我を土台にした人間の意識が、魂の中でそのアイデンティティを失うと、もはや苦しみや喜びに巻き込まれることはなくなる。そのとき我々は、自我とは真の大いなる自己を演じている役者の仮面にすぎないことを知るのである。

このレベルまで因果律から身を切り離すことができた者はほとんどいない。我々の人生の大半の時間は、種々雑多な結果を生む灰色の行動に支配されているが、一方で、灰色から白へと徐々に移行しようという倫理的な意志も育まれている。だが、こうした自己変革の過程はなかなか実現しない。我々が深い無意識の層から現れる思考の波にほとんど気づかず、ましてやコントロールもしないからである。染みついた習慣と条件反射から生じる波を把握するほどの明晰さと器用さを備えた人は、めったにいない。だが、もし我々が記憶の複雑な役割を理解すれば、それを巧みに使いこなし、さらに優れた「気づき」と自由な心で行動することができるだろう。

記憶——自由か、束縛か

パヴロフが餌の時間になるたびにベルを鳴らしていたら、犬たちは音を聞いただけでよだれを垂らすようになった。犬の中で「ベルの音＝餌の時間」という心理メカニズムが刺激され、記憶が呼び覚まされたのである。ベルの音は「食べる時間だ」という反応を促し、それによって、すぐさま唾液が分泌される。そのとき犬は「ちょっと待った。これは二次波だ。ただのベルにすぎない」などとは考えない。人間にとっても、無意識から表面に浮かび上がってくる二次波を捕まえるのは、きわめて難しい。我々は、身体および感覚のレベルで、あるいは行動（唾液分泌は行動である）のレベルで、二次波が誘発したことに気を取られてしまう。その動きを遮る前に、その結果に心をとらえられるのである。

たとえば、映画のセックスシーンや暴力シーンは、これと同じように我々に作用する。たとえ意識レベルではそれらを嫌悪し、受け入れなかったとしても、そういったシーンが無意識の性的あるいは攻撃的な小山から二次波を発生させ、意識の水を濁らせるのだ。因果律から完全に解放された者だけが、汚染の危険が及ばないところにいる。広告産業は、その大部分が、消費者の無意識の層に反応を引き起こすというトリックを利用している。我々の意識は、送り込まれてくるものに相応しくなるように、少しずつ変化していくのである。

これらの二次波が浮かび上がってくることに気づくのは、非常に困難なことである。我々は、何か出来事が起きたときは、いつも最初の刺激、すなわち意識の表面に生じる揺らぎに反応していると思っているが、実際にはその理解をはるかに超え、湖底のサンスカーラという要因に反応しているのである。消費者は、その内容もわからないまま商品を買う。無意識がそうさせるのだ。我々は自由に行動していると思っているし、またそう信じ込もうともしている。だが現実には、これらの二次波に巧みに操られ、影響を受けているのである。influence（影響する）という英語は、「流れ込む」という意味のラテン語から来ているが、これはラテン語では思考を流れや波と見なしていたことを示している。ヨギは直に見て、直に行動することを求める。そのため、湖面に生じた外部からの刺激に対してのみ反応して行動できるように、平らな湖底が必要となる。

意識の湖底から浮かび上がってくる二次波をどうやって捕まえることができるのだろうか？　たとえば、あなたが車を運転していたとする。他のドライバーがちょっと身勝手で注意散漫な運転をしたのを見て、あなたの中に怒りの波が送り込まれる。考える間もなく、あなたはクラクションを鳴らし、毒づき、自分も乱暴な運転をする。これはよい結果を生むのだろうか？　そんなに簡単に心の平穏を乱してしまって、気分がよくなるのだろうか？　相手のドライバーを非難して、心の平静を取り戻せるのだろうか？　否である。

二次波が浮かび上がってくるのを食い止めるには、素早く動く澄みきった知覚と、鋭敏な自己認識が必要である。もし、あなたの湖が濁り汚れていて、体内にたまった毒素が視界を曇らせていれば、澄みきった視野は望むべくもない。またもし、あなたの肝臓が毒素のせいで正常に機能していなければ、血液をきちんと濾過しないので、脳にも影響が出ることだろう。その結果、神経系は危険に対して反応が鈍くなり、受けるストレスも過度なものとなる。健康になるためには無意識の心の状態を知る必要があり、その状態は神経系に表れる。神経が乱れると、心が弱っているのを感じる。反対に、神経が強靭で安定し、柔軟である限り、心は安定する。心が安定しているとき、水中に浮かび上がって水を濁らせる堆積物は湖底に沈み、意識は透明になる。そして、清浄さと満足が一つに結びつく。この２つの資質は、これから見ていくように、ニヤマ〔倫理規範〕が個人の行いに対して求めている最初のものである。ヨガの実践で体内組織を浄化し、神経を静めていくと、自然に清浄さ、満足、平静さが定着してくる。ここで満足とは、意識の湖の思考の波があまり乱れていない状態を指す。パタンジャリが述べた「ヨガとは荒れ狂う意識を静めることである」という言葉は、この状態から始まるのである。

視界が曇り、体内に毒素をため込み、活気がなく、不満をもち（他人が悪いと考えることが不満の根本原因である）、心が落ち着かない人は、湖面に浮かんでくる二次波を決して捕まえることはできない。それと気づく前に、波が行動として表れてしまうのである。だが、アサナとプラーナーヤーマを実践すれば、鋭敏な認識力と迅速な行動力が培われ、自己を変革することができるだろう。加えて、行動を起こす前に呼吸を行うことで、落ち着いて反応し、吸気とともに神性を迎え入れ、呼気とともに自我を放棄することができ、また、このようにほんの一瞬だけ時間をとることで、認知を用いて内省し、反応を修正し、再検討することが可能になる。原因と結果のプロセスにおけるこの一瞬の間によって、我々は自由の道へと進み出すことができる。

この過程はいつも、呼吸、認知を用いた内省、反応の修正と再検討、行動という順番で進行するが、次第に渾然一体となっていく。そのとき我々は、自分が過去でも未来でもなく現在に身を寄せており、その唯一無二の瞬間に、行動と正しい知覚がしっかり結びつき、そういう瞬間が次々と続いていることに気づくのである。もはや我々は、自分をあっという間に押し流していく時間の動きにとらわれることはない。それぞれ独立した現在の瞬間の連続として、時間を経験しているのである。このような鋭敏な洞察力をもってすれば、湖底から浮かび上がってくる、どんな思考の波も見逃すことはない。これがいわゆる心の平静である。卓越したスポーツ選手は、身体の知性として、こうした洞察力をもっている。彼らには、他の選手よりも行動する時間がはるかにたくさんあるように見える。あたかも、彼らの周りではゲームがスローモーションで展開していて、自分たちが好きなように主導権を握ることができるかのようである。

アサナとプラーナーヤーマは、望んでもいない思考がどのように不意を突いて我々を混乱させるかを教えてくれる。半月のポーズ（アルダ・チャンドラアサナ）を例にとってみよう。片足でバランスをとり、もう一方の足は水平に、片腕を上方に伸ばす。バランスがとれた。しかし、「すごい、ちゃんとできている！」という考えが浮かんだ瞬間、よろめいたり、転んでしまったりする。平静な心で行わなければ、バランスを保つことはできないのだ。同様にプラーナーヤーマでは、呼吸と意識がどのように相互作用しているのかがわかる。一方が乱れたり不規則だったりした場合、もう一方にも似たような状況が現れる。反対に、呼吸が落ち着いていて内なる動きに注意が集中していると、意識はもはや外的な刺激に乱されることはなく、意識がしっかりと安定していると、呼吸は規則正しく行われる。どちらの場合も受容力があり、従順であり、気晴らしや娯楽を貪欲に求めることはなくなる。こうして意識は解放され、湖の底深くにある深いレベルに注意を向けることが可能になる。通常このレベルには、無意識の層と同じように、「気づき」の光が届かないと思われがちである。だが、湖が澄んでいたならば、浮かび上がってくる波に不意を突かれることはないのである。これは謎でもなんでもない。鍛錬と自己教育の問題なのだ。もし我々が自分を省みて、反応をバランスよく修正することを学べば、湖面の波のどんな動きも変化も感知でき、その源も明らかにすることができるだろう。そのとき我々は、自分を知ること（叡智の入口）へとつながる感性を得るのである。我々は、外の世界が突きつける難題に対して率直に反応しているのか、それとも、以前からの習慣によって生まれた小山が反応に影響を与え、歪ませようとしているのかを知るようになる。こうなると思考はもはや有益で欠くことのできない精巧なプロセスであり、天からの贈り物、才能だと見なすことができる。ただし、無意味な不安、心ないおしゃべり、スイッチを切れないラジオみたいな思考や、過去からの巧妙な介入、無意識の記憶に固着してしまった自己破壊のメカニズムのような思考は別である。

＊　＊　＊

ここまで我々は、ネガティブな習慣をポジティブなものへと変える過程を、純粋な一瞬一瞬の知覚と叡智という、さらに大きな自由への序幕として見てきた。しかし当然、次のような疑問をもつこともあるだろう。「過去のたった一度の出来事、たとえば10年前に起きた心的外傷を伴う大事故によって、ネガティブな小山が無意識の記憶のなかにつくられた場合はどうか。自然とその記憶が蘇り、それに関する潜在的なイメージが浮かび上がることで、現在に悪い影響を与え続ける場合はどうなるのか。」これを相殺できるような、ポジティブな小山をつくることはできない。では我々は、記憶にこびりついた過去の出来事に永遠に縛りつけられることになるのだろうか？　そうではない。私がこれまで述べてきた、神経系を強化し心を安定させる方法は、ここでも有効である。それに加えて、「時が癒す」という昔ながらの妙薬がある。ただし、そのためには時間にすべてを委ねる必要がある。欧米の心理学では、自分の問題について繰り返し人に話し、考察を重ねることが求められる。だが、そのような反芻行為は問題を大きくし、悪化させる。問題を明らかにすることはサンスカーラを見極めるのに役立つが、反芻行為はサンスカーラを強固にしていくだけなのである。かさぶたを剥がし続けていると傷が治らないのは誰もが知っていよう。それと同じで、記憶の古傷は自然に癒さなければならない。これは抑圧するという意味ではない。養分を与えられないものは枯れていくということだ。余分なものを加えなければ、小山は徐々に崩れていくのである。正しいヨガの実践は、このプロセスを加速させる。実践によって、古い心的印象から浮かび上がってくる衝動の正体を確認し、それに養分を与えているメカニズムを断ち切ることができるようになるからだ。

潜在的な衝動に基づいて行動をすると、その衝動自体が強化されることになる。したがって、浮かび上がる波を食い止めることができれば、それだけで少しずつ衝動の軽減につながる。言い換えれば、我々の意識を揺らす前に、衝動が浮かび上がるのを止めることができれば、表面にさざ波が立つのを止めることになり、ひいては、それが湖底へと戻り小山を大きくするのを止めることになる。

些細なことだが、私の人生から例を挙げてみよう。若い頃、ヨガの知識を広めるために招待されて外国を訪れていた時代に、屈辱的でショッキングな人種差別を受けることがあった。宿泊していたロンドンの小さなホテルでは、他の客がびっくりするかもしれないのでレストランでの食事を遠慮してくれと言われたし、アメリカ各地の空港では、慣行化された人種差別という醜い一面を見た。私は人種差別や平等主義に関して断固とした考えをもっていたが、これらの出来事によって、イギリス人やアメリカ人に対する態度や親しみが変わることはなかった。若い自我に受けた傷は、健全に癒えた傷跡として残っているだけで、いつまでも恨みに思うとか、また同じような目にあわないために訪問をやめるようなこともしなかった。時代とともに、これらの国々では法律や接し方が変わり、傲慢さや偏見のために、異邦人が非人間的な扱いをされることはなくなっている。

養分を与えなければ枯れていく。この原理は、ヨガで依存症を治療する際には必ず用いられる。欲望は、たとえ頭の中で思っているだけでも、ネガティブな心的印象を育み続ける。そこでヨガは、アサナとプラーナーヤーマで心を内面に向ける（これは自然に起こる）ことにより、また今という瞬間に建設的な行動をとる技術を教えることにより、意識を欲望から遠ざけて、決して乱されることのない内なる核へと導いていく。そうすることで、その中核を反射的に知覚し、観察し、認識する（アンタルラクシャ）ための新しい道がつくられる。こうしてヨガは我々を瞑想へといざなう。この瞑想の心は、人間の病を取り除く強力な治療器具である。

記憶は、そこから世界を見渡すための足台ではない。一段一段のぼっていく梯子《はしご》である。記憶は、知性（ブッディ）を発達させるうえで不可欠なものだ。記憶に相談することで初めて、知性は自分が求める変化を起こすために必要な情報を入手できるからである。心（マナス）は記憶に反応するが、知性は記憶に問いただす。知性は、不快すぎるために心が敬遠している因果関係を見極め、関連づけるために、徹底した記憶の審問を行うことができるのである。ヒンドゥーの叙事詩『バガヴァッド・ギーター』には、記憶がなくては知性がうまく働かず、ゆえに我々は魂に到達できない、とある。重要なのは、記憶を活用する方法であり、とりわけ意識のどの構成要素がその審問を行うかという点が大切である。審問を行う意識の要素は、真実を引き出し、内省し、革新的に行動する力をもっていて、強情で扱いにくい自我より優位に立っているもの、すなわち知性でなければならない。

知性に意見を求められた記憶は、心に相談されたときとはまったく違う答えを返す。これまで見てきたように、心と自我の相談を受けたとき、記憶は常にこう言う。「結果はどうあれ、私が今まで好きだったものが欲しい。結果がどうなろうと、これまで嫌いだったものは絶対にいらない。」心と記憶は、過去に経験した苦しみと喜びを再び呼び起こし、どんなに不適切であっても、それを現在の状況と同一視する。知性が創造的な比較をするのに対して、心は破壊的な比較をする。我々を固定した行動パターンに縛りつけるという点で破壊的なのだ。

未来への態勢を整える助けになり、自分が前進しているかどうかを知る助けになるのなら、記憶は有益なものである。自分を発展させるために記憶を使うようにしなさい。過去を繰り返す原因にしかならないのなら、記憶など役には立たない。繰り返しとは、過去の記憶に生きているということだ。同じことを繰り返しているのであれば、記憶は進化の速度を鈍らせていることになる。記憶の中に生きてはならない。記憶とは、我々が十全な気づきを得ているか、進化しているかを知る手段にすぎない。決して昨日のことを考えてはならない。何か間違ったことをしていると感じたときだけ振り返ってみればよい。昨日の経験を踏み台にするのだ。過去に生きたり、また以前のような経験をしたいと望んだりすることは、知性を沈滞させるだけである。

では、身体の記憶はどうだろうか？　心の中の記憶のように、我々を縛りつけたり、解放したりする力があるのだろうか？　答えはイエスであり、ここでもまた知性の目覚めが重要となる。意識は身体のどの細胞にも潜在しているが、たいていは昏睡状態にある。神経系は身体の隅々まで行き届いている。神経が通っているところには心がなくてはならず、心があるところには記憶もある。反復を伴う技術は、すべて記憶に頼っているものだ。たとえば、陶芸家の記憶はその手の中にあるし、我々が通り慣れた道を運転するときは、カーブが多くても直観的にどこで曲がるのかわかる。意識的に考えているわけではない。他人の家では明かりのスイッチがどこにあるのか見つけられないが、自分の家では無意識にスイッチに手が届くのである。また匂いと味は、心が介入しなくても、子どもの頃の情景を蘇らせることがある。

細胞がもつ記憶もまた、ネガティブな思考を誘発する――「それはしたくない。煩わしすぎる。」「彼は嫌いだ、うちの上司に似ているから。」これに対してもヨガの実践が効果を発揮する。ヨガを実践することで、知性の光を細胞に運び、ネガティブな見方を原因から取り除くことができるのだ。第２章で私は、神経系の経路（ナーディ）はストレッチによって身体の中心部から皮膚へと伸び、強化され、リラックスすると述べた。これらの経路を通じて気づきは広がっていく。気づきは意識である。そして知性は意識の一部である。知性の光は、それまで知ることのなかった薄暗い領域にある細胞の一つひとつにまで届く。我々は魂の悟りについていろいろ耳にするが、これは肉体の悟りである。人間の細胞は１分間に100万個単位で死んでいく。だが、我々が生命力を吹き込むのなら、少なくとも死ぬときまでは充実した生を送れるのである。知性の輝きが細胞に届いたとき、本能は優れた直観力と結びつけられる。本能とは、よい目的のためにも悪い目的のためにも働く記憶と心であり、過去だけを参照するので、命を守る結果にも危険にさらす結果にもなる。知性が細胞の中で目覚めると、この本能が直観力へと変わる。そして、内なる知性が将来必要となるものを告げるとき、過去が我々に対してもっていた決定的支配力も失われることになる。

細胞のレベルで見られる記憶は、直観力という形で知性の役に立つ。一方、意識のレベルでは、記憶は主に知性のための資料室の役割を果たす。知性はその資料室で、冷静な学者のように思慮深く記憶を調べるのである。知性が自発的に記憶を調べると、そのたびに意識的な直観力が目を覚ます。我々はその直観力を叡智と呼んでいる。

記憶はまた、別の気づきにくい方法を用いて、我々の知らないうちに生活に影響を与えてもいる。無意識のレベルでの記憶の刷り込みが、知覚のフィルターとして働いているのだ。知性は物事をあるがままに見ようと努めるが、心と記憶は過去に結びつけて解釈しがちだ。このため、気づかないほどわずかだが偏見の小山がつくられることになる。我々はみな過去を思い返すときに偏見がどのように作用するのかを知っている――偏見に基づいた歪んだ価値判断で物事を見るのである。だが偏見はまた、未来にも投影される。つまり偏見の影響によって、自分がすでに考えていることを追認するような物事のみを見て、経験するようになるということだ。偏見はフィルターの役割を果たし、凝り固まった信念を揺るがせるようなものをすべて取り除くと述べたのは、そのためである。もしあなたが、外国人はみな信用できないと思っていたなら、必ずや信用できない外国人とたくさん出会うことになるだろう。そうでない外国人がいることに気づかないからだ。ヨガではこれを誤認と呼んでいるが、これはメガネを忘れてきたために自分が乗るバスの系統番号を見間違えるというような単純なミスよりもはるかに危険なことであり、根絶するのは困難である。

修練を行うことで生まれる意識の働きを、ヨガの観点から分析することは大切である。我々はそれによって、日常生活においても哲学的に、慎重に、賢明に生きることができるようになり、人生のなかで途方もない試練やチャンスと遭遇したときでも、すぐに対処する準備ができるようになる。次章では、引き続き知性について詳しく吟味し、それがどのように我々を真の叡智に導いていくかを探っていくことにする。

V　ヴィニヤーナ——知性の相と叡智

本章では、存在の４番目の階層である知性の相（ヴィニヤーナマヤ・コシャ）について説明をする。この階層の外側は、心の相と融和するように接している。心は思考につながり、知力は知性に、そして最終的に叡智に結びつく。ヨガでは、こうした意識の各種の構成要素と、それに付随する動揺（ヴリッティ）の正体を突き止めている。それによって我々は、内なる旅に方向性を与え、その結果として自分を変容させていくことができるのである。我々はこうして、目の前のアイスクリームを拒む、または害にならない量を受け入れるという能力を見つける。そして、賢明な識別力をさらに育てていくことで、自制心を身につけ、未知の領域に踏み出すことができるようになる。

この４番目の知性の相の内側には神性の相があり、その境界において我々は、個人の魂（ジーヴァートマン）、すなわちすべての人間に宿る神性を帯びた輝きを発見することだろう。深められた自己認識と高められた知性という、この２つの境界線の間に純粋な洞察力がある。ここに至り、個としての我々の存在全体の探究は頂点に達する。

この探究は、知性の中の不純物を取り除き、不安定な自我、すなわち「私の形状」のままにとどまっている狡猾なスーパー・エゴをさらに征服していくことによって、初めてなしとげることができる。内なる旅のこの行程に役立つようヨガが用意している手段は、ヨガの６番目と７番目の花弁である集中（ダーラナー）と瞑想（ディヤーナ）である。もちろんアサナからプラティヤーハーラまで、これまで学んできた他の段階の実践も依然として重要であり、どれだけ聖なる核に近づけるかは、その実践によるところが大きい。たとえば、瞑想するときはアサナの座位のポーズで足を組まねばならない。そして心と感覚を外界から切り離し、それらのエネルギーを内に向けなければならない。これがすなわちプラティヤーハーラである。基本を怠るのは、大きな木の上に腰を下ろしている人間が、自分の座っている枝をのこぎりで切り落とすようなものである。

この章の内容は、これまでの章よりもずっとわかりにくいかもしれないが、決して複雑ではない。実際、洞察力や自我、二元性などの概念よりも、アサナやプラーナーヤーマを言葉で説明するほうが難しい場合が多いのである。問題はむしろ、こうした概念の意識的な気づきは日常の体験の外にあることが多いため、抽象的に感じられるかもしれないところにある。だが、それは抽象的なことではない。完全に現実的なものである。とはいえ、そうした概念を突き止め、向き合うためには、やはり想像力に富んだ知性の努力が必要となる。

類似するものを挙げてみよう。元素の一つである空気は、コシャのなかでは知性の相に相当する。また進化論においては、空気はタッチ〔触ること、触覚〕と関係がある。想像力を働かせて、こうした類比がなぜ、どのように成立するのかを考えていこう。我々は昼も夜も空気に覆われて生きており、空気は常に肌に接触している。また、魚が水を体内に取り込んで呼吸をするように、人間も呼吸をするたびに空気を体内に取り込んでいる。空気は外側だけでなく内側でも常にタッチしているのだ。だが、タッチ(touch) はそのように表面的なものばかりではない。奥深いところでも起こるのである。感動的な経験、たとえば1冊の本、交響曲、映画、あるいは誰か特別な人に出会ったとき、あなたは「琴線に触れる (touched)」という表現を使わないだろうか。このように、空気とタッチの関係は我々の深いところにまで及んでいるのである。そして、ちょうど空気が人間の身体と生命を覆い、すべての側面に浸透していくように、知性も我々を覆い、浸透していくものであり、またそうあるべきである。それでは、これから知性について詳しく見ていくことにしよう。

個人の知性、宇宙の知性

人間には一人ひとり、自分自身の知性（ブッディ）がある。前章でも述べたように、知性とは内省的な気づきであり、より自由で意義深い選択をすることができる能力である。これを知識（ヴィディヤー）と混同してはいけない。知識は外界から得たもので確信につながらないが、これに対し、自分の主観的な経験に基づいた知性は、内在的で決断力がある。

ここでまず次のことを理解する必要がある――個人がもっている知性は、我々を先導するのに必要不可欠な舵ではあっても、全世界のシステムを構築している宇宙の知性（マハト）から派生した、取るに足らない枝葉にすぎない。宇宙の知性はあらゆる場所に存在しており、空気と同様、それに浸り、吸収することができる。だがご存じのとおり、我々は自分の中のなくてはならない知性をたいへん誇りに思っているので、障壁《バリア》をつくって宇宙の知性に抵抗しようとする。こうして我々は、無限大で、普遍的で、恵みをもたらす存在から、その恩恵を享受する機会を自ら失っているのである。これは、お粗末な呼吸法でプラーナのエネルギーを吸収できなくしているのと同じである。先に呼吸と意識が密接に関わっている様子を見たが、それと同様に、個人の知性と宇宙の知性も深く関わり合っている。知性とは、宇宙の意識のオペレーティングシステム（OS）である。

レタスを食べると、葉の一枚一枚に、宇宙の知性が形成した美と複雑さが表現されていることに気づく。だから、我々は直接レタスを摂取することで、宇宙の知性の一部を取り入れていることになる。同じことが米の一粒一粒や、豊かな果実にも言える。生物学的な視点で見れば、人間はそれらを食料として生きているのだが、知性と意識の視点から見れば、我々はそれらと共に神聖な儀式を協力して執り行っていることになる。なぜなら、これらの食料の形態と機能をつくりあげた宇宙の知性は、我々をもつくりあげたからである。

本章は、各存在が切り離されている状態を超越していくことについて述べている。言い換えれば、知性の伸長と意識の拡張について、そして私の知性と私の意識のバリアが次第になくなることについて書いている。孤独の終焉はここから始まる。これが融合（fusion）である。あるいは注入（transfusion）と言っていいかもしれない。豊かな宇宙の自然の恵みが我々に注入されるからである。万人に共通する知性が「本能的」と呼ばれるのに対して、この高度な知性は「洞察力（直観）」と呼ばれる。これはバリアを突破するものである。各存在がもつ特殊性という牢獄は、もはや我々を捕らえておくことができなくなっていく。普遍性の発展により牢獄の壁が崩れ落ちるのだ。やがてわかることだが、この過程の最後を飾るのが瞑想であり、そのとき二元性は一体化に道を譲る。主体も客体もなく、これとあれ、私とそれの区別もない。一つひとつの細胞から始まって、すべてが唯一無二のものとして一体化する。自分の存在の全体性を体験するのはこのときであり、それによって個々の魂の姿が見えてくる。自分を形成するものがすべて明らかになった今、我々は各部分の総体であることを自覚して生きるのである。

＊　＊　＊

パタンジャリの『ヨガ・スートラ』の１章３節は、ヨギがこう尋ねたことに対する返答である。「もし人間の心がほんの一瞬でも不安定な波を静めることができたなら、どんな実体を見ることになるのだろうか？」意識をもたないのか？　それとも意識を超えた状態になるのか？　個人的に体験する以外に、その答えを知る術はない。瞑想の準備をすることはできても、その先に進む方法を他人に教えることができないのはそのためである。実現のためにあらゆる手を打つことはできる。だが、時が来なければそれは実現しない。我々はピアノを３階まで無理やり担ぎ上げることはできても、興奮状態の心を無理やり静めることはできない。我々にできるのは、それがどのようなものであっても、心の平衡を失わせるものに対して、用心深く警戒できるように心を鍛錬することである。そのためにヨガでは、心の平静さを損なうようなネガティブなもの、好ましくないもの、破壊的なものを識別することに莫大な時間と労力を注ぐのである。ではここで、知性の観点から意識というものの性質を探究していくことにしよう。

意識という名のレンズ

ハタ・ヨガの「ハタ」は、ハ（太陽）とタ（月）の２つの音節からなっており、ヨガでは太陽は魂、月は意識を指す。意識はまたレンズにも喩えられる。レンズの内側の面は魂に向けられ、外側の面は外界と接している。外面がある程度汚れ、視界が曇るのは避けられない。実際、外にあるものがはっきりと見えなくなり、同時に、魂の光が内から輝き出すのも妨げられるようになる。窓が汚れている家が薄暗くても、それが太陽のせいだとは言えない。窓をきれいに拭くのが普通である。ヨガでは太陽（魂）の光を迎え入れるために、意識のレンズを磨く。清浄それ自体が目的ではないのである。同じように、インドの女性は食事の用意をする前に身を清めてお祈りをするが、これは自分を浄化するために行うのではない。自分の考えが誤解されたり、曖昧にとられたりせずに、はっきりと伝わるように身を清めるのである。料理の裏にあるのは、食べる人に栄養を提供し、支え、応援したいという愛情のこもった意志である。こうした意志は、清浄な意識を通じたときに一番よく伝わる。清浄な身体と心、清潔な手、そしてきれいに洗った鍋釜は、幸せで、健康で、愛情深い家族に匹敵するものである。

心は、我々の死によってその存在と役割を終える。だが連続する認識を包み込むものである意識は、死で中断されることなく一つの生命から次の生命へと持続し、過去の刷り込みや未来の潜在的な可能性（良いものであれ悪いものであれ）を運ぶ。記憶は過去であり、想像は未来である。我々はこの２つの間で押しつぶされ、今起こっていることに対して、直接的な知覚を働かせる能力を失っている。

この状況から脱するには、意識の性質を異なる視点から検証する必要がある。つまり、次章で見ていく苦痛（クレシャ）の有害な干渉という視点からではなく、意識の５つの自然状態（意識の５つの変動）という視点から見ていくのだ。意識の５つの変動は、誰もが経験し当たり前のように考えられているものである。だがヨガでは、これもまた心とその正しい知覚力に影響を与える思考の波のパターンであるから、そこから学ぶことは多いと教えている。もしあなたが、意識の湖をかき乱す無数の思考の波を再度検証することに納得できなければ、『ヨガ・スートラ』の第１章２節にある「ヨガとは意識の動揺を静めるものである」という言葉を思い出すとよい。ヨガとは瞑想であり、本章はその瞑想と集中について述べている。揺れ動く心のままでは瞑想はできない。だから我々は、心を乱す原因となるものをすべて特定し、静める必要があるのだ。さらに、意識は従順でありながらも、俊敏でなくてはならない。満足げに草を反芻する牛の穏やかさではなく、森に暮らす野生の鹿の柔軟な俊敏さが求められるのである。ただし、鹿の感覚が外に向けられるのに対し、研ぎ澄まされたヨギの感覚は内に向けられる。このとき知性は、認識において重要な位置を占めるようになり、未知の謎へと一歩踏み出すことになる。だが意識は常に俊敏であるわけではない。そこでこれから、研ぎ澄まされた感覚をもつことを妨げる、我々の心の変動について調べていくことにする。

心に変化をもたらす5つの原因

意識（チッタ）には3つの機能がある。1つ目は認知力で、知覚し、知り、認識することである。2つ目は意志力で、行動を起こす推進力のことである。3つ目は発意である。これは心の激しい性質を表現するもので、絶えず形を変えながら、いろいろな場所に不意に現れる。これらはすべて、宇宙における人間の位置について理解し、真実を知るために役立つものである。

まずはじめに、3番目の心の激しい性質を見てみよう。炎がパチパチとはぜて踊っているように、心も激しく踊っている。だが実は、意識はあっという間に自分を修正してしまうので、我々がひとつの動揺に気づいて調べる前に、別のものと混じり合ってしまう。このような混乱した変容は自然な流れであり、意識が活発であることを示している。人間のあらゆる行動は、こうした数々の精神的な動揺に端を発しているのである。

心は踊っている、と私は言った。だが、あまりに陽気に踊りすぎて我々を引きずり回すことがあるのも事実だ。荒馬を乗りこなすには、馬を理解し、飼い馴らし、コントロールすることが必要だ。同じことが激しい心についても言える。もしそれを怠れば、あなたは自分を抑制することができなくなってしまうだろう。心は感覚を通じて常に外界へと向けられ、物質世界に魅了される。その結果、我々は苦境に立つことになったり、思いも寄らなかった問題や、最初はよく思えても後でひどい目にあうような状況に追い込まれる。

パタンジャリは、これを「意識の動揺は苦痛を伴うことも伴わないこともあり、認識できることもできないこともある」という言い方で表現した。ある物事は、不愉快で、不安で、苦痛を与えるように見えて、実際に経験してみるとそのとおりだったりする。受験勉強は非常に過酷だが、合格することで得られる恩恵がどのようなものかは、ずっと先にならないとわからない。反対に、食事の喜びはとても心地よいものであるが、好きなだけ食べ続けることで生じる苦痛や問題がすぐに目に見えることはない。やがて病気にかかったり、身体が衰弱したときになって、初めて苦痛が姿を現したことになるのだ。だが病気を克服しようと、あらゆる能力、勇気、意志、信念をもって闘えば、再び苦痛のない状態が現れる。ここから我々は、すべてのコインには表と裏があり、それゆえ性急に何かを始める前にまず慎重に考える必要がある、という警告を読み取ることができるだろう。何事も代償を支払わなければならず、報酬は自分の手で稼ぐものである。「快く感じるならば、それをすべきだ」という格言は、長い目で見れば信用できるものではない。快楽を求める者は結局は痛みを知ることになるという話は、あらゆる哲学が語っていることである。古代ギリシャ人は、中庸こそが最大の美徳だと言った。ヨガでは、何事にもとらわれないように修行することで、一つの極端な快楽と苦痛から、別の極端な快楽と苦痛へと跳ね返ることを避けるように教えている。

動揺する心の二重の側面は、「意識の５つの変動（チッタ・ヴリッティ）」と関連している。その５つとは、正しい知識（プラマーナ）、誤った知識や思い違い（ヴィパリヤヤ）、想像や空想（ヴィカルパ）、眠り（ニドラー）、記憶（スムリティ）である。それらは誰にでも起こる自然な心理状態であり、脳と神経系に依存しているので、死と共に消滅する。こうしたものを研究することに何の意味があるのか、と思う人がいても無理はない。眠りは眠り、想像は想像であり、最初の２つに関して言えば、ときには私は正しい、そしてときには私は間違っているということである。だがヨガの見地からすると、それらを理解することに大きな価値がある。その５つの変動が不完全であるときに誤った使い方をすれば、我々は際限なく苦労することになり、また行動や生活の質にも影響を受ける。行動の結果はのちのちまで尾を引く。因果応報なのだ。蒔いた種は刈らねばならぬという格言には誰もが賛成するだろう。しかも、ヨガでは結果を現世だけに限定していないのである。

あらゆることに対して誤った考えをもち、空想に生き、よく眠れず、記憶を誤用するような人間は、どのような行動をとるだろうか？　ヒトラーはユダヤ人が人間以下の存在だと信じ、それに応じた扱いをした。これは間違った知識、誤った認識であり、完全な妄想である。彼の生涯が最後にもたらしたのは、自らの死と、世界の大部分を巻き込んだ自国の破滅だった。因果の鎖が死によっても断ち切れていなかったとすれば、いまヒトラーと代わって、そのカルマを背負いたいと思う人間がいるだろうか？

これら意識の５つの形を利点と欠点の両面から研究してみる価値は間違いなくある。この研究は手本とすべき生き方を示し、正しい考え方を身につける助けとなる。言い換えれば、それによって方向性が示され、思考のプロセスをよい方向へと向けることができるようになるのだ。我々の目的は、こうした意識の形を押さえつけたり抑制したりすることではなく、徐々に変化させていくことである。それらは別々のものではなく、織物の糸のように絡み合い、互いに影響し合っている。たとえば、熟睡に至らないだらだらとした（タマス的な）眠りは、意識の他の４つの形を曇らせる。そうなれば、正しい知識を得るために鋭く分析することはできなくなってしまう。また疲れているときに、何かを覚えておくのは容易ではない。我々は、記憶を頼りに他のすべての状態を思い出す。記憶がすべてをつなぎ、下支えしているのである。

前章では、有害なものにもなり、我々を自由にするものにもなるという記憶の２つの側面を見た。「苦痛を伴う」記憶の形とは、我々が心理的な時間にとらわれ、過去の行為を無意味に並べ替えて、際限なく繰り返しながら生きるように仕向けるものだった。これは、雨の多い地方でぬかるみに車輪がはまった荷車のようなものである。一方、「苦痛のない」記憶の形とは識別（ヴィヴィカ）であり、これは我々の成長に不可欠なものである。

識別は知性という名のナイフの刃であり、嘘から真実、虚構から現実を切り離す。また、何かを選択し決定する際には記憶に尋ね、過去に経験した因果関係を考慮に入れる。それによってこの先起こることがわかれば、見せかけだけの苦痛と見せかけだけの喜びの対立にごまかされるという罠を避けることができる。識別とは意味のある比較をすることである。たとえば「今日の練習は昨日と比べてどうだったか？」とか、「左脚の伸ばし具合は右脚と比べてどうか？」といった比較だ。こうすることで、あなたは右脚が怠けていたことに気づくかもしれない。最初のうちは試行錯誤が続くだろう。だが次第に間違いを避けることを学ぶはずだ。たとえば、頭立ちのポーズでいつも何かうまくいかないのは、上腕がきっちり伸びていないからだと気がつく。すると記憶は、そうなる前に気をつけるように警告を発する。こうやって我々は悪い習慣を打破していくのである。こうした識別は有用であり、認識力を目覚めさせるものである。

認識力は、識別や記憶と協力して、心が機械的ではなく創造的になるように働きかける。機械的な心は、外界で起きている現象しか問題にせず、世界を一つの巨大な装置のように扱い、そこから客観的な情報を得ることしかできない。ここで言う客観的な情報とは、我々を取り巻く世界についての知識であり、あなたがどう使うかによって役に立ったり危険だったりする。たとえば、隣人が新しく購入した車と自分の古い車を比べるときには、嫉妬や貪欲さが生まれてくるかもしれないし、隣人の車のほうが安全で排気ガスが少ないことを高く評価することになるかもしれない。一方の創造的な脳〔心〕とは、外側のことにも内側のことにも疑問をもち、我々を主観的な情報、精神的な知識へと導いていくものである。主観的な情報とは、皮膚から内なる核に至るまでの自分自身についての知識のことだ。先ほどの隣人の車の例を考えれば、排気ガスが有害なものだとわかっていたら、あなたは大気(外側)や自分自身(内側)をガスで汚染することなど望まないだろう。したがってこの場合、一つの創造的な受け止め方とは、車を買い替えることだと言えるかもしれない。

認識力が知性に結びつくと、完全な公正さをもって物事を見ることができるようになる。脳と身体の動きが調和すると、統合性が生まれる。このプロセスは記憶によって後押しされるが、それは記憶が完全に機能すると、知性と一体化するからである。このように記憶のパートナーを、快楽を求める心から洞察力のある知性へと変えることで、記憶は古い習慣を放棄する。つまり我々をひっかけるための落とし穴を掘ることがなくなり、真のグルとなって完全な知識と行動へと導いてくれるのである。

記憶(スムリティ)を浄化することは、心全体を浄化することである。記憶とは、一般の人々にとっては過去の心の状態であるが、ヨギにとっては現在の心の状態である。記憶がすべてを記録していることを忘れてはいけない。もしそれが過去を繰り返し示し、進化の道を妨げるだけのものなら、記憶は無益である。だが、未来に備える手助けをするものであれば有益であり、自分を向上させていくものであれば必要とさえ言えるのだ。記憶とは、それによって自分たちが後退しているのか前進しているのかをいつでも知ることができる損益計算書である。望ましくない記憶から望ましいものを選り分けることで、新しい経験が浮かび上がってくる。こうして過去は有益なものとなり、その全部が今や我々の意のままになる。記憶は切り離された存在として機能するのをやめ、意識に融合していく。パタンジャリは、「記憶が完全に浄化されるとき、心は熟した果実のごとく自然に落ち、意識は最も純粋な形で輝く」と言っている。つまりこれは、汚れのない完璧な「今」の行動への刺激として働くことこそが、記憶の本来の使われ方だという意味である。浄化された記憶は、無意識から生じる未消化の感情を含んでおらず、今この瞬間に生まれた感情を扱う。

想像（ヴィカルパ）もまた、利益にも不利益にもなる。想像力が人間に与えられた最高の能力であることは間違いない。しかしサンスクリットのヴィカルパという語には、幻想や妄想という意味もある。胸をときめかせるような飛躍的な想像であっても、しっかりとした活用法を考えなくては、現実味を欠く無力なものになってしまうだろう。科学者が自分の理論を証明して成果を上げるには、実験、分析、検証を繰り返しながら、何年もの研究が必要になるかもしれない。また作家が新しい小説のアイデアを思いついても、ペンと紙を使って実際に書かない限り、その着想には何の価値もない。駆け出しの青年が偉大な詩人に向かって、「新しい詩のためのすごい考えが浮かびました」と言った。すると詩人は辛辣な口調で「詩とは言葉である」と答えたという。真の詩人は現実的である。考えを心に思い浮かべるだけではなく、それを言葉にして書きとめなければならない。

意識の５つの変動が結びついて、不利益を生じさせる例を考えてみよう。たとえば、非現実的な空想（ヴィカルパ）に耽っている場合、そこでは幻想と睡眠時の鈍い状態（ニドラー）が混ざり合っている。過去についての空想なら、そこに記憶（スムリティ）が加わる。それは楽しくて心を慰めるものだが、そこからは何の成果も得られない。それどころか現実に戻ったときには、空想の世界と比べてさらに不快に感じられるかもしれない。苦しさのない状態にいることで、苦しさが生まれたのである。

たんなる空想的な思考から抜け出せない者は、決して尊敬に値することはなく、つまらない人間のままである。我々は、鋭く広い視野に立った未来像を現実のものにしていく人々を最も尊敬するものだ。若きマハトマ・ガンディーは、インドの独立、イギリスの植民地支配からの解放を夢見ていたが、その夢を実現するために生涯にわたって忍耐強い努力（タパス）を続けた。大切なのはタパスである。タパスという言葉には、浄化作用のある熱、卑金属を金に変える錬金術師の火という意味がある。想像（ヴィカルパ）とはちらちらと瞬く炎であり、火の最も温度の低い部分である。炎はそれが発する光によってものの形を浮かび上がらせるが、ヨガでは、その浮かび上がってきた形と炎を一組のものとして考える。アイデアや概念は心の中にある形でしかない。だから我々は、タパスのふいごで火に風を送り、温度を上げ、心の中のさまざまな形を現実のものに変える必要がある。そしてこれをなしとげるには、アサナの実践によって心と身体を調和させておかなくてはならない。心はいつも身体に先行する。心は未来に進もうとし、身体は過去に向かおうとするが、自己は現在にある。アサナによってこの３つを調和させる手段を学ぶことによって、我々が描く未来像を現実のものへと変えることができる。

眠り（ニドラー）は眠りである。先に私は、こうしたものを研究することに何の意味があるのかと言った。なにしろ眠りとは、自分の目では決して見ることができないものなのである。眠っているときの我々は、まったく活動をせず、意識のない状態である。その状態を直接記憶しているわけではないが、それでも、それがどのような眠りだったかはわかっているのだ。望ましいのは、夢を見ないほど深くて、活力を与えてくれる眠りである。ヨギは夢を見ない。眠っているか覚醒しているかのどちらかなのである。睡眠には次の３つのタイプがある。起きた後に身体が重く鈍く感じる眠りはタマス的。途中で何度も目覚めるような不安定な眠りはラジャス的。心が軽く明るくなり、溌剌とした気分になるのはサットヴァ的な眠りである。以前にも使った例だが、眠りとはバラの花びらが閉じ、つぼみに戻っていくようなものだ。そのとき知覚のための感覚は心の中で休息し、心は意識の中で、意識は身体の中で休息する。これはまさに我々がヨガを通じて実現しようとするものを表現しているように思える。眠りにはたしかに学ぶべきことがあるのだ。我々は眠っているときに無垢な状態に戻る。どんな人でも眠っている間は罪人ではあり得ない。

眠っているときは感覚と心が休息しているため、空《くう》、つまり無または欠如というネガティブな状態が生まれる。ここで「ネガティブ」というのは、今このときに覚醒している意識がないことを指している。ヨガを学ぶ者のゴールは、目覚めているときに、この心の状態をポジティブ、すなわち覚醒した意識がある状態へと変えていくことだ。そのとき、感覚と心はつぼみのように閉じているが、自分の中の目撃者は覚醒したままである。これは純粋な状態であり、自己は過去に蓄積した経験から解放され、意識の動きは静められている。意識が覚醒している状態で経験する、穏やかで深い眠りがサマーディである。心が統制され静まっているときでも、魂は存在し続けている。睡眠時に自我が消えている状態はサマーディに近いが、それは鈍く、覚醒している状態ではない。サマーディとは、自我のない眠りに知性の響きが加わったものである。

深い眠りにあるとき、自我（「私であること」）はなくなる。自分が何者であるかを忘れ、宇宙の心、永久不変の心へと戻っていくのである。目が覚めるとき、「私」であるという意識が戻ってくる前に、この自我のない静寂な状態を垣間見ることができる瞬間が訪れる。この瞬間は我々が進むための道標であり、瞑想的な心に向けられた自然の窓である。そして瞑想的な心をもつとき、我々は自分が宇宙と一体であることに気づき、それを受け入れることを学ぶのである。自我が静まれば、プライドの感覚は弱まる。受容力が身につき、物わかりがよくなり、人生の屈辱的な出来事に傷つくことがなくなる。内的、外的な不安や苦しみから切り離された状態になるのである。

ヨガでは、その日の課題はその日のうちに片づけてしまうように教えている。手紙の返事を書く、電話をかけなおす、皿洗いをする、必要がなくなればすぐに怒りを静めるといったことだ。「一日の苦労は一日にて足れり」ということわざがある。これは、人生の辛く苦しい出来事も適切な範囲で食い止め、そのために残りの時間を台なしにすることがないように、という意味である。もしこれを実践することができれば、未解決の心配事や不安から生まれる毒素が、眠りを挟んで翌日まで持ち越されることはなくなるだろう。加えて、食べ過ぎや夜遅くの食事も（ラジャス的に）眠りが乱れるのでやめるべきである。それをすると、気分が悪く不安な状態で目覚めてしまうことだろう。また、眠る前に暴力的なイメージ、思考、言葉を頭の中に送り込めば、無意識のうちにそれらが夢に現れて苦しむことになる。正しい想像が創造的な心への道を開くように、正しい睡眠は心を快活にし、すっきりと覚醒させる。今という瞬間を見つめ、一日一日をしっかり生きるようにすれば、意識は澄みわたる。澄みきった意識は、安らかで平和な眠りにつくために最も必要なものである。

第三者の目には、非常にぼんやりとした惚《ほう》け者と、至福の状態であるサマーディにある人が外見上同じように見えることがある。これは、惚け者の心でも聖人の心でも、意識の中に動きがないからである。違う点は、前者はネガティブで生気がなく無関心であるが、後者はポジティブで警戒を怠らず、最も覚醒した状態にあることだ。私がこの話をするのは、眠気や心地よい脱力感を瞑想状態と混同する初心者が多いからである。生徒が屍のポーズ（シャヴァアサナ）をしたり瞑想を始めようとするとき、まるで柔らかい綿にくるまれたような心地よい眠気に誘われることがよくある。これはサマーディの前段階ではなく、眠りの入口である。睡眠時の感覚の鈍さを目覚めている状態で感じるのは望ましくない。また、熟睡できなかったせいで起こる狂乱的で過剰な活動も同様である。よく眠れずに寝返りばかり打つようなときは、日中も落ち着きなく動き回ることになるものだ。求めるべきは、よい休息をとった後に感じる爽やかな気分のように、自我が消え、すっきりと覚醒した自己充足の状態である。夜に休むという経験は、瞑想時にどのように感覚が心と休息するかを知る手がかりになる。よい眠りは意識を鮮明にするが、眠りが浅いと意識は曇ったままである。

ひどい夜を過ごすと、すべてが歪んで見えてくる。そうして得た誤った知識は、誤った考え、言葉、行動を生む。これは無害とは言えない。我々はよく自分の誤解を反省するときに、過去を振り返って「あんなことを言わなければよかった」とか、「こんなことはしなければよかった」などと言う。うしろめたさを感じ、後悔しているのだ。こういうことにならないように日常生活では精一杯の努力をしているにもかかわらず、それは起こるのである。家を買う場合を考えてみよう。あなたは不動産鑑定士を雇って、建物の構造や土地の安全性、水道の状態などを調べてもらうかもしれない。名義書換代行会社には権利証書の確認を、銀行には売買取引に関する財務処理を依頼する。学校や交通機関などのインフラもチェックする。誰も間違えたいとは思っていない。だがそれまでの人生を振り返ったとき、多くの人が間違いだらけだったことに気づくのである。

「あのときに今の知識があれば」と我々はよく言う。では今の知識があれば、これから先に過ちを犯さないために役立つのだろうか。ヨガの青写真では、正しい知識（プラマーナ）と誤った知識（ヴィパリヤヤ）は意識の変動（状態）として描かれている。ヨガの実践によって、我々は思い違いや誤った知識を減らして根絶し、正確な理解と正しい知識を得ることができる。これは自分の意見を変えるということではない。そういうこともあるかもしれないが、むしろ意見など全部捨ててしまうのだ。意見とは、今日の状況のために準備された昨日の正しい知識もしくは誤った知識のことである。つまり意見は過去に根ざしているのであり、記憶を詳しく調べてみれば、過去は地雷原のように危険なものかもしれないことがわかる。ヨガを実践する者は、いつも現在を生きようとするものだ。したがって、どんな状況であれ、今このときを完全に認識することが目的となる。これは一足飛びにできることではない。だが内なる旅を続けるうちに、誤った情報と知覚に基づく意見が、より正確で根拠のある意見に徐々に置き換えられていくことに気がつくだろう。これは絶対的な自由へ到達する前の段階で、悪い習慣をよい習慣に変えたときの状態に似ている。

一つの例を見てみよう。3、40年前は、女性には男性の仕事などできない、もっと補助的な仕事のほうが適しているし、たとえ男性と同じ仕事に就いたとしても、給料は少なくて当然だと考えている人が多かった。もはやこんなことを信じる人は少ない。世論が変わってきたのだ。現状を見れば、我々の意見が変化したことがわかるだろう。我々はこれを誤った知識から離れていく進歩と見なす。現在の意見は職場における女性の仕事ぶりという実際の証拠に基づいたもので、偏見にとらわれることが少なくなっている。偏見とは実際に自分の目で見る前に決めつけてしまうことである。

このように男女の職業観が変わっていく過程では、もし一組の男女が仕事を求めて同じ会社に来て、性別は別にして、その他のすべての能力が等しかった場合、女性のほうを採用する傾向が強い。これは、女性の能力に対する新しい見解を意識的に取り入れようとするからであり、おそらく過去の不当性を是正しようとすることも原因だろう。しかし、応募者が同じ能力をもっているときに女性を選ぶのなら、その人はいまだに偏見によって行動していることになる。依然として過去が支配しているのだ。我々は悪い習慣をうまくよりよい習慣へと変えた。だが、過去の条件にとらわれない正しい知識に基づく正しい行為はどこにあるのだろうか？　この例では、応募者の能力、適性に関する明確なヴィジョンをもって面接を行い、性別にまったく左右されない選考結果が出るようにする、というのが一つの解決策になるだろう。

この例は外的なものであったが、ヨガの実践は内的である。そこで我々は、自己の修養がどのように直接的な正しい知識につながっていくかを見ていく必要がある。その正しい知識とは、内なる旅を推し進めると同時に、必然的に外界との関係を改善し変化させていくものである。

＊　＊　＊

ヨガの哲学によれば、正しい知識は３種類の裏づけに基づいている。その３つとは、直接的な知覚、正しい推論、典拠の確かな聖典または経験を積んだ賢者からの証言である。したがってまず、個々の知覚が論理と理性によって検査され、次に、昔からの知恵に符合するかどうかが調べられる。この過程は我々になじみ深いものだ。家を購入する例で考えれば、まず家を見て、ある印象をつくりあげる（直接的な知覚）。それから、その家に関する情報に基づいて評価をする（願わくは正しい推論）。この場合、不動産鑑定士は経験を積んだ賢者に、技術的な参考書は聖典に相当する。このように３種類の裏づけは、理想的な形で互いに協力し合っているのである。

ここで使っている能力は知性（ブッディ）である。前章で見てきたように、これは考えたり感じたりする心（マナス）よりも、さらに繊細なものだ。知性は印象や解釈ではなく、事実と理性に関わっている。またそれは我々という存在のどの階層にも内在しているが、休眠状態であることが多い。したがって我々がはじめにすべきことは、まず知性を軽く叩いて目覚めさせることである。

アサナを実践するとき、知性は身体を伸ばすことによって細胞の表面に運ばれ、ポーズを保つことによって生理的な相へと運ばれる。いったん目覚めれば、身体はその動的な側面、すなわち識別能力を引き出すことができる。心が空想的な考えを生み出すのに対し、身体はその識別能力によって、客観的な事実に基づいた真実を提供する。調整と修正を繰り返し、すべての部位を正確にバランスよく、安定を保ちながら均等に伸ばすことによって、身体の識別能力を磨くことができる。識別とは比較検討のプロセスであり、二元性の世界に属している。したがって、間違っているものを取り除けば、残っているものが正しいことになる。知性が意識の中で拡大していくと、自我と心はその分だけ収縮する。そうなれば、もはやそれらに支配する力はなくなり、知性のために働くようになる。とりわけ記憶は、これまでも見てきたように、束縛を求める心に支配されるのではなく、いまや自由を探求する知性によって統御されているのである。

知性の先にあるもの

知性にはさらに先の段階がある。それは真の叡智である魂の知性であり、識別が終わったときにようやく現れ始めるものだ。叡智は二元性の世界では機能せず、一つであるものだけを知覚する。間違っているものを取り除くのではない。正しいものだけを見て、感じるのだ。家を買うときには、論理的な知性を使って識別をする必要がある。また、どれほど高い志をもった政治家でも、相対的でその場限りの状況で選択し、決断しなければならない。だが、魂の叡智は決断はしない。知っているのである。内なる魂に近づくにつれてわかってくるように、叡智はひたすら現在のものであり、したがって時間に左右されることもない。

空がはっきりと見えること、そして太陽が照っているときには空が青いと言えることで、当面の間は満足する他ない。科学的に考えれば、大気は水のように無色透明である。感覚による認識には欠陥があるかもしれない。だが少なくとも、健全に澄みわたった感覚であれば、空や湖面の上に驚くような色彩の変化を見せてくれるのだ。このようにして得た知識は完璧ではないが、使えるものであり、また我々に合理的な根拠も与える。

神経系が良好であれば、我々の行動は素早く確実なものになる。肉体が健康であれば行動力が増し、心から曇りが消えれば安定が得られ、感情の高まりが静まる。そして知性が目覚めれば、選択し、決断し、行動を開始する力添えが得られる。そこで我々が目撃するのは、調和をもって機能し、さらに核へと近づくために、存在の相が一つにまとまって統合されていくプロセスである。

いま述べているのは、おしゃべりな脳から無垢な本能へと向かう旅のことであり、その旅の終わりには明晰な直観が手に入る。ヨガを始めたときのあなたは、おそらく心と感情の中で生きていたことだろう。それは、いつまでも続くインターネットのチャットのような世界である。あなたは身体によいと言われる食べ物や運動の方法についての本や記事をいろいろと読む。どんな野生動物も相手にしないような内容である。あなたは何を欲しているのかはわかっているが、どう生きるかは知らない。本能が鈍っているのだ。アサナとプラーナーヤーマを実践すれば、心の中から外へと向かうことができ、身体、感覚、臓器も浄化される。そしてこれによって本能が再び活性化する。新たに目覚めた身体の知性が働き始め、どのような食べ物を、いつ、どれくらい食べるべきか、いつ、どのような運動をすべきか、いつ休息や睡眠をとるべきかを自然に教える。忘れがちなことだが、魂を探す旅においては、動物たちの素朴な喜びである健康と本能、活力と生気をまず取り戻すべきだ。それと同時に、本能を直観に変えていくのである。知性は分析と総合、根拠と推論を用いることから始まって、次第に力をつけていく。やがて直観という高度な知性が、夜明け空に広がる暁光のように徐々に姿を見せる。本能とは細胞内の無意識の知性が表に現れたものである。一方、直観とは意識を超越した知識のことだ。超越しているというのは、どうやって知ったのかを知る前にすでに知っているからである。

若い頃、私は週末になるたびに列車でプーナからムンバイへと向かいヨガを教えていた。私が乗るのは、ムンバイで開かれる競馬のための臨時列車だった。列車は競馬場に通う乗客でいつも満員だったが、彼らは私も競馬に行くものだと思い込んでいた。そうではないことを説明するのにはもう嫌気がさしていた。そこでたびたび乗客たちは、出走馬の一覧を見せて特定のレースについて意見を求めてくることになった。そういうとき、私は即座にそのなかの１頭の名前を挙げてみせた。驚くほど多くの人が、のちに私のところへやって来て、「あんたの選んだ馬が勝ったよ！」と言ったものだ。おそらく偶然だっただろう。とはいえ、この話は直観が現れ始めるときの様子をよく示している。日常の些細な事でも、後になって結局は正しいことをしていたとわかるときがよくある。丸い木釘は丸い穴に、四角い木釘は四角い穴に無意識のうちに打ち込んでいるものだ。我々が思っているほど、人間は知的に不器用ではない。もっと機転が利くのである。

誤った見解や知識をもち続けることは、競馬で言えば、負け馬ばかりを選んでしまうことである。また四角い木釘を丸い穴に打ち込もうとするような人生であるとも言え、あくまでそれを続けるならば、自分にとっても他人にとっても悲惨な結果を招く恐れがある。混乱、混同、取り違えは、識別とは正反対のものである。思い違いは現実を歪め、その結果、誤った感情を生み、意識を曇らせる。だから我々は、知性を育み、過ちから学ぶことによって、間違いを摘み取っていかなければならない。雑草は抜いてもまた生えてくる。だがそれでも、大きくなる前に見つけて引き抜くほうが楽だということに反対する庭師はいないのだ。

各個人がもつ知性を人生において向上させる方法はすでに述べてきた。知性の相を通ってさらに内に進むうちに、知性は叡智へと高められる。そこで我々は、集中と瞑想が心を鍛錬することの重要性を理解するだろう。自我による（理解はできるが）子どもじみた煽動から遠ざかることによって、我々は知識の源を脳から心に、心から魂へと移していく。我々はすでに、個人の魂が宇宙の魂の一部であるように、個人の知性もまた普遍的な宇宙の知性の一部であることを知っている。我々を取り巻くこの万有の知性に自身をアンテナのようにして同調させることを学ぶうちに、思考が明晰になるだけではなく、人生の叡智をも得られるのである。正しい知覚を発達させる術を学ぶことで、この叡智に通じる道をさらに広げていくことができる。また、集中力が欠け揺れ動いている鈍い心を、集中力があり自制できるヨガの心へと変えていけば、叡智に近づくことがさらに容易になるだろう。

観察から集中へ

意識とは、絶えず波がパターンを描きながら行き交う海である。その意識のことをもっと深く認識できるように、ヨガは、先に見た意識の５つの状態に対応する、５つの性状に光を当ててきた。その５つの性状とは、活気のない状態、集中力を欠く状態、ぐらついて変わりやすい状態、一点に集中する状態、非常に穏やかな状態である。最後のものは最も高いレベルにあり、時間を超越した没我の状態（サマーディ）において経験するものである。

これらの意識の性状は、精神的な弱さを非難するためのものではなく、自分を観察し、知る助けとなるものである。多くの人が、ヨガは集中力のある人にしかできないという誤った考えをもっている。だが、十分な資質に恵まれた人はそうそういるものではない。ヨガは、心や身体の状態がどのようなものであっても、万人が実践できるものである。実践を続けているうちに、散漫だった心が特定の焦点（膝、胸など）に集中できるようになる。これが我々を直接的な知覚へと導く方法である。ユーモアもまた、バラバラの状態だった人間が完全に一つになるための手助けとなる。ユーモアは心を軽やかにし、導きやすく集中しやすいものにしてくれるのである。安定した心とは車輪のハブのようなものだ。世界は周りを回り続けているかもしれないが、安定した心はその中心で落ち着いているのである。

コメディアンたちは揺れ動く意識を非常によく観察している。彼らのユーモアの対象となるのは、ぼんやりとした間抜けな人たちや、非論理的な飛躍や連想ばかりしている散漫な心の持ち主が多い。コメディアンたちは、それがいかに馬鹿げているかを巧みに示してみせるが、そういう鈍くて注意散漫な人たちの真似をしている間でも、彼ら自身はそのネタを披露することにしっかり集中している。人々はそのネタを聞いて笑い、心を軽くし、次に彼の話の一語一語に集中し始める。頭のよい人々は、心の特徴を理解することで財産を築くのである。芸術家もまた、読者や観客たちの意識の性状を熟知している。200年ほど前のイギリスのある著作家は、読者には４つのタイプがあると言っている。第一のタイプは砂時計である。彼らの読書の仕方は砂時計の砂のようなものであり、次々に入ってきてはすぐに出ていき、後には何も残らない。第二のタイプはスポンジに似ている。あらゆるものを吸い取るが、ほとんど同じ量を、少し汚れた状態で出してしまう。第三のタイプはゼリー漉し袋である。澄んだ部分は流してしまい、ゴミや屑だけを残す。第四のタイプは、ゴルコンダのダイヤモンド鉱山の労働者たちに喩えてもいいだろう。彼らは価値のないものは取り除き、本物の宝石だけを取っておくのである。

ゴルコンダのダイヤモンド鉱山は、私の生まれ故郷からそれほど遠くないところにある。ところでダイヤモンドとは、ヨガにおいて、また我々が今見ている４番目の相においては、どのような意味をもつのだろうか？　ダイヤモンドは硬く、透明である。この透明性こそが鍵であり、また知恵の重要な特徴でもある。我々は知恵を錬磨し、誰もがある程度もっている知的な器用さや賢さを、透き通るような光を放つ叡智へ変えようとしているのである。

これを実現するためには、鉱山での厳しい労働が必要となる。つまり、本物であるがゆえに貴重なものから、偽りのものである不純物を分離しなくてはならないのだ。この選り分ける過程をヨガの実践の例で見ていくことにしよう。

何のために修練をするのか？

ヨガのクラスで行っている練習は厳密に言えばヨガの実践では

ないと、私はときどき生徒たちに言う。クラスであなたは間違いなく「練習している」し、願わくはヨガを学んでいてほしいものだが、指導者に従って行うことは実践とは言えないからだ。指示する知性は指導者の知性であり、あなたは力の及ぶ限り言われたとおりにしているだけなのである。一方、家で行うヨガでは、あなた自身の知性が主人になる。そこで得られた進歩はあなた自身が生み出したものであり、それゆえ成果も持続する。それに加えて、そのとき使われる意志もあなた自身のものであり、指導者のパワーやカリスマ性、熱意から引き出されたものではない。このように自分の中から出た意志は、影響力も甚大なものとなる。肉体のために肉体を使って行うのはヨガではない。心と知性のために肉体を使って行うのがヨガである。

たんなる練習とサーダナー〔修練〕には大きな違いがある。サーダナーとは、何事かを実現するための手段のことだ。そしてその何事かとは、(ヨガを効果的に行い、正確に実行することによって）本当の現実へと到達することである。本当の現実とは真実と同じであるはずで、したがって我々に純粋さを与え、解放へと導いてくれるものだ。これがヨガ・サーダナーであり、たんなるヨガの練習（アビヤーサ）を機械的に繰り返すこととは違うものである。ヨガ・サーダナーのゴールは叡智である。これを「ヨガの巡礼」と言い換えてもいいだろう。なぜならサーダナーとはどこかに至る旅であり、トレーニングマシンを使って行うような単調な訓練ではないからである。

私が「叡智は知性の鍛錬によって生まれる」と表現すると、誰もが納得して頷く。だが実は、この言い方は聞いた者の気持ちを高ぶらせすぎる危険がある。だからちょっと立ち止まって、アサナのときにするように気持ちを落ち着かせ、まずは知性が何を指しているのかを調べていくことにしよう。

知性の意味をつかむための一つの方法として、たとえば、知性とは意識と良心が感知する体内の感性である、と考えてみることが挙げられる（後で少し触れるが、良心は大いなる自己〔魂〕にきわめて近いものである）。我々はアサナで得た感性によって、感覚が欠如している場所を突き止めることができる。これが知性の機能であり、ゴルコンダの鉱山で土をふるいにかけるようなものだ。もう一つの機能は、先ほど突き止めた場所に感覚を運び、そこに気づきが流れるようにすることである。このようにして感覚が全身に行き渡ったとき、我々はしっかりとした知覚をもった存在になる。すなわち十全な生を生きることになるのだ。それはおそらく生まれて初めての感覚に思えることだろう。我々はさらに、感性が均等に配分されているか観察しなければならない。このときの知性は、不完全なところを見つけ出し、変えるための意志である。俊敏で器用な心は、知性の指示の助けを借りて自らを鍛える。それによって、とりとめのない思考をまとめあげ、自らをもっと大きな善、つまり全体なるものの善へと専念させるのである。他の生命との関係を築くのに必要な文法、構文、語彙をつくりあげるには、心が不可欠である。最も高度に研ぎ澄まされた知性であっても、感じたり、情報を集めたりする心に感謝することを忘れるべきではない。なぜなら、外界に向けて自己表現をするためには、心が提供する言葉や文法がとりわけ必要だからである。

ヨガの実践がこのレベル、つまり完全な集中がほぼ手の届くところにあり、また意識の完全な浸透が現実のものとなり得るレベルになれば、自由意志と呼ばれるものにも岐路が訪れる。たいていの人々にとって自由意志とは、結果はどうあれ自分のやりたいことはやり、したくないことはしないようにできるものを意味している。これまでのヨガの実践の積み重ねによって、こうした状態になれる可能性は高くなっていることだろう。健康と活力が増進し、聡明さや自制心が高められたことで、これまでとは違ったさまざまな活動を始め、人間関係の質を変え、そしてもちろん、冷凍庫にアイスクリームを戻すこともできるようになっているはずだ。こうしたことはすべて、一般的に考えられている悟りという概念へとつながるもので、充実した人生を送るうえで欠かせない、好ましい状態である。だがここで、自由意志の別の側面が明らかになってくる。それを「究極の自由を得ようという意志」と言い換えてもいいだろう。魅力的な響きである。だがこの表現からは、前途にある数々の苦難――未知なるものの核心へと浸透していくこと、世俗的なものと距離を置くこと、自己について学ぶための避けることのできない痛み――が読み取れるため、普通の人々にとっては気が遠くなるような先行きに思える。それらの苦難を乗り越えるには、真の意欲が必要となる。そこでまず、我々の意志がどこから来るのか調べてみることにする。

1944年、私は自分が行っていたヨガの修練について深く思い悩み、悪戦苦闘を続けていた。私のヨガは味気なく活気を欠いた偽りのものだった。心に育んだ知性から生まれる意志ではなく、頭で考えた自我から生じる意志によってヨガを行っていたのである。自我は限りがあるものだから、そこから生まれた意志にも限りがあるのは簡単な話だ。自我は自分という域から出ることのない個人的な特性であり、それまで経験し、身につけてきたものの総体にすぎない。頭で考え出したものは、常に強制された感じがつきまとうものだ。そして有限の源から生じたものは、いつか必ず使い果たしてしまうときが来る。

対照的に、心の知性から湧き出る意志は、無限の源、すなわち宇宙の知性（マハト）と宇宙の意識につながっている。これは決して涸れることのない井戸である。この普遍的な宇宙の意識から出てくる意志（または何かを始めようとする力）を我々はプレラナと呼ぶ。ヨガでは、麻薬やアルコール依存症の人に対して、「拳をギュッと握りしめるような」力んだ自己抑制はしないように勧めている。自我に命じられる自己抑制はやがて消耗し、抑うつ状態をもたらすからである。ヨガはそれとは反対に、「手を開いて」より大きな力へと委ねるように言う。知性ある行動を生み出す宇宙の源と触れ合うことで、彼らの意志に毎日補充がなされるのである。第２章でも触れたが、プレラナとは我々を通じて姿を現す、自然の意識がもつ知性ある意志のことだ。それは頭ではなく心を通して現れる。無限の意志と知性の源への扉を開くことで、我々は自分の奥深くにある神性へと到達する意欲を見つけ出すことができる。

我々がいま育んでいる知性は、感情的、道徳的にどれだけ成熟しているか、どれだけ真実を重んじ、倫理にかなった行為を尊重できるか、思いやりの気持ち、つまり普遍的な意味での愛情をどれだけ感じられるか、ということに深く関わっている。私は本書の冒頭で、「己を知る」という哲学的命題に関連してソクラテスを引き合いに出した。では本章で、自分を知ることの価値として明らかにされたものは何か？　それはきっと重要なことに違いない。

ソクラテスは、我々は自分を知ることによって、自由の状態にはなくとも慎重に生きることができるようになるとはっきり述べている。「慎重に」という言葉の意味を理解するには、１歳半の幼児の歩みと、大半の人の人生の歩みが似ていることを考えればよい。右足を一歩前に出し、その後ゆっくりと左足を前に出すという動作を幼児が繰り返すのは、そうしないと転んでしまうからだ。幼児はときどき転びながら、よちよち歩き続ける。慎重に生きるということは、バランスをとりながら、方向と目的を定め、次第に大きな自由と確信をもちながら、究極の自由に向かって大人のように歩いて行くことなのである。

いま述べたことについては、サンスクリットの語源学の力を借りることでさらに理解が深まるだろう。私は先に、我々は大人のように歩くことを学んでいるのだと言った。サンスクリットでマーナヴァ〔Maanava〕は人間を指す。またマナス〔manas〕（心）との関連から、心をもった人間という意味もある。さらにマーナ〔maana〕にはもう一つ、名誉と尊厳をもって生きるという意味がある。これが示していることは明快である――我々人間は、自分たちの歩みに方向と目的をもたせる知性を与えられており、倫理的に、すなわち名誉と尊厳を保ちながら生きるために努力しているのである。

「本当に自由〔自己解放〕を実現できるのか？」という疑問は長い間人間を悩ませてきた。我々は、ガンディーやイエスやオーロビンド・ゴーシュ〔インドの思想家〕は自由の境地に達したが、自分には無理だという矛盾した考えをもつことが多い。さらに日常で体験する失敗や失望が、その思い込みを追認しているようにも思えてくる。だが、ガンディーやオーロビンドの伝記を読んでみるとよい。彼らの人生にも挫折はあり、不道徳な行為や間違った道に進みかけたりすることも少なからずあったのである。私も同様だ。すでに述べたことだが、ヨガと共に歩んできた私の人生の根底には、病弱だったこと、社会的に疎外されたこと、嘲笑の対象になったこと、ヨガ以外にはあまり能力がなかったことがある。

上に述べたような自由と失敗の関係は一見おかしなことに思える。そのパラドックスを解明するためには、自然（プラクリティ）と魂（プルシャ）の関係についてもう一度考えてみなければならない。そのためにはまず、決定論と必然性の違いをはっきり理解する必要がある。人間は生物学的に決定されているが、それは生存に有利になるように進化の過程で各種の性質を獲得してきたことによる。このように生物学的なレベルでは、決定論的要素がとても強くなるため、必然性が生まれてくる。たとえば、人間はみな腕が２本、脚が２本、頭が１つと決まっている、というようなことである。一方、意識のレベルでは、決定論に影響を受けた力が我々の内部に強い傾向を生み出す。たとえば、楽しいことは繰り返し、苦痛を避け、恐ろしいことからは逃げ、エゴとプライドを肥大させるというような傾向である。だがこれは必然ではない。たんにバランスの崩れた状況がつくられているにすぎないのだ。ヨガは徹底的に検証された技法であり、それを使うことにより我々は必然性から解放される。その解放は大いなる意志によって、選択を司る知性と、自分自身を認識する意識を通じて行われるものである。こうして我々は、各人の解放と、天の恩寵による究極の自由に向かって慎重に歩んでいくことができる。

アダムとイヴは原初の一体性の中に生きたと言われている。ヨガでは、自己解放における最高の経験は一体性、つまり神との結合という至高の現実であると教えている。人間の苦境とは、自分自身が遠大な旅の始まりと終わりの間にあるどちらともつかない場所から抜け出せないでいると感じてしまっていることである。アダムとイヴは、禁断の果実を食べ原初の一体性を失ったときに、個別化への第一歩を踏み出した。我々は彼らが始めた困難な旅を今も続けているのである。後戻りはできない。だが今いる場所も居心地が悪い。だから歩き続けなければならないのである。その途上では、個別化したことで得られた甘い果実も苦い果実もともに味わうことになるだろう。それらの果実は、十全な意識を目指す旅の経験として取り込まれ、統合されていく。人間はこのように個別化しているが、それでも我々が一体性、回復された楽園、旅の最初ではなく最後にある一体性というゴールに到達することを何ものも否定することはできない。だがこのような長い旅を続けるためには力が必要だ——実を言えば、我々には３つの力（シャクティ）が必要なのである。

シャクティ——旅に必要な３つの力

内なる旅をさらに進めていくために、ここでヨガの修練の原点に立ち戻ってみることにしよう。我々はここまで、ヨガの修練を通じて健康な身体の力（シャリーラ・シャクティ）がつくられることを明らかにしてきた。身体の健康を軽視してはならない。しかし、エネルギーと意識を欠く身体が半分死んでいるようなものであることも事実である。第３章でプラーナーヤーマを説明したとき、我々はエネルギー（プラーナ）の力（プラーナ・シャクティ）の重要性を明らかにした。ではここで、もう一つの力である気づき（プラジュニャー）を紹介することにしよう。プラジュニャーとは意識の気づきであり、少し前に「自分自身を認識する意識」という言葉で述べたものだが、そのときはサンスクリットの説明を付け加えなかった。自己を認識する力をプラジュニャー・シャクティと呼ぶ。またプラジュニャーには叡智に関する知識という意味もある。

これら３つの力は、まず調整して正しい位置関係に置く必要がある。魂の力（アートマー・シャクティ）と融合できるようにするためだ。身体の力にエネルギーが加えられると、第３章で警告したように、不十分な回路に高い電圧がかかり、システムに過剰な負担をかける危険がある。こうした内部の巨大なパワーのバランスをとるには、気づきの力を加えればよい。これによって、危険や緊張が生じず、過負荷にもならずに、あらゆる相（コシャ）においてパワーを広げていくことが可能になる。気づきの役割は、肉体の相（骨、筋肉など）と器質的な相（臓器など）の間に必ず存在する間隙を、アサナを行うときに埋めることである。だが、さまざまな存在の相を融合させようとしているときでも、気づきとエネルギーでは埋められない間隙が存在する。人間の身体というシステムに内在するこうした欠陥を修復するには、ヨガのすべての段階〔花弁〕を実践し続けることだ。ヨガの修練を通して生み出される力は、分離できない一つのまとまりにならなくてはいけない。ヨガ・サーダナーとは、筋繊維を皮膚に、皮膚を筋繊維に編み込むように、外側のコシャを一番内側のアートマー・コシャ〔魂の相〕へと織り込んでいくためのものである。そのとき初めて、自らの内につくりだした一つのまとまりとしての力が、我々を取り巻く普遍的な宇宙の力と統合することができる。それができなければ、コシャとコシャの間の境界はいつまでも存続していくことになるだろう。

この章では、いつでも利用できる普遍的資源である宇宙の知性（マハト）について話をしてきたが、気づきの力（プラジュニャー・シャクティ）もまた、宇宙の知性に他ならない。気づきの力は我々の内部にある暗い空間に十分に染み込んでいき、意識を用いてその空間を照らす。このとき意識は明晰、清澄、平静で、安定していなければならない。そうすれば、エゴがなく、至高の魂の近くにある良心に大きな満足が与えられるだろう。

こうしたことは実際にはどのようにして起こるのだろうか。宇宙のエネルギー（プラーナ）は呼吸という乗り物によって我々の中へ運ばれてくる。では、気づきの力はどのように入ってくるのか？　また何を燃料にしているのか？　燃料となるのは意志力、つまり注意深く持続的な意図である。我々がヨガの第６段階である集中（ダーラナー）に近づいているのがわかるだろうか？　あなたはこう思っているかもしれない――でも、意志力という燃料に火をつけるにはどうすればいいのだろうか、それが頭ではなく心に発するものだということはわかるが、空中から手品のようにひょいと取り出すことなどできないのに、と。だが、できるのである。というのも、意志という燃料に着火し、気づきを我々の身体機構全体に広げ浸透させていくのは、空中にある空気（プラーナ）だからだ。（ともに個人を超えた存在である）気づきとエネルギー（プラーナ）は友人同士のように機能する。一方が進むところへ、もう一方も続くのである。こうして浸透した気づきによって、知性が我々の深奥に入り込み、最も暗い部分を満たす。知性とは闇を照らす明晰さである。それこそが叡智の兆しであり、直観的な洞察力である。この洞察力をもつ者は、見えるがゆえに見え、知るがゆえに知る。またその者は、身体とエネルギーと気づきという３つの力が融合し、魂から放たれた光と協力し合っているため、迅速に、自発的に行動する。知性には洞察力、つまり内部を見通す力があるとよく言われる。我々はそれに加えて、魂には観察力、つまり外部を見通す力があり、それは光を放つ灯台のようなものだと言うべきだろう。本書の冒頭で述べたように、内なる旅の過程で我々の意志が内側へ向かうとき、魂もまた我々と出会うために外に向かっているのである。

＊　＊　＊

これまで自由についてさまざまな角度から話をしてきた。自由と結びつけて考えられることが多いのは、ひらけた空間である。アメリカ人は、開拓時代の西部の自由とひらけた空間を懐かしさを込めて語る。空間は自由である。そして我々は、宇宙を生み出したビッグバンのように、アサナとプラーナーヤーマの実践によって自らの内に空間をつくりだす。暗い空間は未知であり、無知（アヴィディヤー）である。だがプラーナの力と気づきの力が結びつくとき、稲妻の閃光が闇を追い払う。意識に向かって突き進むことによって、我々はその光景を目撃することになる。その光景は、自分以外は誰も見ることができず、確認することもできないために、ごく主観的な発見である。とはいえ、それは歯痛と同じことだ。あなたが痛みに苦しんでいても、他の人間が痛みを感じることはできないし、本当は痛くないのだと納得させることができる権威者もどこにもいないのである。

本書ではこれまで随所で「内なる旅」という表現を使ってきた。いまや我々は自分がある領域、つまり、内なるものが姿を現し外へ出ようとしている領域へとやって来ている。我々がつくりだす空間は、最も深奥にある根源の相が光を放ち始めようとしている場所である。もし、ヨガの実践が肉体の相だけにとどまっているのなら、内なるものを解き放つために不可欠な空間は見つけられないままに終わる。また、細胞の一つひとつには知性があり、細胞はそれを通じて自らの短い一生を実感するのだということを悟ることもないだろう。空間を照らす内なる光を求めていながらも、あなたは暗くて隙間のない物質の中に閉じ込められたままになるのだ。ここまでヨガを熱心に実践してきたにもかかわらず、いまだ自我という重荷を背負っているのは残念なことである。人は天真爛漫な子どものように自然であるべきだ。魂が求めているのは、我々の全身に広がり、満たすことだけである。しかし依然として我々は、卑屈さ、自分を恥じる感覚を内に抱えており、しばしばそれを傲慢で偽りの個性を投影することで覆い隠す。これは知性がはじめからもっている欠点の一つである。

知性の不純物

ヨガは教育的な意図ももっているが、その主眼は、人生において物事がよい方向に向かうようにさせることである。誰もが知っていることだが、見た目は申し分のないリンゴも、中身が虫に食い荒らされていることがある。ヨガは見た目をよくすることが目的ではない。虫を見つけ出して退治し、皮から芯に至るまで全体が完璧で健全なリンゴにすることが目的である。ヨガや他の精神哲学が、強烈な欲望、弱さ、欠点、不安定さといったネガティブな事柄について、くどいほど繰り返し語っているように思えるのは、そのためである。つまり、虫が内部からリンゴを食い荒らし腐らせてしまう前に、捕まえてしまおうというわけだ。これは善と悪の戦いではない。虫がリンゴを食べるのは自然な行為だからである。ヨガではただ、我々は中身の腐ったリンゴにはなりたくないと言っているだけだ。そこでヨガは、何がうまくいかないのか、それはなぜなのか、どうすればそれを止められるのかを、主観的な価値判断ではなく、科学的に検証しようと主張する。これは自己――もしくは大いなる真の自己――を有機農法的に育むことと言えるかもしれない。

4番目の相、つまり本章で述べてきた知性の相まで到達するのは、それだけで大きな成果だと言える。だが、それには相応の危険が伴うことを指摘しておかなければ、読者に迷惑をかけることになってしまうだろう。危険のなかでもとくにはっきりしているのがプライドである。これはうまくいった仕事に対する満足感のようなものではなく、自分は特別だという優越感や、他人より秀でているという感覚である。

外観や体裁というパッケージにばかり関心を注ぐのは、現代社会の妄執である。我々は「自分は本当はどういう存在なのか」ではなく、「自分は他人の目にはどう映るのか」と自問する。現代人にとっては、「何を話しているのか」ではなく、「どんなふうに聞こえるのか」という問いのほうが問題なのである。

たとえば、完璧で美しく、見とれてしまうようなヨガ・アサナを行う人たちがいる。彼らはそれができる自分に満足し、もしかすると、その美しく見せるヨガ・アサナによって財政的にも潤っているかもしれない。私がまだ若く、なんとか食べていけるようにと苦労していた時代の話をしよう。その頃の私は、ヨガの社会的地位を高めるために、自分の肉体を使ってヨガの技と美しさを体現しようとしていた。常に最高の形で紹介できるように、左右対称で正確なアサナを、興味をそそる、わかりやすい順序で行おうとしていた。状況が求めるなら、私はパフォーマーにもアーティストにもなった。それがヨガの技能《アート》に対して私が果たすべき務めだったのである。しかし、自分自身のための修練では、こうした考え方はしなかった。ひたすら探求し、学び、挑戦し、精神的に変化することばかりを念じていた。とりわけ求めたのは、内部へと向かっていくことだった。ヨガとは、身体、感覚、呼吸、心、知性、意識、そして大いなる自己を統合することを目指して内部へと浸透していくことである。それはたしかに至高の魂へと向かう内なる旅であり、内へと退くことで生じる進化である。内へとやって来たあなたのために、至高の魂も姿を現して、至福の中にあなたを包み込もうとする。

あなたには導いてくれる指導者が必要である。身体の内側にあるもの、つまり心や感情、もしくは筋繊維や腱や靱帯を伸ばしすぎたり、捻ったり、切ったりして身体を傷つけないようにするためだ。こうした事故は、間違った未熟なやり方でヨガを練習したときに起こる。私はそれをよく知っている――自分で経験したからである。外ばかりに目を向け、人に見せるため、自己満足のために行うのなら、それをヨガと呼ぶことはできない。こうした態度は、あなたがヨガを始めたときにもっていた品位さえも貶《おとし》め、醜いものにするだろう。ヨガのクラスで周囲の人たちを見ているときに、プライドやそれを助長するもの、不安感などが現れたなら、その正体をきちんと見極め、すぐに追い出してしまうことが肝要である。

我々は、多くの喜びと満足を人生から少しずつ拾い集めることができる。パタンジャリは、喜びを正しく満足させることは、人生においてだけでなく、自己解放のためにも不可欠な要素だとしている。一方で彼はまた、自然（ここでは苦悩（クレシャ）が依然として我々を支配している）との関わり方を間違えば、混乱と自己破壊を招きかねないと警告もしている。外側に見えるものだけを通じて喜びを追い求めることは、皮相的な意図と結びつくもので、物事への取り組み方としては問題にならないほど間違っている。喜びを追求するとは、それと同じ程度に苦しみを追求することだ。中身よりも外観が重要だと思えるとき、我々は間違いなく誤った道を選んでいるのである。

したがって、知性がなしとげることには常に落とし穴があり、その穴の場所を見つけることは、我々の感覚を誘惑するものを見極めるよりもさらに難しい。感覚に対する誘惑、たとえばチョコレートを食べることに対して、我々はいとも簡単にそれを我慢するのは無理だと認める。だが、自分の出世のために喜んで同僚を裏切ると認める人が、いったい何人いるだろうか。我々は、その浅ましさが魂の近くにあることを本能的に感じ、そういった自己認識を避けてしまうのである。

大半の人間は、少なくとも大人になってからは、ヨガをしていてもいなくても、「よい人間」であろうとし、それを怠った場合の結果を恐れながら、さまざまなことを従順にこなしていくようになる。だがこれは解決にも決着にもならない。生きやすくするための停戦であり、節制という手段によって身につけた慎ましさにすぎない。自分の欲望をコントロールすることは、ダマスカスの回心〔問題を根本から変える〕というよりも、欲望の剪定《せんてい》をし続けている状態なのである。

このような道理に基づいた節度ある生活では、ヤマとニヤマ（倫理規範）が行為の防火線としての役割を果たし、我々を手助けしてくれる。アサナは浄化を促進し、プラーナーヤーマは意識（チッタ）を欲望から引き離し、思慮深い気づき（プラジュニャー）へと向かわせる。プラティヤーハーラは、心から感覚へと向かう流れを反転させて、心がそのエネルギーを内へ向けられるようにすることを学ぶ段階である。ダーラナー（集中）は知性（ブッディ）に純粋さをもたらし、ディヤーナ（瞑想）は自我という染みを消す。

知性は集中によって純粋さを得る。これを聞いてあなたは言うかもしれない――本書は一貫して知性のことを混じりけのない善として扱ってきたではないか、と。たしかにこれまで知性は一度として批判されたことがない。ヨガという山の入口にある緩やかな坂を苦労して登っていて、より高い場所にある知性に向かうことが切望されているときには、それで問題はないのだ。しかし我々はいま知性の相（ヴィニヤーナマヤ・コシャ）のただ中にいるのであり、そこでは5つの苦痛（クレシャ）が、たった一つ汚されていない魂を除いて、我々の存在のすべての相を汚していることを思い出す必要がある。

我々は、自分の知性に磨きをかけ、育み、向上させてきた。識別し選択する能力を開発し、少しずつ自己解放へと近づけていけるようにしてきたのである。これは内省的なプロセスであり、自分自身の目で確かめることができるものだ。高貴で、純粋で、条件を要求することのない知性は魂の隣人である。それでは、どうして私は、「煙が石炭を、埃が鏡を、羊膜が胎児を覆うように、酩酊した知性が自己を覆っている」（『バガヴァッド・ギーター』3章38節）という言葉で警告を発して、知性でさえもその欠点をふるいにかけ、ダイヤモンドだけが残るようにしなければならないと言うのだろうか。

高い知性は権力を贈り物として与えてくれることがあるが、誰もが知っているように権力は腐敗し、堕落する。知性が堕落すると、自分自身と世界に災いがもたらされる。知性の不純物がさまざまな形――利己的な考え、プライドや権力の追求、身勝手な野望、悪意、巧妙さと計算高さ、偽善、策略、狡猾、傲慢、不誠実、他人の挫折を密かに喜ぶというような形――で自ずと姿を現すのである。こうした不純物は、知性の認知的、内省的な側面よりも、意志や意欲などの動能的な側面から多く生じる。また、「自分の得になることはあるのか」という表現に見られるような生来的、本能的な歪みや、「自分は正しく、間違っているのは相手だ」というような他人を侮る態度も、不純物に数えられるべきである。

私は先に、知性は記憶に相談することで過去に経験した因果関係を考慮に入れることができると述べた。だが知性は、自我からこっそりにじみ込んでくる自分自身の動機にはあまり気づかないものだ。知性の不純物について理解するには、同じ日付の新聞を６紙ほど買ってみるか、違うテレビ局のニュースをいくつか見てみればよい。そうすれば、同じ出来事をまるで異なる切り口で報道していることがわかるはずだ。たんなる事実誤認ということもありうるが、おそらく各メディアのオーナーの方針に合うように解釈がねじ曲げられたり、歪められたりしている場合が多いだろう。与党とつながっていて体制寄りになっているのかもしれないし、裏に経済的な利害関係が隠されているのかもしれない。結局のところ、メディアのオーナーの大半は当然ながら裕福で、さらなる富を得ることに夢中なのである。新聞やテレビを見るときは、何が除外され、何が取り上げられているかに注意してみるとよい。メディアが誇る客観性が、いかに表面的で偽善的なことが多いかがわかることだろう。だがこれはジャーナリストの心がうまく機能していないということではない。心はきちんと働いている。では、どうしてこうなってしまったのか。その理由は、ジャーナリストの知性の中に破壊分子がいるからである。それこそが不純物と呼ばれるもので、感知するのが非常に困難なものである。表面的に高潔な人生を送っている人間は、自分たちには何も悪いところはないと思い込みがちである。これは道徳的に厳格な者や狂信的な宗教者が陥りやすい罪である。個人の生活において、我々は真実を抑圧して虚偽を口にすることが多い。自我は知性のあらゆる欠点を後押しし、扇動するのである。

こうした知性の不純物は人間が犯す重大な罪であり、縁を切ることはできない。だが、魂のとても近いところにある意識の一部、つまり良心の助けによって、取り除くことはできるのである。

良心とは何か？

知性には行動を起こす能力と、起こした行動の結果を考慮に入れて考える能力がある。したがって、知性は自己管理ができると言うこともできるだろう。（他人のではなく自分自身の）欠点や問題を観察し、識別しようという意識的な努力は、のちに報われることになる。なぜならこうした自己分析は、４番目のニヤマ（倫理規範）であるスヴァーディヤーヤ（自己についての学習と教育）にとって不可欠な部分を構成するからだ。だが知性が自己管理できるとはいえ、我々にはヨガの技術と「独立した裁定者」の両方がまだ必要である。そこでまず「独立した裁定者」について説明しよう。最も権威ある目撃者である「独立した裁定者」の役割は、良心（アンタカラナ）によって果たされる。良心とは、意識のレンズが魂に接している面のことであり、感覚器官を通じて外界と接している外側のレンズ面のように汚れることはない。この意識の面（英語では conscious〔良心〕と呼ぶ）が、曇りなく魂の光だけを映し出すとき、それをサンスクリットでダルメンドリヤ（美徳の器官）と呼ぶ。

宇宙の意識は、ある意味で自然の魂——宇宙のように無限で、すべてを包み込むもの——だと考えられている。我々の内部にも宇宙の意識の一部がある。各個人の良心がそれだ。良心は魂（プルシャ）に最も近いところにあり、それゆえ魂と特別な関係にある。またそれは自然界と精神世界の接点であり、我々が直に経験できる接点のなかで、最も近くにあるものである。したがって良心とは、最も内奥にある相、つまり宇宙と結合した相から感じ取ったさまざまな結果を認識するものだと言えるだろう。それはまた魂が物質に吹き込まれるところであり、魂と自然の架け橋でもある。良心が一なるものから生まれ、それゆえ我々に一つのことだけを命じ、一つの道だけを示すのは、そうした理由によるのである。良心とは、個人の魂（アートマー）の声に耳を傾けることができる意識のことである。

よいアドバイスというのは、いろいろなところから受けることができ、それぞれがそれなりに役立つ。だがそうしたアドバイスは、物事を分析してつなぎ合わせるという、脳を使った解決にしか結びつかない。直観は、鋭敏で感性豊かな知性が発する内なる声として現れることが多い。それは、たとえば、一見魅力的に思える仕事であっても引き受けないようにあなたに告げたり、考えてもみなかった旅をするように告げたりするのである。こうした直観は慎重に扱うべきものだが、少なくとも知性が純粋な叡智の段階に到達するまでは、尊重すべきである。直観は合理性を超えており、心から出てくるものである。

では直観と良心ではどこが違うのだろうか？　その答えは、良心は痛み、我々に苦痛をもたらすということだ。良心がとがめる、という表現を我々はよく使うではないか。一方、直観は我々に行動を促すが、それがどこから来たものかわからないため、ある種の混乱を引き起こすことがある。良心が痛むのは、それが「物質的な世界」に暮らす「物理的な肉体」の中の「霊的な存在」というパラドックスの中心に位置するものだからだ。良心は我々に困難なことをせよと告げる。それは、良心が宇宙との結合、完全性に向けて常に我々を引っ張っていこうとするからである。反対に、欲望、利己心、知性の欠陥は、我々を多様性の世界へと引きずっていく。その世界では、我々は問題を判断し、泥縄式に対処し、より小さい悪を選択するしかない。良心は、それが完全なときには、我々の耳元で囁く魂の声である。そういった意味では、神が今もなお話しかけてくれていることの証明であるから、たとえそれが苦痛を伴うものであっても、良心をもつことは特権だと言える。

良心と魂が近くに並んでいるという話をすると、ずいぶん前にローマへ訪問したときのことを思い出す。当時のローマ教皇ヨハネ・パウロ２世は体調がすぐれず、ヨガのレッスンを受ける目的で私を招いた。私はそれを了承した。しかし突然、バチカンの枢機卿たちの強い要望で、教皇側は一つの条件をつけてきた。ヨガのレッスンを受けることを極秘にしてほしいというのだ。カトリックの教皇がヒンドゥー教と関わりのある修練を手本にしているかのように、歪んで解釈をされる可能性もあるからということだった。もちろん私は、ヨガはあらゆる信条、崇拝を超越した普遍的なものであると断言し、レッスンが行われたことを自分から言いふらすことはないと約束した。だがそれと同時に、この件について聞かれた場合は嘘をつくつもりはないとも言った。どうやら私の正直さが脅威に思えたようだ。レッスンは結局実現しなかった。

だが、その機会に私はシスティーナ礼拝堂を訪れ、ミケランジェロの天井画を見ることができた。神が雲の上からアダムに手を差し伸べ、アダムもまた神に向かって手を差し出している名画である。互いの指はもう少しで触れるほど近づいている。私の言っている良心と魂の関係はこれである。両者はほとんど接触するぐらい近づいている。そしてときには、天から差し伸べられた手から人の手へ聖なる閃光が伝えられるのである。

ダーラナー——集中

ここまで素通りしてきたが、ここで知性の浄化のためにヨガが用意している技法を紹介しよう。これは自我を浄化する技法である瞑想に直接つながるものである。

我々の旅の目的地は、もうそれほど遠くないところにある。それゆえヨガは、どんどん前進し、これまで以上に努力をし、これまで積み上げてきた進歩の成果、権力、名誉を放棄するようにあなたに強く求める。ゴールを目の前にして失敗することがあってはならない。ヨガではこの危機感を、悟りを開く直前の人は天使からさえ誘惑されるという言い方で表している。こうした話はキリスト教にもある。イエスが荒野の修行の成就を目前にしたとき、堕天使が彼を世界中が見渡せる高所に連れて行き、この地を支配する力を与えようと申し出た。イエスもまた至高の世捨て人、バクタンであった。

第1章で述べたように、ダーラナー（集中）、ディヤーナ（瞑想）、サマーディ（完全な同化または至福）は、ヨガのクライマックスである。これらはサンヤマ・ヨガと呼ばれ、最終的な統合に向けたヨガを指す。ダーラナーは集中という理解しやすい語に訳されるので、その重要性が見落とされたり、軽視されがちである。だがヨガで言う集中とは、たんに注意を向けることではない。本当の集中とは、決して途切れることなく認識を持続させることなのである。ヨガとは、内省的な意識や知性と協働する大いなる意志が、不可避的に揺れ動く心と外部に向けられた感覚から、どのようにして我々を解放するのか、という問題を扱うものである。

我々は先に、おしゃべりな心とは気をそらす無数のさざ波であることを見た。集中とは一つの大きな波である。たくさんの波を一つに集めなさい。一つのものへと組み入れなさい。そしてその一つの波を静めて、瞑想をしなさい。我々はたくさんの波を同時に静めることはできないのである。すでに説明したように、アサナを行うときには、一つの波である注意力を、右膝、左膝、腕、膝の内側、外側というように送り込む。そうすると、気づきが次第に全身に広がっていき、やがて一つにまとまる。こうして我々は、互いに異なるすべての要素を、知性の一つの流れの下に置くことができる。これが集中、つまり一つの力強い思考の波である。これが実現したとき、我々は小さなことをたくさん学んだことにより、一つの大きなことを学ぶことができたと言えるだろう。こうして集中することを学び、多様性から単一性を導くことができるようになった心は、ここにきて平静さの獲得を目指す段階に入る。目指すところは、集中の大きな波でさえ穏やかに静まった瞑想状態である。瞑想という過程を迂回する道はない。99（多様性）から0（静かな瞑想状態）へと逆に数えるときに、1（集中）を飛ばして数えることはできないのである。

身体の中の新たなポイントが調べられ、調整され、その状態が維持されるたびに、気づきと集中は他の無数のポイントへ同時に向けられ、その結果として、意識そのものも全身に均等に広がる。我々に浸透し、かつ包み込んでいる意識は、方向づけされた知性（主体）の流れによって照らし出され、身体と心（客体）を認知し変容させる力をもつ目撃者として機能する。これがダーラナーであり、より高度な気づきへと導く、途切れることのない集中の流れである。常に覚醒している意志は、自己修正の仕組みをつくりだし、それを継続的に調整する。

このように、我々の存在を構成するすべての要素を用いて行われるアサナの実践は、感覚、心、記憶、自己と統合されるときが来るまで、知性を目覚めさせ、研ぎ澄まし、修養し続ける。こうすることで、自己は不相応に大きくなりすぎたり萎縮したりすることなく、その自然な形をとるようになるのだ。また、集中が途切れることなく瞑想的に行われている完璧なアサナでは、自己は非の打ちどころのない完全な形になる。これはポーズに輝かしい光を吹き込むサットヴァのレベルで行われるアサナであり、したがって瞑想的なアサナでもある。実際に瞑想をしているわけではない。アサナを行っているのだが、そのレベルが瞑想的な質にまで達しているのだ。このとき、我々は皮膚から核に至るまでのあらゆる部分が完全に一体になっていることを感じる。心は乱れることなく、知性は頭よりも心の中で覚醒し、自己は穏やかで、身体のあらゆる細胞に意識が息づいている。アサナとはヨガがもつあらゆる可能性を大きく広げるものだと私が言うのは、こうした理由によっているのである。

ディヤーナ――瞑想

ヨガは瞑想であり瞑想はヨガであると、私はこれまで何度も述べてきた。瞑想とは意識の動きを静めることであり、荒海を凪《なぎ》にすることである。この平穏には、不活発さも緩慢さも関係がない。あらゆる創造の可能性に満ちた深い静穏である。前にも引用した聖書の天地創造の一節――「神の息吹が水の面を動いていた」を思い出してほしい。水面を波立たせるとき、あなたは何かを創造している。人類はこの物質的な世界で、核戦争からモーツァルトの交響曲に至るまで、あらゆるものを創造してきた。だがヨギは、その正反対の方向を目指して旅をする。言い換えれば、楽しくも苦しくもあり、困惑させられるような出来事が次々と起こる世界から、水面が波立つ以前の静かな時代に戻ろうとしているのだ。ヨギがそこへ向かうのは、「自分は何者なのか」という問いの答えを見つけるためである。ヨギは、もしその答えを見つけ出すことができたなら、そのときは「私という存在はどこから生まれたのか」、「私が認識できる神は存在するのだろうか」という問いにも答えられると考えるのだ。

この章で我々がたどり着くことのできる一番の高みとは、個人の魂の存在とその豊かさを経験することである。だが瞑想の実践の説明は次の章にもまたがり、そこではサマーディ（存在の大海、もしくは普遍的な神性に完全に同化し浸りきること）について語ることになる。説明をわかりやすくするために仮定してきた数々の境界は、理論上のものにすぎないのである。ヨガは我々がのぼっていく梯子である。本物の梯子であれば、たとえば７段目（ディヤーナ）に足をかけたとき、そこにすべての体重がかかる。それに対してヨガでは、あなたがのぼってきた一段一段に依然として均等に体重がかかるようになっている。万一、そのどれか一つにでも亀裂が入ったのなら、あなたは転げ落ちてしまうことだろう。こうしたことについては、とくに第７章で倫理規範を見ていくときに考察する。

瞑想に関しては、私は純粋主義者である。ヨギなのだから、そうあるべきなのだ。しかし、ストレスを軽くしリラックスするために瞑想のクラスに参加するのが間違っていると言うつもりはない。ただそれでも、ヨガを実践しているヨギとして、私は本当のことを伝える義務がある——ストレスを感じていたり、病弱な身体のままでいては、瞑想を始めることはできないのである。瞑想とはヨガにとってはオリンピックの決勝に匹敵し、体調不十分のままで出場するわけにはいかないものだ。だが、ここまで見てきたヨガのすべての段階が、あなたを最高の状態へと鍛え上げる役割を果たしてきている。

ヨガの瞑想は、心地よい眠気を感じたり無感覚な状態になることではない。穏やかな状態でもない。牛はヨガを実践しなくても穏やかである。瞑想はサットヴァ的、つまり聡明で覚醒したものである。穏やかな気分や無感覚な状態になりかけているときは、タマス（不活発）が影響している。

波のパターンや振幅は、それと共鳴できるとき、自動的に心を静める働きをする。たとえば海の波の音がもつ鎮静効果がその例であり、秋風が落ち葉をカサカサと鳴らすのも同様である。同じ壁にタイミングの異なる振り子時計を複数掛けると、やがてすべての振り子が同期するようになる。これと同じように、自然界で見られる一定の形をもつ波のパターンは、人間の脳の振動を同期させ、鎮静させる効果をもっているのである。しかしヨガでは、こうした共鳴のメカニズムの助けを借りずに、自分自身で調和を生み出す方法を教えている。いろいろな手段を使って穏やかな眠気を引き出すのは、たとえば、歯を治療するときのストレス緩和などに役立つ。歯科医院で、川のせせらぎやヤギの鈴の音、浜辺に打ち寄せる波の音などをＢＧＭに流しているのはそのためである。そうした音は心地よく、眠気を起こさせるが、その状態は瞑想ではない。人々が瞑想と言っているものの大半は、ストレス緩和の手段か、意識を高めるトレーニングだと考えたほうがいいだろう。

多くのヨガの教本では、美しい花や神聖なイメージを思い浮かべることが瞑想の手助けになると提案している。また身体の任意の箇所に集中すると、それによって魂へと注意が向けられることになるので、たいへんによいと力説している。集中すべき箇所として推薦されているのは、鼻の頭から身体の深奥に至るまでさまざまである。

私は呼吸に集中するのがいいと思う。呼吸ほど我々に深く浸透し、広がっていくものはないからである。このように私が言うと、あなたは「息を吸ったり吐いたりすることは海の波のようなもので、一定ではあっても絶えず動いている。だからダーラナーのための完璧な指標にはならない」と即座に反論するかもしれない。たしかにそのとおりである。では、保息をすればどうか？　呼吸が止まる。生命を与える力である息の動きが止まるということは、想像しうるなかでも最高の静止状態ではないだろうか。呼吸は動き、保息は動かないのである。

ヨガの瞑想は一人で行うものであって、集団で行うものではない。とはいえ、それは孤独な行為ではなく、我々を究極の超越的な単独性〔神なる単独性〕へと導く、輝く月のような単独性である。単独であることを孤独と混同してはならない。孤独とは宇宙から切り離されている状態である。だが単独性とは、宇宙の全なる存在の公分母となるべきものだ。身体に取り込まれた息は、揺れることのないダーラナーによって見つめられながら、意識を中核へと運んでいく。「ヨガ・チッタ・ヴリッティ・ニローダ」とパタンジャリが述べているように、ヨガとは意識の動揺を静めるものである。ダーラナーは知性を純粋にすると私は言った。平静な心とは、純粋なもののことである。

＊　＊　＊

これが旅の終わりだろうか？　我々はもう目的地に着いたのだろうか？　いや、そうではない。まだ自我が、つまり魂になりすましている既知の自己が残っている。自我は最後に退場する役者である。舞台が終わり賞賛の拍手が送られても、まだ退場しようとはしないのだ。では、自我を舞台から降ろすにはどんな力が必要になるのか？　それは沈黙と保息である。

第３章で見たように、保息には原則的に２つの種類がある。息を吸った後に満たされるものと、息を吐いたあとに空っぽになるものだ。吸気のとき、息が入り込むにしたがい大いなる真の自己が現れる。そして息を止めると、真の自己は身体の内部の境界線を包み込み、一つにまとめる。このとき、我々は真の自己を完全に体験するが、自我は休眠中であり、いつでも姿を現す用意ができている。この後に呼気を行うと、存在の各相が真の自己を目指して動き出す。空気が外へ出ると、その代わりに各相が内へと向かうのである。ここで我々は真の自己との結合を完全に経験するが、このときは自我は存在せず、それが利己的な行動をとる可能性もなくなっている。息を吸うとは、存在の核から周縁部分へ向けて膨らんでいく至高の存在の全体性を体験することである。言い換えればそれは、「血肉を与えられた存在」や「肉体を伴った霊魂」という表現が意味するものを、この地上で十全に具現化することなのである。これは個人の魂の発見につながるものであり、また全身の一つひとつの細胞に気づきを運ぶものである。人間は選ばれて生を受けた存在である。その意味を理解し、充実した生を送っていくには、存在の核、すなわち個人の魂（ジーヴァートマー）から始めなくてはならない。それは最も内側から最も外側まで、目に見えない繊細なものから明らかに目に見えるものまで、自分のすべてを体験することである。もし人間が何百もの部屋や廊下がある屋敷だとしたら、普通はいつもどこかの部屋にいることになる。我々は自分の心の中に、記憶の中に、感覚の中に、未来の中にいる。食べるときには胃の中にいて、考えるときには頭の中にいる。我々は常に一つの場所にいて、自分が受け継いできた場所のすべてを占めることは決してない。存在の全体性を体験するとは、屋敷中のすべての部屋に同時に存在し、どの窓からも光が外へ漏れ出していることである。

呼気の後に保息をするとどうなるだろうか？　そのとき時間の概念はなくなっており、したがって「30秒か40秒、息を止めてみよう」などと言うことはない。何も考えず、思考は止まっている。それゆえ、その保息は内発的なものだと言える。

だが、問題がまだ一つ残っている。そもそも、息を止めるという衝動はどこから来るものなのか？　人がともかくも息を止めているという事実には、その行為に対する意志、決意が関わっている。何かをしようという意志や衝動（プレラナ）は自然から生じるもので、自然とはつまるところ（魂ではなく）自己の源である。だから自我も、どれほどぼんやりした形でも、依然として存在することになる。

ディヤーナ〔瞑想〕は、自我の存在そのものを消しはしないが、その不純物は取り除く。それは次のように行われる。思考の動きを止めることで知性が浄化されるように、自然に起こる保息は自我を拭い去る。ヨガを実践する者が最終的に体験するのは、ある時点になると、息を止めているのが自分ではないという事実である。彼はもはや主体ではなく代行者になる。息が彼を吸い、吐くのである。これが意味しているのは、瞑想における最高の段階では、宇宙があなたを呼吸しているということだ。そのときあなたは受身である。個人の意志は存在しなくなり、したがって自我も自己もない。ヒンドゥー教ならば、創造主であるブラフマンがあなたを通して自らを表現していると言うことだろう。画家の自己表現が完成したキャンバスであるように、あなたは創造主の意志と構想が表現されたキャンバスなのである。

息を吐いた後に自然に止息をすると、時のカーテンに大きな切れ目がつくられていく。過去もなく、未来もなく、今という時間の経過も感じなくなる。あるのはただ、存在しているということだけだ。先に、個人の魂に関連して、光と存在で満たされた器の話をしたが、いま述べているのはそれとは相補的なものである。ここでは器は空っぽであり、自己も自我も、意志も欲望もない。時間さえ存在しない、神聖なる空《くう》なのである。これが無限との融合であり、次章で見ていくサマーディである。サマーディは一時的な体験であり、ずっと続けられるものでも、その状態で生き続けられるものでもない。サマーディの後に訪れる究極の解放、単独性という状態を、我々はカイヴァリヤと呼んでいる。これは、無限と一体化することで、多様性の世界の外観に二度と惑わされなくなることを意味している。

次章では、自分が呼吸するのではなく、宇宙が自分を呼吸するとき、どのように客体が主体を飲み込み、組み入れ、その結果、二元性が終わるのかを見ていくことにしよう。瞑想から生まれる二元性の終焉は、分離の終わりであり、あらゆる対立の終わりでもある。ヨギとは一元性の世界に生きる者である。

VI　アナンダ――神性の相と至福

　いまや我々の内なる旅は、人間の内奥にある核、あらゆる者の中に存在する至福の相または神性の相（アナンダマヤ・コシャ）に到達した。そこは我々の魂の場所であり、人間を包み込む普遍的な一なるものを垣間見ることができるところでもある。こうして自分の内に神性を見ることによって、我々は不可避的に人間性の本質へともう一度立ち戻ることになるだろう。

　普遍的な宇宙の魂について理解をするには、まず自分自身の魂を理解しなければならない。そのためには、本当の自分を覆い隠しているすべてのもの、とりわけ、我々の注意をそらすために幾通りにも姿を変える狡猾な「私」について調べていく必要がある。

「私とは何なのか？」という疑問は、人間の心の中に常に存在してきた根源的な問いかけである。このような問いに対しては、私は僧侶であるとか、兵士、商人、召使い、大工、主婦、母であるというように、社会における自分の役回りや職務を伝えることで、一応の答えとするのが通例になっている。だが、この問いにもっと深い意味が隠されているのは明らかだ。そもそも生まれてから死ぬまで母であったり、ビジネスマンであったり、教師であったりすることはあり得ない。どれも一時的なことなのである。あなたが「私は男だ」または「私は女だ」と言ってみたところで、それもまた答えとしては不完全なものである。それ以前にはあなたは子どもだったのであり、なにより、眠っているときには性別など何の意味もない。

こうした疑問に答えるとき、我々が実際に言っているのは、結局「私は私である」ということだけであり、これではあまり役に立たない。一般的に「私」という言葉が使われる場合、それは知覚、行動、感情、思考、記憶の中心にあるように思える自分の一部分のことを指している（その一部分は、自我を基盤とした自己、またはエゴイスティックな自己と呼ばれることが多い）。もし我々の答えに「私は私である」という意味しかなければ、そして皆がそれと同じことを言うとすれば、論理的に考えて、我々は全員同一でなければならない。だが姿形だけ見ても明らかなように、我々は同じではないのである。そこで我々は、他人との違いを説明し、「私」の意味をさらに明確にしようと、この「私」をなんらかの方法で限定し、例示するような属性や特徴を付け加える。たとえば、金持ちは「私と私の財産」が相応しい表現だと思うかもしれない。同様に政治家は「私と私の権力」、長患いの病人は「私と私の病気」、スポーツマンは「私と私の肉体」、映画スターは「私と私の美」、大学教授は「私と私の頭脳」、不満が多く怒りっぽい人は「私と私の怒り」というふうにである。「私」そのものにあれやこれやの属性を付け加えるのは、我々が自分のことを判断する普通の方法であるし、他人を判断し、説明する方法でもある。ここで重要なのは、先に挙げた特徴がすべて「私」の外側にあるいうことだ。言い換えれば、「私」は外界と結びつくことによって、自分のアイデンティティを確認しているのである。
「私とは何なのか？」という疑問に対しては、もう一つ明らかな答えがある。「私は人間である」というのがそれだ。この答えをより意義のあるものとするには、続いて「では、人間とは何なのか？」という質問をすればよい。この問いこそが、まさにヨガが追求しているものである。ヨガの疑問の出発点であり、あらゆる実践を下支えしている根本的な問いとは、「我々とは何なのか？」という単純な疑問なのである。アサナというものも、実はそれ自体が「私とは何なのか？」という問いかけであり、我々はアサナを行いながらそうした問いを発しているのだ。我々はアサナを通じて不要なものをすべて捨て去り、その結果、魂だけが残される。最終的に到達する正しいアサナとは、「私は《それ》であり、《それ》は《神》である」という状態を真に表現したものになるだろう。このようなことが感じられるのは、それぞれのアサナを行うときに、優れた身体能力（シャクティ）、熟練した知恵（ユクティ）、献身と敬虔（バクティ）という観点から取り組み、実践した場合だけである。
こうした状況を踏まえて、ヨガは次のように言っている——あらゆるもの、そして肉体、呼吸、エネルギー、病と健康、脳と怒り、権力と富に対するプライドなど、探し出して特定できる人間のあらゆる構成要素をふるいにかけてみよう。とりわけ、常に存在し意識もされてきたが、写真にも鏡にも映ることのない、この謎めいた「私」を検証してみよう。
「私」はしばしば心配の種になる。「私」は身体の中にある。だが我々は、身体と脳は死に、心臓の鼓動は止まり、肺は呼吸をしなくなり、感覚もやがて消えることを知っている。だとすれば、「私」が死ぬ可能性も十分にあるのではないか。これは不安なことである。もし私というアイデンティティそのものが束の間で、儚いものなのであれば、いったいそこにどんな永続性があるというのか。確固とした土台はあるのだろうか。ヨガでは、そうした確実なものが欠けている状態は、その性質上、有害なことだとしている。そしてまた、我々がプルシャ（普遍的な魂）を知らずに生きているせいで経験する悲しみと痛みを、万病を引き起こす根本的な原因としている。我々は、大いなる真の自己について知らず、絶え間なく変化している外界の諸側面のことだけを心得ている。自分が何者かを知ろうとするときには、身体の内部にある意識の一側面、つまり自我ばかりに注目する。だが、自我と呼ばれるものを社会で生きていくために受け入れることと、それを真の自己と勘違いすることは、まったく別なのである。魂〔真の自己〕を装った自我に騙されているとき、我々は欲望、感情の乱れ、苦悩、罪業、慢性的な病気、障害など、身の回りの世界で起こる混乱に否応なく巻き込まれてしまうことだろう。ここで「否応なく」と言ったのは、自我に支配された意識もまた、飽くことなき貪欲さで求め続ける狂乱の世界の一部だからである。言い換えれば、そのとき我々には確固とした土台などない。人間は自分が不滅の存在でありたいと願う。そして心の奥底では、自分たちが不滅であることを知っている。だが我々は、不滅のものを滅びゆく束の間のものと誤認することで、そうしたものすべてを捨ててしまっているのだ。

「私とは何なのか？」という問いを最初に発したとき、我々が本当に望んでいたのは、社会における役回りや職務や属性を超えて永続するアイデンティティ、つまり本物の自己を見つけることだった（「本物」とは、肉体が滅びることに恐れを抱くことのない、永久不変のものという意味である）。ヨガが我々の存在全体を詳しく調べ上げ、皮膚から内奥に至るまでのあらゆる階層を整理、検証、観察、実験、分析、分類することで完全な人間の青写真をつくろうとするのは、このためである。古《いにしえ》のヨギと聖賢たちはこの作業を体系的に進め、ついに自分たちが探し求める光、永遠不変の自己を見つけた。それは、「私とは何なのか？」という根源的で必然的な問いに決定的な答えを与える、自分という存在の一部分であった。ヨギたちは、自身が探求した知識と技術と地図を我々に遺した。だからこそ我々もまた、その問いに自分自身で答えを出すことができるのであり、また自分以外にそれに答えられる者はいないのである。これから我々は、この永遠不変の自己の性質を見ていくことになるが、その前に我々の理解力を曇らせ、苦痛を与える「５つの苦悩」を知っておく必要がある。

先のヨギや聖賢たちはまた、人間が個人においても集団においても進化できるような道筋を考えた。そして当然のことながら、その過程で次のような疑問にぶつかることになった。「物事がうまくいかない原因は何か？　最善の結果を目指しているのに、なぜ予想もしなかったようなことがいつも起きるのか？　人間は常に自分の希望を台なしにするようにプログラムされているのか？」彼らのこうした問いは、誰もが経験する「５つの苦悩」の認識へとつながることになる。

人間の５つの苦悩

苦悩とは、人の意識をかき乱す特定のパターンであり、リンゴに寄ってくるショウジョウバエと同じくらい一般的で、ごくありふれたものである。

人の心の状態は、どんなときでも波のパターンを描いており、驚くほど複雑である。心は外部の刺激、たとえば、広告、辛辣な言葉、友人の微笑みなどにより、絶え間なく変化する。それに加えて、無意識や記憶から浮かび上がってくる思考によってさらに混乱し、願望や後悔が生まれる。しかし、意識をかき乱すパターンにはもっと根深いものがあることをここで説明しておかなければならない。そうしたパターンは、ショウジョウバエがリンゴのライフサイクルに組み込まれているように、我々の中に本来備わっているものであり、意識を汚す動揺、もしくは苦悩（クレシャ）と呼ばれる。この苦悩は、生活を堕落させ、一人の人間として成熟しようとする高い志を損なうものである。

苦悩には５つの種類がある。それらはすべて我々が生まれつき感じる自然なものであり、あらゆる人間がそれに苦しんでいる。第一の苦悩は、実質的に他の４つの苦悩の生みの親だと言えるもので、それが克服できたとき、夜を昼に変えるような変化が起こることだろう。一部の哲学、とりわけ欧米のいくつかの学派では、あらゆる悪の力を一つにまとめて、それを「悪魔」と呼ぶが、ヨガの考え方はそれと異なる。ヨガもまた、人に邪悪な行為をさせる悪の力を一まとめにして考えている。だが欧米では、知性の属性を悪としており、そこがヨガと違っているのである。欧米の知性の悪魔はずる賢く、人を堕落させる術に通じており、人間や神とは正反対のものを志向する独立した意識をもっている。それは、知性と感性を備えた２つの力、つまり善と悪が果てしない闘いを続けている状態である。

ヨガの悪魔は知的ではなく、無学である。実のところ、ヨガで言う悪魔とは、無学それ自体のことを指すのだ。我々は、アルバニアの首都がどこなのか知らないというようなことを無学だと考えがちである。だがヨガにおける無学はそうではない。それは、たんに知らないという意味の「無知」という語が一番近いかもしれない。だからヒンドゥー教徒の大敵は「知らない」という状態なのだ。では我々が無学であるとき、何を知らないのだろうか。

答えはこうだ——あなたは何が現実で、何が現実でないのかを知らない。何が持続し、何が消滅するのかを知らない。自分が何者であるのか、何者でないのかを知らない。

あなたの世界はまるっきり逆さまになっている。なぜなら、リビングに飾ってある工芸品のほうが、人類全体をつなげる結びつきよりも、また我々を一つにしている相互関係や責務よりも現実だと考えているからである。宇宙を境目のない一つの全体として結びつけているリンクと関連性を知覚することが、ヨガの探求の旅の目的である。

人間は完全に逆さまの世界に住んでいるという考えからは、凡人にとっての昼は賢者にとっての夜であり、逆もまた然り、という考え方が生まれた。ある形而上詩人の有名な句に「愚者もその愚に徹すれば賢者となる」というのがある。中世ヨーロッパの人文主義者エラスムスは『痴愚神〔愚者〕礼賛』という書を著した。また、人間の知覚はあまりにも出来が悪いために、分別のありそうな隣人よりも、「聖なる愚者」のほうが賢いことがよくあるというのは、昔からヨーロッパやアジアで言われていることである。こうしたことが意味しているのは、自分の見方をたんに調整するだけでなく、内側から外側へ、外側から内側へと完全に裏返すほどの変化が必要だということである。究極の真実は、通常の状態にある意識には及びもつかないものなのである。

無知（アヴィディヤー）に関するこうした記述は難解なものである。それを説明する方法は数多くあるが、その大部分は革新的な内容であるため、逆説的な表現がしばしば使われる。キリストは無知をうまく説明した。彼は、砂の上に家を建てれば倒壊するが、岩の上であれば安定するだろうと言った。これは、人生は確固とした現実の基盤の上に築くべきだということである。だが残念なことに、確固としているように見えるもの、つまり我々の人生に安全、富、所有物、偏見、信念、特権、地位などを与えてくれるものは、実はまったく頼りにならない（不確実性を受け入れて生きることを学ぶのは立派な生活の知恵である）。だからキリストが言ったことは、こういう意味にもとれる――精神的な価値観（ダルマ）の上に築かれた人生だけが、真実にしっかりと根を下ろし、衝撃的な出来事に直面したときでも勇敢に立ち向かっていくことができるのだ。

いま述べたことは次のように考えることもできる。人類はみな無意識のうちにヨガの真実の中に生きている。ヨガは一つである。「蒔いた種は刈らねばならぬ」という因果応報のメカニズムからは誰も逃れることはできない。我々は、自分の目に映るものを全体像として受け入れようとしない。そうではなく、その全体像を小さく区分けし、自分に都合のよいものだけを選び、不都合なものに背を向けているのである。なぜだろうか？　それは、我々がみな現実をはき違えているからだ。部分ではなく、全体を間違って認識しているのである。至高の世捨て人（バクタン）だけが、比類のない放棄の意志を表すことで、宇宙を内から外へ、外から内へとひっくり返すことができる。ヨーロッパではアッシジの聖フランチェスコが、ハンセン病患者を抱擁することによって、これを体現した。彼は自分自身の中にある魂と同じものを相手の中に見た。これは他の人間にできることではない。今の我々は、シャツを裏返しに、あるいは後ろ前に着ている人と同じである。その人が間違いを正すには、シャツを脱ぎ、正しい着方を見つけて、もう一度着直すしか方法はない。これと同様に、我々はヨガを通じて無知というシャツを脱ぎ捨て、研究し、それを知識というシャツとしてもう一度正しく身につける。それを行うために我々は、シャツの身頃と袖の部分を別々にひっくり返して調べてみる人のように、ヨガの花弁をそれぞれ切り離されたものとして一つひとつ検証するのである。だが、いろいろな部分から成り立っていてもシャツが一つであることを知っているように、ヨガが一つであることを我々は忘れてはならない。

精神的な価値観(ダルマ)とは、物質的な生活にかけるソース、それも日曜日にだけ味わって満足するようなものではない。それは、我々に栄養を補給し命を持続させるメインディッシュである。ソースとは物質的な価値観のことだ。このソースは人生を楽しくさせるのに役立ち、節度を保って適切に味わうならば、世界を楽園にすることもできる。しかし、それは永続するものではない。永続しないものはエゴイスティックな自己である。だが我々は、無知によって、こうした真実を見つめることを妨げられているのだ。そのとき魂はまだ未知のものであり、「私は自己である」という誤解に黙って耐えている。死にたくないと考えているのはエゴイスティックな自己である。そしてこの魂を装った自己こそが、人間がもつあらゆる苦悩の根底にあり、アヴィディヤー(無学、無知)の根源にあるものなのである。

要するに無知とは、なじみ深い日常的な自己のことを、不滅の大いなる自己、つまり魂だと思い込むことである。この無知を5番目の苦悩である死への恐怖、生への執着と結びつけて考えてみると、人間の行動の多くは、評判、名声、富、栄光、功績などによって自我そのものの存在をながらえさせる試みだということがわかるだろう。だが、魂は永続しても、既知の自我はその外側の相である肉体同様に死滅する。これは人類にとっては忌まわしいほどの不幸である。なぜなら、我々が自分そのものだと信じている自我とその付属物が滅びるのに対して、ほとんど自分だと思えない超越した意識と魂は永続していくからである。我々は既知のものを失うことに耐えられない。だからと言って、未知のものが生き残ると信じるには信念が足りない。これに対してヨガは次のように答えている──未知のものを探しなさい、そうすれば自分の中にある不滅と出会うことができるだろう。

５つの苦悩が我々という存在と密接に絡み合っていることは、いくら強調してもしすぎることはない。これらの苦悩は、怠惰や欲望のように、人によってもっていたりいなかったりするような欠点ではない。人間が輝かしくも生物学的、心理的、霊的に独立していることから生じる、意識をかき乱す波のパターンなのである。また苦悩とは、部分（各人の自己）と全体（自然と神）との関係についての根本的な誤解でもある。全体から受け取るものと、そのお返しに全体のために奉仕するものについて明確に理解していなければ、我々は孤立したまま、ずっと泣き叫び続けることになるだろう。恋人も召使いも、お金や家や車や社会の賞賛も、存在の根源との関係が破綻していることによって我々が受ける傷を癒すことはできない。「あなたの神を知りなさい」とキリストは言った。この言葉によって、知らない（アヴィディヤー）という問題を直接取り上げたのである。

苦悩の根源であるアヴィディヤーが枝分かれして、他の４つの苦悩が生まれる。１つ目は、自尊心（アスミタ）と呼ばれるものだ。自尊心は驕慢《きょうまん》に通じ、驕慢はギリシャ人の言う不遜、つまり神々と優位を競うような傲慢さに通じる。これでは自滅は必至である。ヨガの観点から見てみると、各人の中にある個別性という脆く美しい幹は、本来は純粋なものなのだが、そこから若枝が伸びていくにつれ、外界の現象——ファッション、異性、車、地位、肩書き、金、権力、影響力といったもの——に出会い、その色に染められていく。つまり、アスミタ（「私であること」）は本来(もしくは叡智による知識が確立された場合は)、純粋で無色なものなのである。アスミタは、特徴を明確にしないうちは、純粋で単独のものである。しかし世界と出会い触れ合っていくにつれて、汚れ、色がつき、自尊心へと変わっていく。自分の身の回りにあるものの特徴を取り入れることで、その本来の美しさ——社会によって純真さが傷つけられる前の子どもに見られる美しさ——を失っていくのである。

汚れのない単一の個別性であるアスミタは、こうして暗く憂鬱な年月を過ごし、自尊心という利己的で排他的な殻で覆うことで、自らを硬直させてしまう。自尊心は同一性から生まれるのではなく、差異の中に存在する。私は醜いが、あなたはきれい。私は気性が激しいが、あなたは気が弱い。私は家があるが、あなたは一文無し。私は正しいが、あなたは間違っている。こうしたことは、実際に政治で取り上げられるレベルの無知である。特異性の喜びであるべきものが、個人主義の狂気になっているのだ。自尊心によって、我々は他人の資質に対して盲目になり、外観や無価値な比較によって他人を判断するようになる。また、他者という存在の中に喜びを見出す可能性を失い、自分の思いどおりに他人が行動することを期待するようになる。それでも、絶えず不満を抱えているのだ。ゴルフに喩えて言えば、我々は「ボールはあるがままに打つ」〔自分の都合のいいようにボールを動かしてはいけないというゴルフの基本ルール〕ということができなくなっているようなものなのである。
いま説明した２つの苦悩、無知と自尊心は、知性のレベルで生じる波のパターンだと考えられている。一方、次の２つの苦悩、愛着（ラーガ）と嫌悪（ドヴェシャ）は、感情のレベルで影響を及ぼす。愛着という言葉には注意が必要である。たとえば、「妻にとても愛着をもっている」と言うとき、それは「彼女を愛している」という意味であって、たんに表現方法が違っているにすぎない。だが実際には、ラーガは執着あるいは偏愛を意味しており、愛着の対象にエゴイスティックな自我が結びついた状態のことを指しているのである。愛車に傷がついているのを見つけた持ち主が、戦いで手傷を負った戦士のごとく大騒ぎする光景は、きっと多くの人が目にしていることだろう。そこで我々が目撃しているのは、自我（永続しない存在）とその所有物（こちらも永続しない）の融合、つまりその２つを完全に同一視している状態である。「あの世までもっていけないのだから」というのはよく使われる表現であり、真実である。我々は墓場まで自我をもっていくことはできないし、当然ながら、自分の車や自分の土地や自分の銀行口座をもっていくこともできない。ここで問題となるのが「自分の」という語である。これが無知から生まれたものであることは容易に理解できるだろう。なぜならそれは、ある永続しえない存在が、別の永続しえない存在との間に、永続するつながりを求めているということだからである。論理的に考えて見れば、これはまったく馬鹿げている。だからこそ我々は、無知というシャツを脱いで、それを裏返さなければならないのだ。シャツを着たままで問題を解決することはできない。ラーガとは、自我と、自我を気持ちよくさせる対象物との間に働く磁力のことである。
自分の「所有物」に対してとるべき正しい態度とは感謝であっ

て、所有権を笠に着ることではない。たとえば愛車に対しては、安全に自分を運んでくれること、車がなければ見られないような場所に行く機会を与えてくれることを感謝すべきである。私は今、この文章を書いている机に感謝している。この机がなければ本書の執筆は不可能であるが、そのときこれが自分の机であるかどうかは重要ではない。インドでは、家庭で使っているものを花輪で飾り、日頃役に立ってくれていることに感謝するという年中行事がある。我々は一定期間「所有物」の力を借り、そのことに感謝する。だが、それでも机は机であり、私の死後も長くその役目を務めるだろうが、永遠というわけにはいかない。

「最愛の人を亡くした場合はどうなのか？」と、あなたは聞くに違いない。愛する人と引き離されたとき、そこには胸が引き裂かれんばかりの別離の痛みがある。当然のことだ。しかし、これはラーガではない。死は私の妻を何の前触れもなしに容赦なく連れ去っていった。私はムンバイの週末のクラスで教えていて、妻の死に目にすら会えなかった。間に合うように戻れなかったのだ。葬儀のとき私は泣かなかった。私の魂は彼女の魂を愛していた。これが愛である。その愛は超越的であり、死による別れを超えたところにある。もし、妻に対する感情が私の自我から出たものであれば、その死に対して涙を流しただろうし、それも大部分は自分のために泣いたはずである。愛する人のために涙を流すのは何も悪いことではない。だが、それが誰のための涙なのかは知るべきである。それは残された人が自らの喪失感のために流す涙であり、逝ってしまった人への涙ではない。ある詩人が言ったように、「そして、死はその支配をやめる」のである。

嫌悪（ドヴェシャ）は愛着の対極にある。また、磁石の同じ磁極のように人間同士を敵意と憎しみで反発させ合う斥力でもある。

愛着と同様、嫌悪も表面的なことに基づいている。私の本質はあなたの本質を憎むことはできない。同じものだからである。私があなたの行為を残念に思ったとしても、そのためにあなたを憎んでいると考えるのは馬鹿げている。もし私が自分の行為を残念に思うことがあったなら、そのことが自分の魂、自分の内にある神性を憎むことにつながるだろうか？　もちろん、そんなことはない。その場合は自分の行為を改めるべきなのである。

傀儡師《くぐつし》の役目を果たし、混乱の種を蒔いているのは、ここでもやはり無知である。もしある人がなした行為と、その人本来の真の姿を結びつけることがあれば、我々は自らを敵対的、攻撃的な姿勢に押し込め、果てしない対立の中に閉じ込めることになる。そうなれば、決して勝負がつくことがない、善と悪との永遠の戦いへと駆り出されるのと同じことになってしまう。我々は、悪事を行う人たちがその行いを改めることだけを求めるべきである。それを後押しする最良の方法は、自分自身の行いを改めることだ。そのとき我々は、人間はみな大同小異でありその本質は変わらないこと、人間のあらゆる苦しみの原因は無知というものを根本的に誤って認識するところから生まれていることを、うまく見つけられるかもしれない。ここで言う無知とは、すべての根源にある一なるもの、あるいは普遍的な同一性を否定することである。

人生に影響を与える最後の波のパターン、つまり５番目の苦悩は、本能のレベルで経験されるものである。我々はみな生き延びることを常に考えている動物なので、本能のレベルにおいては、この苦悩は実に理にかなっている。問題が生じるのは、この生存のための自然なメカニズムを不適当なレベルにまで引き上げたときだ。この苦悩は、死への恐怖あるいは生への執着（アビニヴェシャ）と呼ばれる。病気になれば、あなたの身体は必死に生きようとする。これは生物としてごく自然なことであり、そういう仕組みになっているのだ。またこれは、生存のための闘い、魂の乗り物である生命をながらえようとする合理的な欲求でもある。何と言っても身体は車とは違う。もう１台買えばいいというものではない。だから我々は、精神的な道を歩むために、できる限り身体の健康を維持する必要がある。

我々は誰もが自分と身体を同一視するが、これは避けがたいことだ。道路を横断しているときに、もし象が自分に向かって突進してきても、「ああ、私の自我にぶつかる！」と叫んだりはしない。その瞬間の我々は、とっさに象から身をかわそうとする身体なのである。病気のときにもだいたい同じことが言える。だから自分を身体と同一視するのをやめるには、健康でいることがなによりも大切になる。

我々は最終的には自分が身体ではないことを受け入れる。肉体は滅びる。しかし、自分自身は滅びないことを我々は望むのである。だがあなたはそれが可能かわからない。身体が永続するアイデンティティではないことは知っているかもしれないが、それは理論から導いた知識なのである。我々は健康なときには身体のことを忘れているが、病気になると意識せざるを得ない。もしこれが逆であれば、人生はずっとわかりやすいものになることだろう。つまり、永続性という意味では自分は身体ではなく、実際的な目的を考えるときには（身体とは、それを通じて自分の内の不滅を感じ見つけ出すことができる乗り物なのだから）自分は身体なのだと見なせば、よりわかりやすくなるということだ。ヨガが身体の鍛錬から始まるのはそのためである。

実際的な面を考えて身体を鍛錬する場合でも、我々は身体が滅びることを受け入れる。残念ではあるが仕方がないのだ、と。しかし、「私」が死ぬという事実、肉体と同様に自我も滅びるという事実には我慢がならない。ここで再び無知について考えてみよう。大部分の人にとっては、自我とは自分の内奥にある最も私的な部分である。だから彼らは、その自我が滅びてしまえば、自分も永遠の虚空や闇に飲み込まれるのではと恐れを抱く。その結果、王朝を築く、名声を得る、壮大な建造物を建てるなど、死神を欺いて不老不死を手に入れるためにあらゆる手段を講じて、何としても自我を永続させようと決意するようになるのだ。ヨガでは、これを馬鹿げたことだと説く。たしかに自我は意識の重要な構成要素であり、生きている身体を機能させるのに必要なものである。だが、それ以外には何の意義もないのだ。

しかし、意識は自我よりもはるかに優れている。ヨガの考え方では、心よりも重要なものである。近年の科学者たちは、心がどのように意識を生じさせるかという疑問について考えているが、ヨガでは反対に「意識はどのように心を生じさせるか」と問いかける。意識は心より先に存在しており、心のように身体に制限されるものではない。意識は小宇宙の規模、言い換えれば原子より小さいレベルで存在しているのである。そして一部の科学者によれば、宇宙の知性は量子レベルで存在しているという。心（マナス）は意識のなかでも最も外側にあり、最も身体的な部分である。このように最も物質的で顕在的なものであれば、その運命も良かれ悪しかれ身体の運命と連動することになる。自動車事故で「脳死」状態になっても、意識は死んでいないのはそのためである。臨死体験をした人は、目が見えていないのに自分の姿が見えるなど、意識するために必要な機能が働いていないのにもかかわらず、意識を保っている。科学的にはまだ解明されていないが、記憶を含むあらゆる神経系の機能が完全に働かなくなっても、意識は目撃者として存続しているのである。知性（ブッディ）とは宇宙的な現象であり、そのうちのほんの一部分が人間に与えられているにすぎないので、たとえ我々の身体が損なわれても完全に消えてしまうことはない。そしてこれと同様に、魂も滅びることはない。ただその乗り物がなくなるだけである。

＊　＊　＊

光を探し求めなさい。自我は光の源ではない。意識は、すべての根源である魂の神聖なる光を伝達する。だがそれは太陽の光を反射する月のようなものであり、意識自体が光っているわけではない。太陽を見つけなさい、魂を見つけ出しなさい、とヨガは言う。それこそがハタヨガが意味することである。「ハ」は太陽、つまり真の自己である。「タ」は月、つまり意識である。意識のレンズが完璧な形をして澄みきっていれば、そこから放たれる光が最も内奥にある魂からのものだということがはっきりとわかるだろう。魂は神聖で、非物質的で、完全で、永遠のものだ。言い換えれば、魂が滅びることはないのである。不滅のものを見つけ出しなさい。そうすれば、死という錯覚の正体が明らかになるだろう。それが死を克服することなのだ。だから私は、悲嘆にくれながらも妻の死に涙を流さなかった。錯覚のために泣くはないのである。

死という結末に関わるこの５番目の苦悩は、非常に多くのことを教えてくれる。だが、たとえ頭で理解することができても、解決することは至難の業である。我々が求められているのは、この苦悩を生物学の領分から抹消することではない。そうではなく、非生物学的領域へこの苦悩が浸入するのを防ぐことなのである。生き残ろうという身体の本能的な衝動はたしかに存在し、生きていくうえで非常に重要なものである。だが、我々はそれ以上のことを望む。自分の遺伝子が子孫の中で生き続けることを望み、これまで何世代にもわたって暮らしてきた田舎の家に自分の子どもたちが住むことを望む。事業家であれば、引退後や死後も自分の事業が存続し、繁栄してほしいと思い、芸術家や科学者ならば、自分の業績が後世まで称えられたいと願う。もし我々が、自我の永続といった絶望的な領域にまで生存本能を拡大していくことになれば、心理的に危険な状態を招くことにもなりかねないだろう。

＊　＊　＊

ここまで説明してきた5つの苦悩は人生の基礎になるもので、ヨガの旅を正しく導く能力にとっても欠かすことができないものである。よって、ここでもう一度要点を繰り返しておくことにする。アヴィディヤー（無知、知識の欠如、理解の欠如）とは、物質的現実が精神的現実よりも重要であるという根本的に誤った認識である。これが問題となるのは、すべての物質的なものは永続せず、儚いものであり、隆盛と凋落という形の絶え間ない変化に影響されやすいからではない。そうした永続しないものに我々が依存していることが問題なのだ。

アスミタとは「私であること」であり、それが自尊心を主張するときに混乱が生じる。だがそれはまた、人生の過程で各人が得ていく体験や物質的な物事とともに、個別性によって与えられる類い稀なる贈り物でもある。

ラーガ（愛着または欲望）とは、喜びを与えてくれるものであれば何にでも感情的に縛られることで、極端なときには、何も手放せないという形で現れる。これは、生きていること自体を祝福するというより、いわば人生の装飾品に執着している状態である。

ドヴェシャ（嫌悪）とは感情の斥力であり、嫌なことからの逃避である。これは偏見や憎悪といった形で現れ、人生の苦難や自分の過ちから何かを学ぶことを妨げるものである。

アビニヴェシャ（死への恐怖）とは人間が本能的にもっている生への執着であり、生物学的な視点から見れば適切であるが、人生のさまざまな場面においてはうまく当てはまらないこともあり、その場合は歪んだ考え方の原因となる。アビニヴェシャを体験したければ、息を吐き切った後で、長く息を止めてみるとよい。パニックを起こし始めるはずだ。

無知とは、現実を根本的なところで誤認することであり、それこそが他の４つの苦悩を下支えし、増大させるものである。こうした苦悩が我々の生活や人類の歴史に与える影響を自分の目で確認したければ、テレビのニュースを見てみればよい。そこに５つの苦悩がうごめいているのを見出すのは簡単なことである。そしてその後に、今度は自分に当てはめて考えてみることだ。

ゴールには到達できる

瞑想は５つの苦悩を終わらせる道に通じる門である。瞑想によって、複雑な心が、簡素で無垢ではあるが、無知ではない状態に運ばれるのだ。瞑想状態が訪れるのは、自我が征服された後のことである。このヨガの７番目の花弁は、それまでのヨガのすべての段階を実践し、向上させることで到達することができる。だが８番目の花弁であるサマーディは、瞑想の成果として訪れる。そこは神の恩寵によって到達する場所であり、力ずくでたどり着くような境地ではない。サマーディとは、瞑想する者が瞑想の対象、すなわち宇宙に遍在する至高の魂と一体となり、言葉にならない喜びと平安を感じる状態である。

前章では、存在の全体性を体験できる場所を詳しく見た。その体験とは、中核から周縁に向けて拡張する創造的な動きのことであり、個人の魂（ジーヴァートマン）を明らかにするものだった。本章の主題である至高の相（アナンダマヤ・コシャ）とは、存在の大海〔サマーディ〕において個人の魂を放棄し、融合させることを指す。これはたんなる自我の超越ではなく、既知の自己を溶解させることであり、現在も進行している自己の経験を中断させることである。そうすることにより我々は、創造主と被造物は別個の存在であるという根源的な錯覚（アヴィディヤー）に気がつくことができる。至福の相とは、真実の具現化である。魂の世界の真実である。自然と普遍的な魂の神聖なる婚姻である。アナンダマヤ・コシャは、実存であると同時に実存を超えた至福であり、すべての始まりと終わりへと溶け込み、永遠なるものへと生まれ変わることである。

大部分の人間にとって、サマーディはたんなる理論にとどまっている。それは現在でも、歴史を見渡してみても同じことだ。しかしヨガは、この崇高な頂点へ到達する道を教えている。あなたがたの多くは、想像（ヴィカルパ）から捻り出した天国のような至福の情景としてしか、サマーディを思い浮かべることはできないだろう。しかし私は、それが現実でもなく、到達できるものでもないと言っているわけではない。究極の自由は、あなたがたの手に届くところにあるのだ。自分の想像についてよく考えてみなさい。未来を思い描いているのか、それとも過ぎ去った時の向こうに朧《おぼろ》になった昔の恋人の顔を思い出そうとしているのか？　後者であろう。あなたのその思慕の念は、存在の核から湧き出てくるものだろう。それは二元性の終わりを求める気持ちではないか？

互いに補い合うことでは生み出すことができない一体性、他者が存在しないがゆえに存在する一体性を欲する気持ちではないか？

個人の魂を見つけ出すためには、インスピレーション、すなわち息を吸うことによる創造的な力が必要である。一方、宇宙の魂を見つけ出すためには、解き放ち、息を吐き、究極の自己放棄をする勇気が必要になる。勇気を失ってはいけない。人類は、神の意志によってこの最終段階に向けて背中を押されているのだ。ただ息を止めるだけではいけない。魂（アートマン）を捉えなさい。放棄することと受け入れることの間には空間がある。あなたは神に身を委ね、神はあなたを受け入れる。受け入れるためには時間と空間が必要である。これが保息（クンバカ）である。

最後の登攀《とうはん》

ここまで私は、我々の旅の荘厳なクライマックスの情景を意図的にあなたたちに示してきた。今後もまだ学ぶべきことや、文字どおり自分の魂を探っていく仕事がたくさん残っており、そのために役立つと考えたからだ。私はまた、５つの苦悩に関して、観察の目を自分自身に向けなければならないと述べた。そのためには鏡が必要である。つまり我々は、これまで学んできたあらゆる側面において、ヨガの実践を続けなければならないのだ。我々は、神秘の核心へと至るために、すでに修得したものをさらに洗練させ、深みと繊細さを新たに付け加える必要がある。自分自身に問い続けなければ、変化をとげることはできない。信念をもって進みなさい。だが常に自分に問いを投げかけることを忘れてはいけない。自尊心があるとき、そこには必ず無知がある。

意識が最終的に自己に引き寄せられ、その自己が無限の存在へと統合される以前には、無数の細かな糸があり、それがヨガの実践というきらめく布へ織り込まれていく。そのうちの一つが瞑想という糸であり、我々は純粋な無我の状態（真の自己を装う自我の正体が常に明かされている状態）で、その瞑想の糸を布に織り込んでいかなければならない。こうして自我が拭い去られると、自我とともに存在した苦悩も消えることだろう。織り込むべき糸はもう一つある。それは、５つの元素がどのようにヨガの実践を特徴づけるかを理解することである。私はこれまでの章で、土、水、火、空気の４つの元素について述べ、これらが身体、エネルギー、心、知性の４つの相に対応している様子を説明してきた。最後の至福の相に対応する５番目の元素は空間と呼ばれ、他のすべての相に自由と可動性をもたらすものである。空間は、あらゆるところへ浸透する最も繊細な元素だ。我々はそれを手なずける術を手に入れなければならない。

空間はときにエーテルと訳されるが、それは現代の科学者が言うエーテルのことではなく、物質の粒子間に広がる空間という古典的な意味をもっている。原子内部にある物質の量は、大聖堂の中にあるテニスボール程度である。したがって原子（ひいてはそれで構成される我々）は、ほぼ全体にわたって何もない空間と見ることができるだろう。我々の上にある空間つまり天はマハト・

アーカーシャ（空間における宇宙の知性）であり、我々の内にある空間は、チット・アーカーシャあるいはチダーカーシャ（我々の中の宇宙の知性）である。前者は外的な空間であり、後者は内的な空間であるが、ヨギにとっては、自身の内に感じられる空間のほうが周囲の空間よりも大きい。

空間が自由を象徴するのは、それだけが動きを可能にするからである。動きとは変化のことである。宇宙空間から地球を見た宇宙飛行士たちは、その惑星が国境も人種間の対立もない一つの星であることに気がつく。こうした思いは、宇宙飛行士たちのその後の人生を変えることすらある。自分たちの経験を分かち合い、平和的に連携することで実現できる人類共通のゴールを目指そうとするのだ。前にも述べたが、すべての人間が宇宙空間に行けるわけではない。だが我々は、内なる空間という宇宙へ自由に行き来することはできる。逆説的ではあるが、自分の内なる空間を見つめることには、宇宙飛行士が地球を見つめたときと同じように、一なるものについて理解を深める効果がある。繰り返すが、各個人の小宇宙の中に普遍的な大宇宙が存在するのである。もしこの自明の理が（あなたにとって歴然か否かは別にして）用をなさないのであれば、ヨガのすべてが無意味になる。これはまたグノーシス主義、スーフィズム、仏教、キリスト教の教えにも言えることだろう。

ヨガの修練によって私に与えられた叡智は、これまで読んできた数々のヨガの聖典を通じて確かめることができた。私はまた、サーダナーや聖典からだけではなく、多くの旅や人々との出会いから数々の知識を得ることができた。こうしたものすべてが、ヨガの布を織る最後の糸に加えられる。

ヴェーダを著した予言者たちはまた、詩人であり、先見の明をもった者たちでもあった。彼らは生物と無生物、有機物と無機物を問わず、あらゆるところで、あらゆるものの中に神性を見ることができた。だが我々は、どうやらその能力を失ってしまったようである。このような低迷した状態は人間を鈍感にしたが、叡智の言葉の残響を耳にすることはまだできる。たとえば、カタルーニャの偉大な建築家ガウディは、建築とは自然の官能美と幾何学の簡素さの創造的な関係だと言った。これはヨガの実践に一貫して現れるテーマであり、私がアサナのポーズを一律に左右対称にしているのも、この関係を表現するためである。また、ガウディにとってそうであったように、空間の概念は重要な基盤となるものである。花瓶には、人間の身体や建物の場合と同様、内部の空間と周りの空間という２つの空間がある。アサナを始めたばかりのときはポーズの形が気になるものだが、これは自分を鏡の中に、言い換えれば周囲の空間の中に見ていることになる。だがそろそろ我々は、自分が包含する空間、自分の中の空間を気にするべきなのだ。なぜなら、その空間こそがアサナに真の生命と美を与えている主なものだからである。これはヨガ・スヴァルーパ（ヨガを通して自己が完全な形をとること）と呼ばれ、内なる空間を配分することによって実現される。これがアサナを無理なく行うための原則的な方法であり、このときアサナには、炉から注がれたばかりの溶けた金がもつ自然の美しさが与えられる。

　無限の存在に到達するためであっても、建築家が寺院や聖堂を建てるときのように、我々は有限の手段を使うしかない。またヨガの科学では、これも建築と同様、内側の相と外側の相を正しい位置関係に置くことで、双方が平行になり、互いに通じ合うようにしなければならないと教えている。正しい位置関係に置かれていなければ、その建造物は崩れ落ちてしまうことだろう。ガウディは形あるものを用いて崇高なるものを表現しようと努めた。ヨガを実践する者もまた同じである。正しい位置関係は相互の交流が可能な構造をつくるが、そうした構造は、たとえば大聖堂がそうであるように、神に捧げられたものである。だから私にとって位置関係とは形而上学的な言葉なのだ。正しい位置関係は、見事な建築物の内部と同様、正しい空間を生み出す。内部に広い空間のない建築物は石の塊、先史時代の巨石にすぎない。そのような身体を想像してみればよい。それは重たげで、その中に住むことなどできない身体である。

インド哲学では、芸術には2つのタイプがあるとしている。一つはボガ・カラと呼ばれる、身体と心の喜びを満たす芸術。もう一つはヨガ・カラであり、魂の内奥を喜ばせて幸運をもたらす実践の芸術である。すべての芸術には、科学（シャーストラ）の部分と、アート（カラ）の部分がある。至福が体験され、表現されるのは、そのゴールが、混乱から秩序、無知から叡智、美から神を生み出すことであるときだ。そうであれば、見た目がよく気持ちもよいが、無益なものであるボガ・ヨガ〔楽しみのためのヨガ〕に没頭し、神から授かった才能を無駄遣いしている生徒たちを見て、私が怒りを覚えたとしてもおかしなことではないだろう。

＊　＊　＊

自然に内蔵されている駆動力は、いつも進化を通じて姿を現す。これは、とくにインドのような熱帯地方に住む者にとっては明白なことだ。自然はあらゆる空間を占領しようとし、このことは「自然は真空を嫌う」という科学の言葉にも現れている。自然は、より多様なものの中に自己表現することを自らの役割と考えている。我々の目には、そうしたものがしばしば美しいものとして映るが、たんに美しいだけではなく、ときに圧倒されることもある。ヨギたちがヒマラヤに向かったのはなぜか？　それは空間を見つけるため——つまり内部の空間を省察するための外部の空間を見つけるためではなかったか？

前にも述べたように、空気はタッチ〔触ること〕と知性に関係している。また、我々は空気を吸うと同時に、それに覆われて生きていることも前に述べたとおりである。空気に比べて、空間はより我々に浸透しやすく、密接なものだ。なぜなら、人間を構成するすべての原子は主に空間でできているからである。音と振動は空間に順応し、その中を移動することができる。たとえば、いつの日か知的生命体と交信できることを期待して宇宙空間に発信している電波がその一例である。クジラの鳴き声の振動が海中を数百マイル先まで伝わるように、音は空気よりもさらに力強く、密接なものだ。聖音（アオム）はどんな神像よりも神聖なものではなかったか？　音楽は最高の芸術ではなかったか？　振動とは波である。波は正弦曲線を描くのに必要な３つの点に端を発するもので、霊魂の顕示の第一段階である。また、自然の根源に非常に近いものであり、それゆえにとても力強い。前にも述べたように、姿勢を崩せば魂は崩れる。そして空間を壊せば、やはり魂は崩れるのである。

目は脳がもつ判断基準であり、耳は意識がもつ判断基準である。また、目は心と火に属し、耳は認識と空間に属している。瞑想状態にあるとき、前頭葉は休息しており、何かにかき乱されることもない。何か問題を抱えている人は、いつも頭が前方に垂れているものだが、もし瞑想中に頭を前に傾けることがあれば、前頭葉は動揺してしまうことだろう。一方、もし目と耳の調和がとれていれば、意識を集中することが容易になる。

目は脳の窓であり、耳は魂の窓である。一般的な考え方とは正反対かもしれないが、感覚が内へと向けられたときに（プラティヤーハーラ）、我々は真実を体験することになる。耳は振動を聞き分け、内なる空間はいわゆる天国に相当する。我々が、内なる天国という神性を目で見る前に耳で聞くことができるのは、このためである。耳はまた静寂を証明するものでもある。静寂はサマーディの音楽である。

ここまでのことをもう少し散文的に説明してみよう。肉体の相（アンナマヤ・コシャ）と５元素の土とを切り離せないように、至福の相（アナンダマヤ・コシャ）と空間を切り離すことはできない。アサナを行うとき、我々は５元素と密接に触れ合っている。たとえば、身体を捻るときには腎臓から空間が押し出されるが、身体を元の位置に戻せば空間も戻り、しかもそれは新しく入れ替えられた空間なのである。同じように、身体を捻ったり収縮させたりするとき、水や火や空気、そして少量の土も臓器から絞り出される。そしてポーズを緩めると、循環が回復し、活性化された元素が戻ってくる。我々はこれを臓器の洗浄、浄化と考えている。これは実際に起きていることだ。しかし元素のレベルで考えてみれば、我々が行っているのは、元素間のシーソー遊びであり、それによってどの元素がどの感覚をもたらすのかを経験しているのである。

身体を捻ると、臓器だけではなく、骨、筋肉、繊維、神経もねじれ、血管やリンパ管などが収縮する。心は普段と異なる身体の姿勢に応じて形を変える。また、知性はいつもとは違う方法で身体に触れ、そのため身体から発せられる振動も変化する（たとえば、私は２つの腎臓の振動をそれぞれ個別に感じ、その違いを比べることができる)。こうして身体を捻ることで、それぞれの元素の微妙な性質や、それに対応する存在が明らかになる。例を挙げれば、身体を捻ることによって我々は、身体の土の密度や強度や匂い、身体の水の味や滑らかさ、心の炎の活力や洞察力、自分を取り巻く知性の空気の明晰さや感触、自身の内側にある空間の内なる振動と自由に気がつくようになるのである。

このようにして我々は、人間を形づくる捉えがたい自然の元素を見定め、理解することを学ぶ。これはサンスクリットの「リラ」のようなものだ。リラとは、宇宙のゲームを意味する言葉だが、それはかなり高度なゲームである。動物は幼いときに遊びを通して生き延びる術を学ぶ。それと同じように、我々が繊細な自然の懐で生き延びる方法を学ぶには、このゲームが必要不可欠なのである。リラは遊びと試行錯誤を通じた探究である。体内の元素と遊び、それらを刷新したり、均衡を破ったり、もう一度バランスを取り戻させたりするとき、我々は普通の方法では理解できないようなレベルで自然を認識することになるだろう。それは自然を超えたものであり、通常の状態の意識では気づくことができないものだ。

鮭が自分の生まれた川を遡上して産卵するように、我々も自分の内へと向かう旅を進めながら進化しようとしている。そして我々はもう、自然そのものの進化に目を向ける段階に来ているのである。そうすれば、ヒマラヤのシェルパのように、ヨギは最後の登攀を成功させ、頂上を征服することができるかもしれない。自然の頂上に立ったとき、初めてヨギは自分の魂(プルシャ)と、普遍的な魂(プルシャ・ヴィシェシャ)に出会う。頂上に立つということは、実のところ、頂上を理解するということである。

自然の３つの特質

ダーウィンの進化論とヨガの理論はもともと対立したものではない、ということは指摘しておくべきだろう。ヨガでは神の存在を信じているが、無数の人形を一斉に操る傀儡師として神を見ているわけではない。我々が知っている世界は、進化の法則という実在につながり、満たされている。だからと言って、その実在に直接操られているわけではない。こうした考え方はヨガの姿勢と完全に一致するものである。

ヨガでは一方に自然があり、もう一方に魂があるとしているため、二元論の哲学と考える人が多い。しかしヨガの考え方では、自然は自然であり、霊魂は霊魂である。自然と魂は互いに交流をする。そして魂こそが至高であり、永遠不変の実在である。とはいえ、我々は自然に属し、自然の中に暮らしているのだから、それを軽視するようなことがあってはならない。哲学の巧妙なレトリックにそそのかされて自然を錯覚と片づけてしまうのは、ヨガの考え方では非現実的であり、また、目に見える自然を唯一の現実として受け入れるのも無知そのものだと言える。ヨギにとって、自然とは登るべき山である。

ヨガでは自然の源をあらゆるものの根源と見なしている。サンスクリットでは、それをムーラ・プラクリティ（根源の自然）と呼ぶ。前に説明したように、この根源の中にはグナ（自然の特質）と呼ばれる、不安定ながら創造的な性質が３つある。タマス（塊または不活発）、ラジャス（活発または動性）、サットヴァ（照らす質または静謐）がそれである。自然の根源の中で、これらのグナはバランスをとりあい、均等の割合で存在しているが、そのときはまだ潜在的なものでしかない。だがやがて、自然がもつ変わらぬ性質を帯びるようになる。つまり、不安定になり、変移するのだ。このように、そわそわと動き、自らの形をなしていくことがグナの運命である。

グナは徐々にその姿を現す。形あるものが生まれる前には、必ず形のないものが存在する。もしくは、目に見えるものの前には目に見えないものがあるとも言えるだろう。あらゆる人間の中に存在する宇宙の知性（マハト）は、目に見えないものの最初の顕現である。この宇宙の知性から、宇宙のエネルギー（プラーナ）と意識（チッタ）が生まれ、そこから自我（アハンカーラ）、つまり自分という感覚が生じる。また、一つの根源からは二元性（区分けする能力）が生まれ、二元性からは振動（命の始まりの鼓動）が生まれる。次いで、その振動から顕現が目に見えない形で生じ、その目に見えないものから、目に見えるものが生じる。そのとき、目に見えるものは、輝かしくも恐ろしいほどの多様性をもっている。この最後に生み出されたものこそが、遊び場、楽園、地獄、監獄など受け取り方はさまざまあるが、我々が現実世界として理解しているものである。もし我々が無知（アヴィディヤー）によって表面だけしか見ることを知らず、自然を見誤ることがあれば、そのとき世界は監獄となることだろう。

近代の科学がこの監獄から逃れるためにたどってきた道は、分析的なものである。科学は、それがカエルであろうが人間であろうが、はたまた原子であろうが、切り分け、解剖してしまう。ものの内側にある細部に真実を求めるのだ。だが、時計をバラバラに分解すれば、その仕組みは理解できたとしても、時刻を知ることはもうできなくなるだろう。ヨガもまた、自我、心、知性というように人間を解剖していく。しかし、それはただ切り分け、分析するのではない。再構成し、統合しようとしているのだ。科学と同様に、ヨガも理解を深めるために物事を詳しく調べる。けれどもその理解とは、自然の本来の目的を達成するために、ヨガの実践と外界からの離脱を通して、浸透し、統合し、再生するためのものなのである。言い換えれば、ヨガが望んでいるのは、自然の根源に達し、障害になるような混乱を取り除き、自然の見かけにごまかされることなく、その本来の目的に沿うことなのである。

進化論の自然淘汰とは、遺伝子が行き当たりばったりに突然変異することで、生存競争に有利に働くという考え方である。ヨガとダーウィンの違いはここにある。形があるものの中に形のないもの〔神の意志〕が宿っていると考えるのなら、自然淘汰はあり得ないことになるからだ。約300年前、アイザック・ニュートンはヨガと同様の考え方をしていた。彼はこう言ったのである――物質的な世界を支配する秩序は、それが知性に満たされた意志によってつくられてきたことを十分に示している。ここでニュートンが指しているのは、傀儡師のような創造主ではなく、自己を表現しようとする内在的な自然の知性のことである。しかし、秩序と混乱は奇妙なパートナー関係を結ぶこともあり、したがって、そこから生じる結果は予測できないことも忘れてはいけない。

この予測できない多様性は、自然がもつ知的な意志と生命力(プレラナ)から生じているとヨガでは考える。プレラナは、違った役柄を多く演じたいと思っている役者のように、より多くの方法で自己表現をしようとするものである。ヨガにとって、ＤＮＡに組み込まれた情報は、動かすことのできない決定的な力のようなものではない。その情報は、過去のカルマを運ぶという意味では決定論的ではあっても、個別化を通じて自由を求める自然の意志もまたもっているのである。一つの例として、ヒラメについて考えてみよう。この魚は頭の片側に２つの目があり、カモフラージュのために身体の片面だけを黒くし海底の砂地に潜んでいる。この特異な性質は、風変わりな突然変異の結果ではなく、危険に満ちた世界で生き抜くという難題に対するヒラメの回答であり、潜在的な細胞の知性に誘導されて、ヒラメの内側で生まれたものである。

我々が５つの元素とそれに対応する存在を詳しく見てきたのには理由がある。それは、進化する自然の中心へと入り込み、その自然の中心が木、テーブル、ホテル、サリー、自動車といった具体的なものの中に現れる前に捕まえてしまうためである。それに加えて、不安定なグナ――創造性と一過性という特徴の源泉となる自然の特質――を調和させたいという我々の願望もある。物質的なレベルで優勢なグナはタマス（塊または不活発）であり、テーブルにつま先をぶつけると痛いのはそのためだ。心理的、感覚的なレベルでは、ラジャス（動性）とサットヴァ（照らす質）が優勢である。試験勉強が気分を高揚させたり、卑劣な行為を恥じる気持ちが業火の苦しみになったり、仕事がうまくいくとサットヴァ的な安らかさが得られるのは、そうした理由によるのである。３つのグナを本来の均等な割合へと戻し、安定した形になったところで自然の根源へと引き戻すことで、グナが絶えず変化する状態から脱却できた者をグナティタンと呼ぶ。ヨギが目指すのはその境地であり、そこに至れば、もはや混乱する自然に動じることもなくなる。

それは何も感じないということではない。先に私は、妻の死に際し自分が泣かなかったという話をした。だからと言って、私が当時も今も、他の夫たちのような悲しみを感じていないとは考えないでほしい。ヨギも人間である。実のところ、思いやりの心を手に入れたヨギは最も人間らしい人間なのだ。しかし、それでもヨギは瞑想を行い、その超越し研ぎ澄まされた平穏の中で、自然という山の頂上から人生を眺めるのである。

自然の特質（グナ）は、今に至るまで、最も難解で深遠な知識であり、一般人には不向きなものとされてきた。だが、私はこの考えを信じてはいない。私のグルがおまえはプラーナーヤーマに向いていないと言ったとき、向き不向きがあるとする態度に私も苦しめられたものである。とはいえ、グナというテーマが難解なのは間違いのないことだ。そこで一般読者のために、とっておきのアナロジーを紹介することにしよう。あらゆる現象には３つのグナが存在しているが、その割合は変化しやすい。割合が変わるとき、自然現象が起こり（我々はこれを誕生と呼んでいる）、成長し衰退し（存在、生命）、そして消え去る（死）。これから示す風変わりだが魅力的な比較は、私が発見した科学知識によるものではない。アインシュタインの$E=MC^2$という有名な方程式が裏づけるものである。この方程式では、Eはエネルギー（ラジャス）、Mは質量（タマス）、Cは光（サットヴァ）の速度を表している。エネルギーと質量と光は、宇宙のどの場所でも結びついているのだ。このアナロジーで重要なのは、物理学では、光そのもの（サットヴァ）が二面的な特性を示していることかもしれない。つまり、光は波でもなければ粒子でもないが、観察の方法次第では、個別の粒子である光子（タマス）か、波（ラジャス）として確認されるのである。

このように変化する３つの特性の相互作用を観察する方法は、もっと日常的なレベルにおいても学ぶことができる。グナを観察する方法を学ぶことには、実際的な利点がある。自然の諸原理〔グナ〕がいったんその根源まで引き戻されると、自然がもっている潜在能力は発揮されることがなくなり、休止状態のままとなる。サマーディの状態でいることはできても、サマーディをすることができないのは、このためである。自然の外形は鳥の翼のように折りたたまれている。もしヨガを実践する者が十分な熱意をもって修練を続けることをせず、成功に甘んじていれば、この段階に到達した人でさえ、自然の諸原理が再び活気づき、悪い影響を受けることだろう。神のように気高い境地に至りながら堕落した者は多いのである。

内への進化としてのヨガ

我々は誰もがみな自分自身を発展させ、向上させたいと願うが、ヨガでは、それは個人的な進化であり、可能性の翼を広げることだと見なされている。真のヨガの旅とは内へと退くことで生まれる進化であり、先に触れたように、翼を折りたたむことである。個人的な進化がヨガの準備（魂との同化を目指す意志）であるならば、内への進化はまさにヨガの本番（同化それ自体）だと言えるだろう。鮭が死と再生のために生まれた川に戻るように、我々も形のある物質世界から、形のない自然の中心へと苦労しながら歩を進めていく。自己表現をすることで外に現れてくる自然の力は、我々の旅を妨害するかのように思えるが、実は快く迎え入れてくれている。だから我々は、アサナの修練を通して自らの発展を促すためにできる限りのことを行い、喫煙や過食のような破壊的な習慣をなくす必要があるのだ。我々はまた、この苦難の旅を支援するために、意志（これは自我ではなく、生まれながらにもっている生命の特質である）を利用する。そして、自己放棄という行為と謙虚な心によって、神の助けを求めるのだ。ここに挙げた3つのものの組み合わせによって、我々の旅も可能なものとなる。

いま私が述べたことに関連して、人生を変えようと考えたとき人がどのような行動をとるか、例を2つ挙げてみよう。いつも金に困り、将来性のない仕事をしている一人の男性を想像してみてほしい。彼は不安を感じ、ストレスもたまり、妻子に対して不満と苛立ちを抱えている。金曜日の夜には、苦しい現実から目を背けようとして大酒を飲む。彼にできることは何だろうか？　彼がしていることは何だろうか？　もしかすると、彼は酒を飲まないように努力し始めるかもしれない。これはささやかな勝利である。だがそれなら、その節約した金でできることは何だろうか？

彼は宝くじを買いに行くことができる。だがそれはよい結果をもたらさないはずだ。なぜなら、彼の行動は弱々しいものであり(神頼みをしているのは彼の自我である)、自分の意志を行使することもないからである。宝くじを買うのに努力はほとんど必要とされず、買ったくじを当選させるためにできることも皆無である。せいぜい紛失しないように気をつけるぐらいだ。宝くじを買うという行為は、神との関係、本来の生命力、実際の行動、それらすべての観点から見て弱々しい。それは実現しそうもない空想であり、何事にも結びつかないものである。

では次に、彼が違った行動をとった場合を考えてみよう。節約した幾ばくかの金を使って、彼は仕事のスキルを高めるために夜間学校に通い始める。また倫理的な面では、妻子との関係をよくしようと努力する。うまくいかないのが自分のせいであろうとなかろうと、解決するのはいつも自分次第だということを悟ったのだ。これは浄化のプロセスであり、持続的な努力と自己犠牲が必要とされるものである。彼は、もっとよい仕事が見つかるように、そして今の仕事をうまく辛抱できるようにと謙虚な心で神に祈る。何も起こらないまま時が過ぎる。景気がよくなる。彼の成長した仕事ぶりと、新しく身につけた技能が認められる。彼は昇進し、将来を有望視される。そして、家庭内のストレスがすべて取り除かれる。これはおとぎ話などではない。この男性は確かな関係を築き、自分の選んだ道で忍耐と根気（タパス）、優れた身体能力（シャクティ）、研究心（スヴァーディヤーヤ）、熟練した知恵（ユクティ）、献身（バクティ）を見せてきた。彼の外界での運命の変化は、内部で大きな変化があったことを示している。彼は自然と魂をより緊密に調和させることで、社会的な成功と幸福を得たのである。

サマーディを説明する章で、このような世俗的な例を挙げたことに、あなたは驚いているかもしれない。しかし、ヨガの８枚の花びらがすべて集まって一つの花を形づくることを忘れてはいけない。おそらく先に述べた男性にとってのサマーディとは、やりがいのある仕事と幸せな家庭生活のことだっただろう。高位の修行者であっても、倫理に関するこの２枚の花びら〔ヤマとニヤマ〕を放棄してしまえば、堕落してしまうことになる。あまりに多くの人々が、まるで宝くじでも買うように精神性の向上に取り組もうとする。新しい本や方式、新たな洞察力や指導者が、自分を悟りへと導く宝くじになることを望んでいるのだ。だが、ヨガはそれが間違いだと教えている。悟りのための知識と努力の源は、すべてあなたの内にある。それを知るのは、心、気持ち、身体、呼吸を律することくらい単純で、かつ難しいことである。

サマーディとは、つまるところ神からの賜り物である。では、この贈り物を受け取るに値する人間になるには、いったいどうしたらいいのだろうか？　それを知るためには、目には見えないがあらゆるところに広がっている宇宙のエネルギー、すなわちプラーナについてもう一度見てみる必要がある。プラーナ、つまり呼吸が宇宙の知性から生まれる最初の形であることは前に述べた。だがこの呼吸という語は、プラーナが示す範囲や、それがもつ神のメッセンジャーとしての役割を表現するには不適切なものである。ウパニシャッドによれば、プラーナは生命と意識の本質であり、魂に匹敵するとさえ考えられている。それは、宇宙に出現するすべてのもの（それが物理的に呼吸しているか否かは関係がない）の生命の息吹である。生命は息を通じて生まれ、息をすることで生きる。そして生命が死を迎えたとき、それぞれの息は宇宙の呼吸へと再び溶けていく。もう一度、今の文章を読み返してほしい。息を呑むような話ではないか。呼吸は存続するのである。自我が切望するように個々の呼吸が生き延びるわけではないが、それでも呼吸は存続し、永続するのである。我々の呼吸は宇宙の風へと戻っていく。これと同様のことは、聖書のヘブライ語からも読み取れる。創世記では、個々のルア（呼吸、霊）、「深淵の上に浮かぶ」宇宙のルア（風、霊）というように、同じ言葉を使っている。

プラーナは、宇宙の知性から直接生まれるため、終わりを迎えることも破壊されることもない、常に更新され続ける記録を運ぶ。私は先に、我々がいま行っていることを説明するのに、生まれた川に戻ろうと急流を遡る鮭の喩えを用いた。流れは行く手をふさぎ、我々を妨害しているようだとも言った。だがプラーナによって我々は、急流を軽快に遡ることができる胸びれと、素早く動く尾びれを手に入れることができる。プラーナは、とくに自然においては、その源に引きつけられる。これは個人の魂が普遍的な根源との調和を望むのと同じことである。

つい最近のことだが、ケンブリッジの偉大な天文学者スティーヴン・ホーキングが、ある重要な問題に対して考えを変えたことを謙虚に認めたと聞いて、私は心を動かされ、また興味も抱いた。これまでの彼の主張は、ブラックホールの重力は非常に大きいため、いったんそこに入ると、どんなものであれ（光であっても）再び出てくることはできないというものだった。だが今回ホーキングは、彼が「情報」と呼ぶものがブラックホールから再び出てくる証拠を発見したという。プラーナは宇宙の知性を運ぶものなので、人によってはこれを情報と呼ぶこともあるだろう。そしてヨガの考え方では、ホーキング教授の新しい見解はまさに正しいものに思われるのだ。プラーナは存在（サット）であると同時に非存在（アサット）でもある。プラーナは知識の根源であり、プラーナがなかったり、最後に閉じ込められたりするような場所は、宇宙のどこにもない。知識には始まりはあっても、終わりはないのだ。ブラックホールは非存在であるが、それでも再び変化して存在になる。このパラドックスは、プラーナが我々に与えるものと同じである。プラーナは、我々にとって最も必要不可欠で、現実的であり、人生のあらゆる瞬間を特徴づけるものだが、それにもかかわらず、依然として最も謎に満ちているのだ。ヨガを実践していくなかで、我々はこのような事実とどうやって折り合いをつけていけばよいのだろうか？　どうしたら、ホーキング教授のマクロ宇宙に関する理論を、ミクロ宇宙における我々の実践に関連づけられるのだろうか？

瞑想が最も深くなり、我々の意志とは関係なく（言い換えれば神の意志によって）保息の状態に入ったとき、我々はブラックホール、つまり無の渦巻、虚空へと突入していく。だが、どうにかして我々は生き延びる。時は人間を容赦なく死に追いやるが、その時のカーテンがずたずたに引き裂かれていく。このとき我々は非存在の状態にあるが、それは生きている非存在である。過去や未来が存在しない現在である。自己も、瞑想している者も、呼吸をしている者すらいない。その無から、ブラックホールから、いったい何が出てくるのか？　情報である。情報とは何か？　真実である。真実とは何か？　それがサマーディである。

サマーディ

私がいま述べたのは、要するに、心はブラックホールのような底なしの穴だということである。心を満たそうとしてはいけない。その穴をいっぱいにすることなどできないのだ。底なしの穴を越え、その向こうにある魂を捉えなさい。ヨガを始めたばかりの人にとっては、サマーディは魅力的なテーマである。しかし、それに固執してはならない理由はいくつもある。初心者は、サマーディを「なじみ深い自分自身を賛美すること」だと考えてしまう。テニスを習い始めたばかりの者は、誰もがウィンブルドンや全米オープンで優勝することを夢見る。これと同様に、ヨガの初心者も、簡単に到達できるサマーディがあるという空想にとりつかれやすい。そして世の中には、その騙されやすい性格につけこもうと待ち構えている人々がいる。

サマーディは自然に訪れるべきものである。また、それは言葉で言い表せるものではない。瞑想している人に「２時間瞑想したのですか？」と聞くことはできない。そんなことはわからないのだ。瞑想とは時間を超越した状態である。瞑想とは、既知の状態から未知の状態へ行き、そして再び既知の状態へ戻ってくることである。私は今から瞑想するとか、２時間瞑想したなどと言うことは不可能だ。もし瞑想が２時間続いたことを知っているのなら、我々は依然として自己の中にいたのであり、連続的な意味では時間が存在しない無限の中にいたことにはならない。これはサマーディではさらに確かなことである。「私は今サマーディの状態にある」と言える人はどこにもいない。話をしたり、コミュニケーションをとることはできないのである。サマーディとは「私」の存在が消えた状態で体験するものだ。説明が「私」の存在を通してするものである以上、サマーディを説明するのは無理なことなのである。

いまや我々は最も内奥の相、すべての始まりの相にやって来ている。ここで我々は、自分が神性をもっており、たんなる自己が大いなる真の自己へと置き換えられたことを知る。自分自身の中核において、個人の魂が実は普遍的な魂の一部であることを理解するのである。我々は死に直面して初めて生の意味を知ると言われる。ヨガの実践がこの段階まで来たとき、自我は消滅している。より正確には、大いなる真の自己を装うことをやめるのである。これがヨガの頂点、サマーディ（至福の同化）であり、個人の魂が存在の大海と融合することによって起こる究極の自己解放である。

これまでは自分自身のことを身体、臓器、感覚、知性、自我と同一視してきたが、ここにきて我々は完全に魂と一つになる。瞑想では意識が魂そのものと向き合う。サマーディは魂と直接対面することである。これは受動的ではなく、行動的な状態である。だが、どのような事態に見舞われても、意識は平静な状態を保つ。心と感情の不安は消え去り、本当の現実が見えるようになる。意識は思考や感情とは無縁になり、透明になる。記憶も知性も浄化されるので、意識はきわめて明晰になる。傷のない水晶がどのような色でも霞ませることなく反射するように、意識も、それが動揺によって汚れたり乱れたりしていないときは、我々の思考の対象をよどみなく映し出す。仕事、結婚生活、子どものことなど、その対象が何であれ、我々は曇りなくはっきりと真実を見通すことができるようになるのだ。覆っていた雲が消えれば、太陽は燦々《さんさん》と輝き出す。それと同じように、自己を覆っていた苦悩や不安や障害が取り除かれたとき、真の自己はその本来の力を発揮し、きらきらと輝き始めるのである。ヨガを実践する者は、多大な努力をしたのちに、いくつかのアサナが努力を要さずできるようになる。これは外的なことであるが、内的にこれと同じものを得ようとすれば、サマーディが必要になる。我々はそれによって、努力を要さない状態を体験し、大いなる自己の恩寵を感じ取る。それは、大いなる至福と満足感が満ちた境地である。

サマーディは心で体験するしかない。だから、頭を使って理解できたとしても、具体的な真実を体得したことにはならない。サマーディに到達できる人はごくわずかである。だが我々が関心があるのは、自分が進化し、発展的に成長し、変化していくことだ。

そして、そうした成長と変化や、真実を見つめるという卓越した能力によって、我々は次第に自由のうちに生きることができるようになる。

ヨガの他の段階と同様、サマーディにもいくつかの問題がある。たとえば、誰かが聖賢に「あなたは聖賢なのか？」と質問したとしよう。それに対する嘘偽りのない答えというものは存在しない。サマーディが時間や空間を超越し、記録に残すこともできない体験であれば、どう答えればよいというのか？　仮に「そうだ」と答えたならば、その瞬間、彼は聖賢ではなく嘘をついていることになる。答えというのはいつも自己から生じるものであり、自己があるということはサマーディの状態ではないからだ。だが、反対に「いや、聖賢ではない」と答えても、やはり嘘をついていることになる。実際彼はサマーディの状態に触れ、究極の実在を見てきたからだ。したがって、これは質問したり答えたりすることはできない問題なのである。

私自身はどうかと言えば、自分がヨギだと宣言するのに抵抗を感じることが度々ある。私が言えるのは、自分がヨガの道を歩んでおり、すぐ近くまで来ているということだけだ。先頭に立っていることは間違いなく、ゴールは目前にあり、あとは自然に到達するだけである。目的は何もない。若い頃はたくさんの目的があったが、今はないのである。ただ、後戻りしてしまわないように、自分が学んだことを続けるのが唯一の目的である。野心はないが、堕落してしまいたくはない（アナヴァスティタットヴァ）。自分の中のタマス的な性質を強くしたくもない。それだけである。それならなぜヨガの実践を続けるのか、とあなたは尋ねるかもしれない。私が実践を行うのは、タマス的な性質がサットヴァ的な性質よりも優勢にならないようにするためである。実践の中での放棄――それこそが、求めていたところへ到達してからも私がヨガの実践を続けている理由だ。ここで言う「放棄」とは、エゴイスティックな自己から自由になるという意味である。結果や成果について考えるのをやめたとき、それは深く内的な体験となる。これは今日使われている意味での瞑想とは異なるものだ。今日の瞑想とは、一種の鎮静剤や麻薬のようなものであり、精神性を十全に高めてくれるものではない。だがディヤーナ、すなわちヨガの瞑想は目の覚めるような体験であり、それを通じて我々は周縁から核へと自らを引き込むことができるのである。この周縁から核へと向かう旅が離脱（ヴァイラーギャ）、つまり、社会的な結果から身を引き、魂と結びつくことである。

また、ヨガを実践しているときには、３つのグナ（サットヴァ、ラジャス、タマス）による影響から脱却しなければならない。そのためには、それぞれの割合を均等に３分の１ずつにする必要がある。それが実現した瞬間、グナはその生来の不安定さをなくし、創造の根源に再び同化するのである。このとき一番足りないのがサットヴァであるから、当然その修養が最も重要となる。

＊　＊　＊

サマーディとは、「私」という存在すら消えてしまう状態を体験することである。「私」がない状態というのは、体験するものであって、頭で理解できるものではない。だがそれでも、生き方の指針を示すことによって、ヨガを実践する者を正しい道へと導くことはできるのだ。ヨガの練習や技術を通じて、倫理（ヤマ、ニヤマ）を学ぶことはできない。ヤマとニヤマの普遍的な倫理原則とは、たんに従うべき原理として説明されるのである。ヨガを始めたばかりのときは、ただ全力を尽くすだけだ。だがゆくゆくは、どのような状況でも、いかなる瞬間にも、完全な気づきをもってヤマとニヤマを適用していく必要がある。

ヤマとニヤマは手本を通じて奨励され、その実践によって成熟させていくべきものである。アサナ、プラーナーヤーマ、プラティヤーハーラ（感覚を内面に向けること）は、説明可能な技術を基にしているので、熟練した者の前で行えば修正してもらうことができる。しかしダーラナー、ディヤーナ、サマーディは状態を体験することであって、説明による指導で修得できるものではない。したがって、もし「瞑想を教えている」と言う人がいたならば、私はヨガを学ぶ者として、それは「ばかばかしい」と言わざるを得ない。瞑想は教えてできるものではなく、体験によってできるようになるものだからだ。リラックスする方法であれば習うことはできるし、また大いに価値のあることである。さらに、リラックスすることによって心の平穏と身体の健康が手に入るのなら、それは瞑想の準備段階だとも言える。だが、それを瞑想そのものと混同することがあってはならない。

私は先に、サマーディにはいくつかの問題があると述べた。第一の問題点は、その未知のものをどのように心に思い描き、貪欲になることなく切望すればいいのかということである。第二は、もしあなたがサマーディを体験しても、それを説明することができないことだ。なぜなら、サマーディとは言葉で表現できないものであり、もしそれを説明しようとする者がいたならば、その人間が不誠実もしくは自己欺瞞の落とし穴にはまっていることを疑わなくてはならないからである。第三は、サマーディの境地に達したときでさえ、立ち往生してしまうことがあることだ。サマーディは、その程度や質によって伝統的にさまざまに分類されてきたが、ここではそれを2つにまとめてみることにする。最初の分類、すなわち低いレベルの体験は、サビージャ・サマーディとして知られている（サビージャは「種のある」の意）。これは、至福の体験を感じることはできるが、未来に発芽するかもしれない欲望の種が自我の中に残っている状態を指す。サマーディを体験した後であっても、こうした種が再び芽を出し、後戻りをしてしまうこともあるのだ。自我はサマーディの炎によって完全に浄化されてはいなかったのである。サマーディという特別な地点は、非常に高いところにはあっても、実践者が立ち往生する荒れ地と化すこともあり、ヨガの旅における危険な場所の一つに数えられている。覚醒しながらも従順である心の状態はマノラヤと呼ばれるが、この言葉はまた、これまでなしとげてきたことに自己満足を感じ、旅の最後の一歩を踏み出すための努力を怠る傾向にあることも意味する。ヨギは成功に安んじることがあってはならない。より高いレベルのサマーディに向けて邁進するべきである。そこでは欲望の種さえも自我から永遠に消滅し、もう二度と芽を出して悩ませることはない。これはニルビージャ・サマーディ(ニルビージャは「種のない」)として知られているもので、至福の感覚が、わずかに残っている自我にまったく影響を受けない状態のことである。それは完全な空《くう》の至福であり、存在の光に変容した非存在の至福である。

19世紀の偉大な聖賢、ベンガルのシュリ・ラーマクリシュナに、サマーディに関する逸話がある。彼は霊性に関して卓越した才能をもっており、幼い頃からサビージャ・サマーディの状態に意識せずにすっと入り込むことができた。彼は女神カーリーに特別な信仰心を抱いており、至福の状態にあるときにはカーリーが目の前に現れ、なじみ深い聖なる愛に包まれるのだった。ある日、旅の途中のヴェーダーンタ学派の修行僧がラーマクリシュナが住んでいた寺に立ち寄り、彼の体験について尋ねた。その僧は、ラーマクリシュナがさらに先に進める可能性をもっていることに気づき、瞑想をするように勧めた。彼はそのとおりにし、この頃にはすでにとても自然なものになっていたサマーディの状態に入り込んだ。それを見届けた僧は、ガラスの破片を手にし、ラーマクリシュナの眉間に押し当てた。この僧の行為に対するラーマクリシュナの反応はとても恐ろしく、かつ並外れたものだった。魂のエクスタシー（内なる至福）の中で、彼はなによりも愛し崇拝してきた女神カーリーを、自分の剣で殺しているように感じたのである。彼がニルビージャ・サマーディへと入ったのはその時のことだ。つまり彼は、空《くう》、究極の単独性、他者が存在しない一なる存在となり、数学者にとっての純粋の美である素数のように不可分の状態へと進んだのである。もしかすると残酷な話に聞こえたかもしれない。だが彼はついに、真に永遠の自由を得た。ヨガの究極の目標を達成したのである。

これまで述べたことが、たんなる逸話や比喩の域を出ないものだと誤解されないように、いま話している至福について、身体的、神経学的な論拠を挙げてみよう。我々をアナンダという至福の状態へと導くのは、脳の後部から生じる内省的なプロセスである。脳幹は個別性を生み出すアスミタがあるところだ。脳幹の上部には視床下部があり、全身をめぐる神経が集まっている。パタンジャリはそこを月の場所（チャンドラスターナ、アナンダスターナ）、または至福の座と呼んだが、それは太陽の場所（スーリヤスターナ）、すなわちへそに対応するものである。いま挙げた箇所が完全に正しい位置関係に置かれたとき、エネルギーは均等によどみなく流れる。つまり、脳の各領域は常にバランスがとれている必要があるのだ。そうすることで、人間の身体は天と地の間の完璧な導体となり、その２つの力を結びつけることになる。月の叢《そう》は身体が熱くなるのを防ぎ、脳を冷静に保つ。また、あらゆる苦痛と快楽はそこに蓄えられる。我々はこの源から、アナンダマヤ・コシャの純粋で平静な状態を理解し、その中で生き、存在の核を体験するのである。

ラーマクリシュナが体験したのは意識の最終的な変容である。

このニルビージャ・サマーディ（種のない至福）への到達を、パタンジャリは次のような言葉で表現している。「新しい生が始まる……過去の印象を後ろに残して……新たな英知の光も手放されたとき、種のないサマーディが現れ始める。」

＊　＊　＊

私は先にニルビージャ・サマーディは意識の最後の変容だと述べたが、ヨガでは７つの意識の内なる変容について説明している。これらの変化は完全に主観的なものであり、外見からはまったく判断がつかない。本人にしかわからないことを描写するのは、盲人に向かって虹の色を説明するようなものだとはいえ、その考え方は伝えることができる。たとえば、以前に述べた意識の５つの客観的な状態、すなわち正しい知覚（プラマーナ）、誤った知覚（ヴィパリヤヤ）、想像（ヴィカルパ）、眠り（ニドラー）、記憶（スムリティ）について、もう一度考えてみてほしい。自分がこうした意識の状態にあるときは、自分でも、そして多くの場合は他人にも、そのことがわかる。さらに我々は、それら５つの役割を明確にし、洗練し、錬磨することによって、多くのことが学べることも見てきた。また、パタンジャリが我々に提示してくれた「癒しの働き」のことも思い出してほしい。この働きは外的もしくは客観的な状態であり、人と親しくすること、人の成功を喜ぶこと、苦しんでいる人を思いやること、人の堕落行為に対して偏見をもたないことを指していた。これらはすべて、自分の行動によって外面的に向上させることができる強力な道具であった。

７つの心の内なる状態とは次のようなものである。⑴浮かび上がってくる思考の観察、⑵それらの思考が心を占領し支配してしまう前に、つぼみのうちに摘み取る能力、⑶浮かび上がる思考を抑制することによって得られた静かで穏やかな状態、⑷一つの大きな集中の波を任意の対象に向けること、つまり一意専心、⑸思考の抑制と集中の力を組み合わせることによって得られる、洗練され錬磨された意識、⑹亀裂の入った意識、⑺修行者が単独になり、すべてのものと一体となる、純粋な神の意識。

注意深い人ならば、「ほぼ頂点に近づいている第六の状態に、なぜ亀裂の入った意識などという、否定的な蔑称をつけるのか」と尋ねるに違いない。一意専心した意識は諸刃の剣のようなものである。もしあなたが自分のなしえたことを自慢に思えば、成功に毒され、意識の中に亀裂が生じ、アスミタは汚されてしまうだろう。だが、もしあなたがそれとは正反対の方向を目指したならば、意識は純粋なままで、やがて神の状態が訪れる。第六の状態とは、マノラヤという危険な岐路に他ならない。そのとき、意識にはまだ断層とひび割れが残っており、それは復活し再生する可能性をもった自我を通じて姿を現す。そのひび割れは外側からは見えないが、自我の存在が最終的に消滅するまで潜伏しており、ストレスや誘惑があればいつでも復活する準備ができている。種のないサマーディだけが自己を最終的に溶解し、大いなる真の自己を実現させ、死すべき運命の肉体という罠から我々を完全に解放してくれるというのは、そのためである。

完全な状態にはまだわずかに届いていない意識（チドラ・チッタ）の例として、他愛ないことかもしれないが、こんな話がある。私はときどき、インドや諸外国の聖職者、聖人が出席する会議に招待されることがある。出席者は全員ホテルに宿泊するのだが、そのとき私はあることに嫌でも気づいてしまう。出席者たちの多くが、誰がどの部屋に割り当てられ、誰が最も眺望のよく豪華な部屋に泊まることになったかということに、過度に大きな関心をもつのである。これはある種の序列をめぐる競争である。この件を大げさに取り扱うべきではない。だが私には、どこか謙虚さが足りず、完全とは言えないように思える。

これが、私がヨガの実践を変わることなく続けている理由である。もっとわかりやすい例を挙げてみよう。ヨガでは、カルマ（行為）、ニヤーナ（知識）、バクティ（献身）について述べており、それらを互いに絡み合ったヨガの３本の枝としている。ここで、若く優秀な一人のテニス選手を想像してほしい。この若きテニスのスターは、並外れた技術を披露してトーナメントで優勝するというように、行為の部分で活躍している。かつての私が、若きヨガの実践者としてパフォーマンスを行っていると見なされていたのと同じである。私は驚異的な肉体の妙技を見せる舞台上のスターだった。今でもそうだろうか？　私は今86歳である。私にとってのカルマと行為とは、教えることでもあった。自分が理解していることを、理解しているときに人に教え、伝えることである。しかし、肉体はその鋭さを失っていく。1979年に私は事故に遭い、腕や腰を痛めたテニス選手のように、卓越した身体能力を失ってしまった。私は賢くなることを学ばなければならなかった。逆境に学ぶ知恵である。それによって手に入れたのは熟練、つまり行為に情報を与える知性であった。ちょうどボールを追うスピードが衰えたテニス選手が、絶妙な技術でカバーすることを学ぶように、直観的だったものが意識的になった。これは、全盛期を過ぎたスター選手が、体力や筋力が落ちても、以前より優れた成績を残すことがあることと同様である。だが偉大なテニスのチャンピオンでも、いつかは引退しなければならない。自分より若い選手に永遠に勝ち続けることはできないのである。そのチャンピオンは自分に人生のすべてを与えてくれたこの競技を愛している。おそらくシニアトーナメントを何年間か続けることになるだろう。あるいは、誰かが自分を超えることを期待しながら、自分の知っていることを伝えるために未来を担うべき若者たちをコーチすることもあるかもしれない。これからも彼はテニスという競技とその伝統に対して誠実であり続け、今後の発展に尽くすつもりでいる。これがバクティ、すなわち奉仕と献身である。ヨギに引退はない。だがテニス選手の場合は立場が変わり、より慎ましく高遠な役割を果たしていくことになる。テニス選手はいつかテニスをやめるときがくるかもしれない。しかし、ヨギはやめることができない。年齢が定める肉体的な限界の範囲内で、これまでの長年の修練の成果と、次第に大きくなっていく愛と思いやりの心をもって、ヨギは歩みを進めていかなければならない。ヨギはひび割れた意識を望まない。純粋で、亀裂の入っていない自己というゴールに到達することを強く望むのである。そのゴールに至った者は、決して後戻りすることも裏切ることもなく、人に害を与えたり偽りを言ったりもせず、卑劣な行為や利己的な行動をとることもなくなるだろう。ヨギが参加している競技に終わりはない。なぜなら、その競技とはひたすら自分自身の魂を見つめることだからである。

＊　＊　＊

近年、クンダリニーに関する話題がよく取り上げられるようになってきた。クンダリニーとは脊髄の底部にあるヨガの生命力のことで、それが目覚めて頭部へと送られると、悟りを開くきっかけが生まれる。この力は、７月４日のアメリカ独立記念日やヒンドゥー教のディワリ祭のときに見られる壮大な花火に相当するものとして表現されることが多い。だが花火は危険なものであり、厳重な注意が必要だということを忘れてはならない。ひどい火傷を負ったり、さらに深刻な事態になったりすることもあるのだ。パタンジャリは、ヨギの体内におけるエネルギーの豊かな流れについて話をしている。それはかつては火（アグニ）として知られていたが、のちにクンダリニーと呼ばれるようになった（これは脊髄神経が３回転半の螺旋（クンダラーカーラ）を描いているとされたからである）。クンダリニーの覚醒は、身体と魂の聖なる同化とともに起こる。これはサマーディと同じく、自分から起こそうとしても起きることではない。普遍的な魂の力（プルシャ・シャクティ）と結びつくのは、自然の力（プラクリティ・シャクティ）である。この結びつきは巨大な力を生み出すので、それを蓄える場所が体内に必要となる。こうした貯蔵所がチャクラとして知られるもので、その中で身体的、精神的、知的、霊的なエネルギーや、宇宙のエネルギー、神のエネルギーが合流する。ヨガの実践を行っている間、こうしたエネルギーは、目に見える相と目に見えない相や、全身を縦断している既知の管と未知の管（ナーディ）を流れている。クンダリニーはサマーディの体験と同じ性質のものである。つまりそれは近道ではないし、５つの相と魂を統合させるのに必要な長期間の努力を避けるために用いる装置でもないのである。

誰もがサマーディを追い求め、そのうちの大多数が、そこに至る近道を探していることは間違いない。身体を捻るポーズの練習を何年間も続けた後でも、背中の後ろで両手を組もうと地道に努力している人は、「サマーディなんて私に何の関係があるのか」と憤慨するかもしれない。だが初めの数章を読んでもらえれば、そこそこうまくできるものなら、どのアサナをしているときであっても身体の中心に向かって浸透できることがわかるはずだ。つまり、同じクラスの生徒が40のアサナを難なくこなしているように見えたとしても、自分のできる2、3のアサナを適切に行うことで、あなたのほうがより奥深いところへと入り込むことができるかもしれないのである。これは、自分の限界を広げるために絶えず努力する必要がないということではない。作曲家はオーケストラのすべての楽器を完璧に演奏することはできないかもしれないが、交響曲をつくりたければ、それぞれの楽器のもつ可能性をつかんでいなくてはならない。フレンチホルンから地味なトライアングルに至るまで、そうした楽器の可能性が曲全体に対してどう寄与するのかを見つけ出す必要があるのだ。ヨガにはトゥリコーナアサナという三角形〔トライアングル〕のポーズがある。1979年の事故によって、私はそれまでヨガの実践で積み上げてきた身体的な成果をすべて失ってしまった。だが、もう一度トゥリコーナアサナを足元から学び直すことで、ある意味、初めてこれを教える達人になれたのである。

私は先に「誰もがサマーディを追い求めている」と述べたが、これが何を言わんとしているかわかるだろうか？　人はみなヨガだけではなく、ゆっくりとしていて、確実で、安全で、その正当性が証明された方法を用いてサマーディを求める。また、麻薬やアルコール、スポーツの危険、音楽のロマン、自然の美、セックスに対する情熱を通じてもそれを求めるものだ。やり方は無数にある。だが、それらはいつも決まって、我々自身よりはるかに大きな存在との至福の融合の中で、苦しむ自我を超越することと関係している。映画の中で最後に結ばれる恋人たちや、改心したり救われたりする主人公を見て、我々は涙を流す。これは、自分の殻から抜け出し、より優れた存在と同化し、既知のものを消すことによって、どこまでも続く壮麗な未知の地平を発見したいという願いの現れである。

日常から抜け出す方法のなかには、麻薬やアルコールのように、明らかに有害で、持続的に行えないものがある。偉大な芸術や音楽や文学もまた、人間の心の中に変化を起こす手段である。だが、私は自分の知っていることしか教えることはできない。アサナは私の小学校であり、大学でもあった。プラーナーヤーマは私が博士号を得た場所であった。こうしたヨガの実践によって、私は至福の同化への道を学んできたのである。その結果が持続可能なものでなければ、変化は失望へとつながる。変容とは持続可能な変化であり、ヨガの実践を通して実現されるものだ。至福を運ぶ乗り物は頑丈でなければならない。とくに強い神経系が必要だ。最も高いところにある至福は永遠に変容する。聖なる同化を夢見るだけでは、たとえどんなに強く望んだとしても、そこには空想の要素が混入してしまう。それでは持続することはできないだろう。我々は、高い精神性を強く望むべきであって、すでにそれがあるかのように振る舞ってはならない。気取って歩く舞台の上には、不注意な役者が引っかかる落とし穴があるかもしれないのだ（「役者」を指すギリシャ語はhypocrite〔偽善者〕の語源である）。ヨガは強固なものである。それは私の知っている道であり、歩んできた道であり、教えている道である。あらゆる人が、個人であることの制約から、また個人であるゆえの非永続性から解放されたいと望んでいる。あらゆる人がサマーディを望んでいる。人間はその歴史の始めから、崇高な道ばかりではなく、まやかしの危険な近道も求めてきた。だから、ヨガにおける厳しいが持続可能な発展の道のことを「回り道」と呼ぶこともできるだろう。しかし、それが遠回りであるならば、放たれた矢も放物線を描いて遠くまで飛んでいくのである。

＊　＊　＊

すべての相が最終的に統合されたとき、我々はついに魂の知識に近づき、それを身体と心の知識に結びつけることができるようになる。サマーディとは、身体と心と魂が一つのものとして併合されるのを経験している状態にすぎない。だから我々は、そのサマーディから、カイヴァリヤ（行動しながらの永遠の解放または自由）と呼ばれる、さらに高みにある繊細な状態に到達する必要があるのだ。私は先に、サマーディの状態でいることはできても、サマーディをすることはできないと述べた。ではサマーディに続く段階で、我々が再び行動することができるようになる状態とは、どんなものだろうか？　それは、多様性や見せかけの選択肢に基づいていた以前の行動とは異なっているだろうか？　我々は分裂していない真の自己に基づいて行動することができるのだろうか？

私の意識する心は、常に揺るぎなく安定している真の自己に服従することができるのだろうか？　サマーディが本物であるとき人間の知性が姿を現し、その登場によって、人と人との相互の結びつきの真の現実が露わになる。その結びつきとは、たんなる心理学的な知識によって人をコントロールする力とは違い、叡智から生じたものである。そのような叡智と結びつきをもって世界と交わる者は、一般とは違った理解に基づいて生活をしている。つまり、一体化を知覚し実現することによって知った、親しみと思いやりの心に根ざした理解である。

カイヴァリヤとは、行動の中のサマーディである。次の章では、悟りを得た人間が日常的な世界でどのように生きるかについて説明する。

Ⅶ　自由のうちに生きる

我々の多くは、自由について考えるとき、それが幸福の追求を意味すると信じている。もちろん、ガンディーが理解していたように、政治的な自由はなくてはならない。個人の才能を十分に引き出すためには、人生を指揮する能力が必要不可欠なのと同じことだ。経済的な自由もまた大切である。なぜなら、逼迫した貧困は精神生活について考えるのを困難にさせるからだ。これら2つの自由と同じくらい重要なものが他にもある。それが魂の自由であり、そこに至るには、高度な自己統制と自分の人生を正しい方向に導く能力が求められる。魂の自由こそが究極の自由である。それは個々の魂と普遍的な魂との融合であり、我々の内にある絶対的存在の意志がもつ高度な目的、知識に向けて、自分たちの欲望や願望を解き放つときに生じる。

この最終章「自由のうちに生きる」は、パタンジャリの偉大なる著書の4番目にして最後の章に対応するものである。彼はその章をカイヴァリヤ・パーダ、つまり自由の章と呼んだ。パタンジャリは自著をサマーディから始めている。そして第2章でいったん基本まで降りていき、いかにして内なる旅の第一歩を踏み出し、存在の相を抜けていくかを示している。第3章では、ヨガにける到達点の話にまで再び昇っていくが、その途上で出会う、大きくなっていく力の誘惑に屈する危険性について警告もしている。最終章は最も美しく、叙情的である。そこでパタンジャリは、偉大な役目をなしとげた喜びを享受しているが、同時に我々の足がしっかりと地面を踏みしめることができるように骨を折ってもいる。

サマーディとは一つの経験であり、パタンジャリが明言したように、苦労してでも得る価値のあるものだ。それは我々を変容させ、完全に純化させる。だが、それはいったい何なのか？　サマーディは、あなたが行うことができない状態である。サマーディにあるとき、あなたはバスを止めて乗り込むことはできない。一体性を経験している状態にあるときには、どのバスに乗るかを識別することなどできないのだ。サマーディは、修練する者を永遠に変えてしまう。しかし、それでもまだ彼は朝起きて服を着替え、朝食をとり、手紙の返事を書く。自然がすっかり姿を消してしまうわけではない。ただ、悟りを得たヨギは、自然と宇宙の魂の真の関係を二度と忘れることがなくなるだけである。普通の人々は、「私は自分の人生を生きる」と言う。だがヨギは、自分が神聖な呼吸によって生かされていることに気づいている。また、ヨギはその神聖な呼吸を他人にも見てとることができる。彼らの洞察力は常に姿形の表層を突き抜け、その下に届いているのだ。本質は、それが表現されたものよりも現実的である。

カイヴァリヤは自由であり、単独で存在することである。前に述べたように、それは決して崩れることのない純潔と美徳の中に生きる素数の単独性であり、一体性以外の数字では割り切ることができない。ヨギは自由を経験している。その自由とは、肉体という形であれ自我という形であれ、死すべき運命の自己という存在をながらえさせることが、人生とは関係がないと認識することで得られるものだ。ヨギは、すべてが儚《はかな》くもやがては消え去る前に、蛇が脱皮するように不滅の自己と出会う機会を得ている。

悟りを得たヨギは社会の中で働き、行動し続けるが、それは自由なやり方で行われる。彼らは動機から生まれる欲望をもたず、行動によって得られる成果や報酬に対する欲望からも自由である。ヨギは完全に無私であるが、逆説的に思いやりの心と密接に結びついている。また、社会の中にいるが、社会の一部ではない。ヨギは原因と結果、作用と反作用を超えたところにいる。我々はのちに、このような状況で時間が果たす役割、具体的には、時間という錯覚がもはや我々を過去や未来につなぎとめることをせず、そのため完全な現在を歪ませもしないなかで、どうやって自由が存在するかを見ていくことになる。

精神的に自由な人間として生きるうえでの試練は、５つの質に従って生きていくことだ。５つの質とは、勇気、活力、正しく有益な記憶、現在の瞬間を生きているという自覚、行動に全身全霊で没入することである。精神的に成熟するとは、思考そのものと、それに伴う行動との間にまったく違いがないときのことを言う。その２つが食い違っていたならば、その人は自己欺瞞を行い、自身の誤ったイメージを映し出していることになる。私が請われて観衆の前でヨガのデモンストレーションをする場合、そこにはどうしても芸術に対する自負が含まれる。しかし一人で行うときは、より謙虚な気持ちで献身的に臨んでいる。誰もがもつ利己主義的な考えが生活や行動に入り込むのを防ぐことができる人は、精神的に成熟した人物である。この状態にあるとき、その人は、心や知性や意識にかかわりなく、存在の核から生まれる啓示的な叡智に導かれ、正しい人生を歩むことができる。そして、真実に生き、それを言葉に表すのである。

知識と叡智を備え、精神的に成熟した人は、自分と他人との年齢や知性の違いに気がついているが、内なる存在は同一だという事実を決して見失うことはない。たとえ、その人が深みと繊細さを備えた知識をもちあわせ、高位の賢者という立場で生きていても、足はしっかりと地面についているのだ。彼は実際的で、人々が抱える問題をその立場に立って扱うだろう。

私がヨガの修練をしているときがそうであるように、自由な人間は革新的で開放的であり、革命的ですらある。だが、そうした人間はまた、文化と慣習を通じて伝統に足を踏み入れることもあるだろう。ヨギは、ヨガの修練を通じて得た経験や発見に深く根差している。だがそこにとどまることなく、心を開放し続けることで、サーダナーの間に浮かんでくるおぼろげな発見を捉え、その発見を利用して、内なる発展をさらに推し進めなくてはならない。ヨギは伝統的な倫理、ヨガの科学の文献、そして経典に基礎を置きながら、自由な人間として自分自身が出典となる。ここで言う自由な人間とは、離脱と放棄の道をたどり、最終的にはカイヴァリヤの無条件の自由という結末に到達するような修練をしてきた者を指している。

自由のうちに生きる術を学ぶということは、身体、感情、心に染み込んだ習慣から自分自身を解放させるための段階的なプロセスだということを、あなたがたは覚えておくべきだ。より修練を積み、上達するにつれ、我々は増大する力を倫理的に使うことを常に心にかけなければならなくなる。

力は何に使うべきか？

権威には力が集まる。離脱〔ヴァイラーギャ〕の修練とは、その力を抑制し、乱用を防ぐものである。ヨギが得る心理的な洞察力、人の心を「読む」能力は、人々に手を差し伸べ、進化させるために使われるべきだ。「知識は力なり」という格言は、新聞や雑誌の宣伝によく使われている。この言葉には、知識が他人に対しても力を及ぼすという信念が含まれているが、それに対してヨギの知識は内省的で、自分自身に力をもたらすものである。この力が分別や思いやりの心と結びつけば、世界によい影響を与えることができる。だが、もし知的な器用さや機敏さから生まれる知識が分別や思いやりの心を欠いていたら、予期できない重大な結果を招くことになるだろう。ファウストは知識の力を得るために悪魔に魂を売ったのである。賢い人間はマラリアの治療法を見つけるかもしれないし、あるいは生物兵器として使う新種の炭疽菌株をつくりだすかもしれない。前者には明らかに分別があるが、後者には知恵も思いやりの心もない。これが賢さ、つまり脳の力であり、脳自身を酔わせるものなのだ。パタンジャリは、ヨガを修練する者に与えられる付随的な力をシッディと呼び、それを乱用することを厳しく戒めている。パタンジャリによると、こうした力は、我々が正しい道を進んでいるサインとしてとらえるものであり、完全に無視すべきものである。さもないと、その力が罠となり、我々は虚栄と傲慢の誘惑に引きずり込まれることになる。

当然のことながら、ヨギはそのような自己陶酔を超越している。一つひとつを考えるなら、ヨギの行為は些細なものかもしれない。だが、時と場所において完全ならば、その累積した効果は絶大なものとなるだろう。また、彼らの行為は実地に基づいたものであって、規範や説教ではない。そのため、他人がその行為を模倣することによって複利式に伝わっていくという、雪だるま式の効果を生むのだ。この純粋な無私の行為から生まれる雪だるま式の効果は、聖書の戒めにも見られる——「己の欲するところを人に施せ」というのがそれである。

一般的な場合、それぞれの行為は完全に独立した要素であり、意図しない連鎖反応が起こることはない。たとえ善意をもっている場合でも、賢い人は自分たちがどこに行こうとしているのか知らないのだ。ペニシリンの発見は何十万という人々の苦痛を和らげ、性病などによる死をも救ってきた。しかし今日でも、性的な放縦さが招く事態に変わりはない。私は道徳的なことを言っているのではない。我々が通常の因果関係で「良い」としているものが、いともたやすく「悪い」ものに変化することを言っているのだ。一方、自由な人間は原因と結果、つまり因果の世界に身を置いているとはいえ、軽やかに歩を進め、精密さをもって行動することを学んでいる。

したがって（単独で行動している）賢さは、これまでにないほどの高速で回転し、当初の意図から外れてしまった、外側へと向かう遠心力と見なすことができる。それとは対照的に、ヨガの知識とは求心力であり、永続的な真実が宿る存在の核、その核の探求に力を注ぐために無関係なものを捨て去るのである。ヨガを実践する者にとって、知性とは自らを強化するようなものではなく、手術用のメスのように、現実と永続性を露わにするべく、あらゆる非現実をそぎ落としていく。このことは、最も難しいアサナの検証と、人類がまだ意識の中で統合するに至っていない次元——時間——とに、我々を直接導くものである。

シャヴァアサナと時間

あなたがたの多くは、私が『ハタヨガの真髄』で死体のポーズ（シャヴァアサナ）を最も難しいポーズだと述べたことを不思議に思っているだろう。たいていの人にとって、シャヴァアサナはヨガのクラスで厳しい練習をした後の心地よいご褒美であり、活発または不活発なくつろぎ、もしくは、ある程度の啓蒙的なくつろぎを感じさせるものである。ここで言う啓蒙的とはサットヴァ的、つまり気づきと平静さがあるという意味である。不活発はタマス的ということであるが、生徒の多くは一日の辛い仕事を終えてクラスにやってきており、私はそのことで一度も文句を言ったことがない。長年ヨガに励んでいる生徒たちですらも、いびきの大合唱が起きて教室を満たすのはめずらしいことではないのだ。あなたが起きているときには、私は規律に厳格かもしれないが、シャヴァアサナのときには、帰宅する時間になっていなければ決して起こすことはない。とはいえ、シャヴァアサナとは眠りに落ちることではない。もしそうならば、シャヴァアサナは決して難しいポーズではないはずだ。

シャヴァアサナとは衣を脱ぎ捨てることである。先にも述べたように、これは自らの皮を脱いだ蛇が、つややかな、まばゆいばかりの色をまとって現れるのと同じことだ。我々は、多くの皮膚、相、思考、偏見、思い込み、概念、記憶、将来の計画をもっている。シャヴァアサナでは、こうしたすべてのものを脱ぎ捨てる。そして、その中に横たわる美しい虹色の蛇が、どれほど輝かしく、きらびやかで、穏やかで、気づきに満ちているかを理解するのである。我々は自分の身体を蛇のように地面に横たえ、可能な限り大地と接触させる。

シャヴァアサナはくつろぐためのものだが、では、くつろぎを妨げるものとは何か？　緊張である。緊張は生命にしがみつくことで起こる。またその結果、既知の世界、既知の「私」、既知の環境に我々を縛りつける目に見えない無数の糸でがんじがらめにされることによっても生まれる。その無数の糸とは、我々に自分が何者かであるという感覚を与えてくれる環境的な背景に「私」を縛りつけるものである。厳しい練習の終わりに床に横たわっていても、生徒たちは自分が夫であり、妻であるという意識をなくしてはいない。帰り道で買い物をすること、両親が帰りを待ちわびていること、子どもが宿題の手伝いをしてほしいと思っていることなどを考えているかもしれない。生徒たちは疲れている。オフィスで忙しい一日を送ってきたことを忘れてはいないからだ。うまくいく日もあれば、いかない日もあるだろう。私の教え子は皆ある家の息子であったり、娘であったり、夫、妻、労働者、親、男性か女性であったりする。千ものアイデンティティの糸が、リリパット国の小人によって地面に縛りつけられたガリヴァーのように、彼らをがんじがらめにしているのだ。

シャヴァアサナは、そうした糸を切るために、くつろぎの技術を使う。それによって生じるのは、瞑想で得られるような自由ではなく、アイデンティティの消失だ。消えるのは偽物のアイデンティティではない。なぜなら、各人がなんらかの役割を果たしている世界では、そうしたアイデンティティは現実のものだからである。だが長い目で見れば、それらは非現実となる。男性である、女性であるという事実さえも、なくすことのできるアイデンティティである。

くつろぎとは緊張を断ち切ることだ。緊張を断つというのは、我々をアイデンティティに縛りつけていた糸を断ち切ることであり、アイデンティティの消失とは、自分が何ものでもないことを発見することである。知性とは、非現実を切り離して真実のみを残す手術用のメスだと私は言わなかっただろうか？　シャヴァアサナで床に横たわっているとき、その姿勢に調和がありバランスがとれていれば、あなたは存在しながらも形がないと感じていないだろうか？　もしあなたが、存在はしているが形がないと感じているなら、特定のアイデンティティを欠いていると感じないだろうか？　あなたはそこにいる。だがそこにいるのは誰なのだろうか？　誰でもない。そこにあるのは、動きも時間もない、現在の知覚だけである。現在の知覚とは、人間の意識の中で時間が消滅することである。

時間に関する問題は次のようなものだ。我々は、流れている川とか、1本の糸といった空間的な次元を表す言葉でしか、時間を思い描くことができない。そして、その糸を10年、1年、1月、1日、1時間、1分、1秒に分けている。それが時間の長さというわけだ。だが時間がどのようなものであっても、壁や本棚といった長さで測られるもののように、空間の次元として扱うのは適切でも正確でもないのである。また別の問題もある。それは我々が、時間は空っぽのバケツみたいなものであって、たとえば、行動のようなもので満たさなければ、空虚で意味をもたないと考えていることだ。しかし、それがどのようなものであれ、時間はそれ自身によって、それ自身のうちに成り立つものでなければならない。それはちょうど、砂漠で咲く花が自らの美を体現するのに一人の観察者も必要としないのと同じである。空間的な概念を用いずに時間を想像してみてほしい。それがきわめて難しいことがすぐにわかるだろう。3次元の空間を処理してきたようには、まだ意識の中で時間を統合していないと私が言うのは、そういった理由からだ。科学の力とは、人間が３次元に自分自身を投影する能力をもっていることを証明するものである。しかし、時間がない空間は、脳がない筋肉のようなものなのだ。

時間は動き、流れるものであり、期間と長さがある——つまり、空間的な広がりがあるように見える。これは、言い換えれば、我々が時間の見かけの動きにとらわれているということである。だが、すべての精神的な道〔修養法〕は、今を生きることが根源的に重要であると言っている。では今のこの瞬間とは何か？　１秒のことか、あるいはもっと小さな単位なのか？　論理的に考えれば、現在とは無限に小さい時間の単位、すなわち秒を無限に分割したものにすぎない。しかし、そのようなものは存在しない。たんに時間の長さとしての現在というものは存在しないのだ。それならば、我々は現在をどうやって生きるのか？　それは矛盾を含んでおり、不可能なことである。

だから、我々は別な方法で現在を見つけなければならない。その唯一の手段は、過去と未来から現在を切り離すことであり、そうすると時間は進まなくなる。瞑想やサマーディのときのように、文字どおり時間が止まるのだ。これを理解するには、シャヴァアサナが鍵となる。あらゆるアイデンティティや各人を取り巻く絆は、我々を過去と未来に結びつけている。だが、人生において我々を現在に結びつけるものは、「ある」という状態を除いて他にない。行動は時間の経過とともに起こる——すなわち、行動には時間の幅がある。しかし、「ある」ことは時間を超越する。「ある」という状態は、過去や未来に結びつくすべての糸を断ち切ることで実現されるのである。私は男として生まれ、明日も男であり続けるだろう。ではシャヴァアサナにおいてなら、私を過去と未来につなげる性のアイデンティティすら消し去ることができるのだろうか？　また私は、現在という時間を個別のものとして認識し、過去と未来がそれを侵したり汚したりすることのない状態で存在することができるのだろうか？　シャヴァアサナとは、「であった」ということも、「であろう」ということもない状態である。「誰が誰である」ということもない状態である。これこそが最も難しいアサナであること、そして非二元的な瞑想と、サマーディにおける宇宙との融合へとつながる扉であることに、何か疑問があるだろうか？

過去と未来が除かれたとき、残されたものは現在以外の何ものでもない。すばらしいシャヴァアサナで５分間を現在に費やしたとしよう。それは５分間のシャヴァアサナなのか？　そうではない。そのシャヴァアサナは、現在の瞬間の無限性であり、不連続で並列しており、交わりも連続もしないものである。それは映画のフィルムを見ているようなものだ。１コマ１コマにイメージが映し出されており、次の現実に行くために、ほんのわずかジャンプをする。一見連続しているように思えても、一つの動きとして見ない限り、流れるように過ぎてはいかないのだ。心理的な時間の流れは、我々を過去と未来におけるアイデンティティや出来事に結びつける。また、時間の流れを連続する行動として捉えている場合、我々は十分に現在にいることはできない。したがって我々は、ある種の妥協した現実の中で暮らしていると言える。時間が動くもので存在するものではないように見えるのは、我々の自由を制限する錯覚であると私が言うのはそのためだ。この状態から解き放ってくれるのがシャヴァアサナである。瞑想において我々は時間のカーテンに切れ目をつくる、と私は前に述べた。ではシャヴァアサナにおいてはどうか？　我々は、誰でもなくなる、文字どおり何ものでも誰でもなくなることによって、カーテンにできた極小の切れ目を通過するほど小さくなるのである。自分のアイデンティティを脇に押しやることができる者は、膨れ上がった自我では通り抜けることのできない場所に行くことができる。

もしあなたがまだ疑い深くて、変化するものの見せかけの連続性、継ぎ目のなさの喩えを示してほしいと考えているのなら、水を熱したときの現象を思い浮かべてみるとよい。水は、我々に見えるような形で徐々に熱くなっていくものではない。先ほど例に挙げた映画のフィルムのコマのように、それはジャンプをするのだ。もちろん、そのジャンプはごくわずかなもので、水の温度は最初にちょっと上がり、また上がる、といった具合に少しずつ熱くなっていく。そこには間《あいだ》というものがない。これが示しているのは、人生ではそれぞれ個別の変化が連続して起っているということだ。我々はある状態にあり、修練し、切り離すことで別な状態に入る。成長や進化として経験しているのは、実際は、わずかなジャンプを長い間にわたって積み重ねたものなのだ。これらのジャンプは瞬間的であり、我々が思い描いている時間の外に存在する。ヨガを実践する者にとっての究極の勝利とは、カイヴァリヤに暮らすことである。カイヴァリヤは時間の外にあるとあなたは言うかもしれないが、実は時間の内部、中心部にあり、過去と未来から分断されている。カイヴァリヤに暮らすとは、常に現在の中核に生きるということである。それは、時間の真の性質を意識の中で統合することであり、そのためにはシャヴァアサナが鍵となる。なによりもまず、くつろぎなさい。眠りに入ってもいいだろう。我々はみな人間であるが、シャヴァアサナでは偉大なる神秘を目前にしているのだ。たしかにシャヴァアサナは最も難しいポーズかもしれない。だが少なくとも、それを行おうとするときには誰もが床に寝ることができるという救いがあるのである。

スピリチュアルな人生や、人間的な成長におけるモデルはみな、「現在はそうである」ものよりも、「将来はそうなる」ものを信じるように、我々を誘惑する。「ある」ということは静止ではなく、先ほど述べた熱した水と同様で、ある種の状態や条件に置かれた現在という瞬間である。この瞬間から、もし我々がビーカーの下に置いたブンゼンバーナーのように熱意の炎を修練に加え続けたのなら、魔法で変身したかのような別の状態が、突如として自発的に湧き上がってくるのである。我々が認知できるのは、こうした一連の変化が時間とともに起こることだけであり、それゆえ、何ものかに「なる」という錯覚にとらわれてしまう。自分たちがたんに「ある」だけであり、古い無声映画のスチール写真のように、物語がハッピーエンドの結末を迎えるまで、別々ではあるが変化を伴う「ある」が際限なく繰り返されるとは考えないのである。

梯子《はしご》をのぼっていくというこの考え方は、いくつかの点で不備があり、修練を行う者の間で不当な比較が行われたり、もしくは階級制を生み出す原因になることもあるが、きわめて普遍的に見られるものである。だがヨガでは、すべての花弁〔段階〕の修練を同時に行い、それらを均等に用いて全体を形づくることで、これを避けている。

私は、悟りへと導く乗り物として、ヨガのシステムが申し分なく完成されたものだと信じている。私はまた、インドのクリケットチームも応援している。人生は我々を1つの場所と時間に置く。我々は、そこで生き、自分の能力を最大限に活用していく他ない。神秘的な東洋古来の知恵を引き合いに出し、まるで他の地域の人間が歴史を通じて間違った方向に導かれ、進化せずにきたかのようなことを言う人々に、私は我慢がならない。人の心は一つである。意識の仕組みはどこでも同じなのだ。倫理を重んじて生き、目を星に向け、足をしっかりと歩むべき道におろしている善人は、どこにいても善人である。同様に、問題はどこでも問題になる。ヨガは理解と、行動の青写真を与え、どこでも、誰に対しても、いかなるときも、その双方を提供する。またヨガは説教されるものでも、改宗させられるものでもない。身につけることができるだけである。ヨガの成功が世界中で受け入れられていることは、それが狡猾な商売ではなく、あらゆる分野において実際的な効果と大きな志をもっていることの証明となるだろう。

自由のうちに生きることを開始するためには、人生の４段階を通じ、ヨガによってどのように次の４つの目的を達成していくのかを見ていく必要がある。

プルシャルタ——人生の４つの目的

パタンジャリは『ヨガ・スートラ』の結びの直前の節で、悟りと自由は人生を十全に生きた者に訪れると明言している。十全に、完全に——だが過剰でも依存してもいけない。もしあなたが過剰な世界にとらえられていたならば、自然という山の頂まで登ることはできない。しかし、引き返すこともまたできないのだ。本書の初めでも触れたが、若い頃、私はサフランで染めた衣に身を包んだ出家者《サンニャーシン》にならないかと申し出を受けた。私は断り、この世界に生きる道を選んだ。だが私は、この世界を呑み込もうとはしなかった。我々すべてに与えられる成長のさまざまな段階を通り過ぎながら、たんにその世界の中で暮らし、十全に身を置いてきただけである。

パタンジャリが言った達成すべき人生の４つの目的とは、ダルマ、アルタ、カーマ、モクシャであり、それぞれ次のように訳すことができる。正しい道を生きることで義務を果たす（ダルマ［一般に宗教もしくは宗教的義務と理解される］）、自分の生計を得る自立（アルタ）、愛の喜びと人間的な楽しみ（カーマ）、そして自由（モクシャ）である。これら４つは特有の形で共存し合う。そうでなければ、我々の生活は無秩序な状態に陥ってしまうことだろう。

川があり、両岸の堤防によってその流れが決められている状況を想像してみてほしい。一方の堤防がダルマ、宗教の科学、もしくは私が考えるように、我々の人間性を支え、維持し、後押しする正しい義務である。ここで言う「正しい」とは、文化、時間、場所に限定されない普遍的もしくは倫理的原則に従うことを意味する。もう一方の堤防がモクシャ、自由である。モクシャとは、未来の自由といった空想的な概念ではなく、今ここで起きている些細なことに対して超然とした行動をとること――つまり、一番大きなケーキの一切れを自分の皿に取らない、他人の言動を操ることなどできないのだから無闇に怒らない、といったことである。

愛、喜び、繁栄、そして富の川がこの堤防の間を流れていく。個人の愛はある部分で性的であるが、神の愛とのすばらしい徒弟関係にある。我々は、一人の女性を愛することで、あらゆる女性を愛すること、女性の本質全体を学ぶことができる。自分の妻を愛しながら、他の女性たちを憎むことは決してできないだろう。女性は一人の男性が味わうべき愉しみだと言っているのではない。その反対に、個別の存在が普遍性への入口となっているのだ。両親、とくに母親は我が子への愛を通じて人間性のすべてを理解する。私は、混乱と試練に満ちた世界で生きていくことを望んだために、サンニャーシンになる申し出を断ったと言った。また世界全体を呑み込みたくはないとも言った。なぜなら、それは依存症の狂気であり、無限を消費し尽くすことなどできないからだ。あなたにできるのは、個別の存在を通じて、その本質を味わうことである。このとき、ダルマとモクシャが手助けをしに来てくれるだろう。

本書の初めに、若かった私が遠く離れた地で長いこと教えている間に、女生徒たちから好意を寄せられたと述べた。礼節を守る堤防が溢れてしまわないよう、私はダルマの助けを借り、険しく厳めしい態度をとることで自らを支えた。ダルマは反発する磁石のように人を遠ざけ、安易に親密さを表現してしまうような状況に陥ることから私を救ってくれた。

旅の最中には別の種類の楽しみを見つけた。美しい景色、そして元気を与えてくれる面白い映画と芝居である。私は、パタンジャリが我々にそう望んだように目一杯楽しんだ。しかし、モクシャの超然性が私に客観性を与えた。私が目にし、学んだものはすべて、「これをどうやってヨガの世界の理解に関連させるか？自分が学んだことを今後の修練と指導にどう生かせるのか？」といった観点から再び熟考されることになった。

人間の愛について言えば、私は最高のパートナーに恵まれ、愛の川はよどみなく流れた。だが、アルタ（生計を立てること）はまた別問題で、白く泡立った危険な急流を下っていくようなものだった。若い頃、私は飢えていた。お金がなければ食べ物も買えない。安定した収入を得る前に私は結婚し、やがて子どもが生まれた。私は一生懸命働き、借金もしたが、お金が大きな不安の種であることには変わりなかった。教師たちが声をそろえて言うように、お金をもっている人間が、最も支払いが早く、金払いがよい生徒であるとは限らない。ときに私もそのような目に合うことがあった。70年代半ばに自分のヨガの研修所《インスティテュート》を建てたときも、問題は依然として残っていた。ありがたいことに食べていくことはできたが、建物の修繕費やら税金やらで厳しい状況が続いた。私にとって川がよどみなく流れるようになったのは最近のことなのだ。私はこれまでどおり質素に暮らし、年齢とともに量もずいぶん減ってきたとはいえ、同じ食事をしている。もう心配する必要はない。少しでも余裕ができたときは、1925年まで暮らした生まれ故郷、ベルール村の学校や灌漑設備のプロジェクトの予算に回している。

私はヨガの指導者として努力した結果、ついにアルタを満たし、家族を養い、家も建てることができたと言える。常に信念をもち、いつもなんとか切り抜けてきたが、それは長年にわたる厳しい道のりだった。どこかの「聖職者」のように、金持ちのスポンサーのご機嫌をとり、寄生して暮らしていくこともできたかもしれない。しかし、それはアルタでもなければ、ダルマでも、モクシャでもないのだ。私はただ、人々と距離を置き、川が洪水で堤防から溢れないようにしてくれた自分の厳めしい態度に再び感謝するのみである。経済的に安定することはとても重要なことだ。私の経験から言うと、もし神に絶対の信念を抱き、すべてを委ねたのなら、神はきっとあなたのことを気にかけてくださるだろう。

一方で倫理的に行動し、もう一方で神に身を任せれば、その2つの間で、あなたは愛し、働き、笑うことができる。人生の4つの目的を要約すると、そう言うこともできるだろう。

モクシャとは、我々が日常的に達成する小さな自由——冷凍庫に戻されたアイスクリーム、言わずに飲み込んだ苦々しい反駁など――が何千も集まったものである、と私は考えた。それは究極の自由であるカイヴァリヤへと向かう、最も大きな離脱のための訓練である。もしカイヴァリヤが荘厳で永遠であるならば、日々のモクシャのささやかな勝利をないがしろにしてはならない。それらの勝利は、これまで以上に自由になって、我々を縛りつける無数の糸（これについてはシャヴァアサナに関連して前に述べた）を断ち切ろうという、持続的で息の長い意志から生まれるものだ。どんなに些細であっても、我々の行動――我々の根源、核からの行動――の自由を制限するものは、緊張とストレスを引き起こす。自由とは、段階的に時間をかけて得られるものである。

ここでダルマの話に戻るべきだろう。ダルマを「宗教的義務の科学」と訳した場合、「ダルマは何らかの宗教の信条に従うものなのか？」という疑問がすぐさま浮かび上がる。そんなことは絶対にない。ダルマとは、一宗派に関することでもなければ、カルト集団についてのものでもない。普遍的なものなのだ。すると今度は「それならば、道徳的な人間になることに関するのか？」という疑問が浮かぶ。これに対して私は、我々が道徳的価値としているものは、時代の流れや、文化、場所、状況によって変わりやすいものだと答えるだろう。ダルマはむしろ、不朽の倫理的原則を探し求めること、身体的、道徳的、精神的、心理的、魂の次元での正しい行いを修養することに関するものである。こういった行いは常に、魂を認識することを目標にした個人の成長に関連していなければならない。そうでない場合、つまり文化的に制限されたり、歪められたりした場合には、ダルマの定義を満たしていないことになる。サーダナー、つまり修練者の内なる旅は、個人間、文化間、人種間、宗教間に障壁を一切認めない。ダルマもまた同じである。個人の魂の認識を通じて行われる普遍的な魂の発見とは、必然的に、手つかずの未開拓部分が残っていないという経験となる。私は religion (宗教) という言葉に慣れているので、それに異を唱えるつもりはないが、そうではない人もいるだろう。そこで、その語源である古ラテン語 relegere の意味を思い出してみてほしい。それは「気づく」という意味である。絶対的な気づきというものが差異や対立を認知することは決してない。部分的な気づきだけが、それらを認知するのだ。したがって、信仰の篤い人たちの多くは、部分的にしか宗教的ではないことになる。このことは、信仰をもつ人にいくらよい意志が備わっていても、彼らには、より十全で、より包括的な気づきが必要だということを示唆している。

私はこれまで倫理的な人間であろうとしてきたし、これからも常にそうである。私が送ってきたスピリチュアルな人生は、神の恩寵によってもたらされた。しかし、倫理を貫くことは、我々人間の義務である。人生において、ある普遍的原則に従うのなら、神は常に我々を見守ってくれる。道をならし難局を切り抜けられるよう、手を差し伸べてくれるのだ。私のヨガは倫理に基礎を置いている。だが私は、競走馬がスピードを上げるために訓練されるように、自分が倫理的な生活を送るためにしつけられ、訓練を受けていると認めなければならない。私の人生には常に一点の曇りもなかったというのではなく、倫理的な高潔さに駆り立てる衝動がそこにあるのだ。それは私のアサナが立つ台座であり、マハラジャが自分の丘の砦を守るために利用したような、防衛のための岩なのだ。

私は、先祖がつくりだし、受け継いできた伝統にどっぷり浸かった人間である。とはいえ、同時に革命的でもある。私は伝統を検証してきた。それを理解する本来の方法を見つけたり、私自身の気づきと知性で探りを入れて、その本質的な意味を発見したりするためだ。伝統は美しい石像のようなものであり、長い年月を経ると、何でもないただの石の塊へと次第に姿を変えていく。それを鑿《のみ》で削り、内に秘められた本来の美を再び彫り上げることが、我々に課せられた義務である。それこそが私が行ってきたことであり、伝統の原初の姿を露わにしようとしているという点で、自分が革命的であると言えるのだ。私は独創的であり模倣的である。新しく、そして古いのである。私は人生の４つの目的を追い求めながら、人生の４つの段階も追い求めてきた。その段階は、我々みなが追い求めなければならないものである。

アシュラマ——人生の４つの段階

いま説明した人生の４つの目的は、我々が人生の４段階（アシュラマ）と呼んでいるものと緊密な関係にある。これらの段階はきわめてシンプルなものであり、十分な年月が与えられているのなら、あらゆる人が経験できる自然なことである。我々はそれを、人生の４つの目的を達成し、堤防の間を川がよどみなく流れるよう支援してくれる避難所と考えることができる。

第一の段階では、我々は、幼少期、思春期を通り抜け、成人期の手前まで連れていかれる。この時期には、学校に通い、世の中の人々が何を考えているかを学ぶ必要がある。ときには、人々が世界に対して抱いている考えが間違っている場合もあるかもしれないが、それでも学ぶのである。両親、教師、年長者を通じて、伝統的な知識を吸収していくときなのだ。（学校で算数を学ぶように）規律に従うときであり、それは決して楽しくも、合点がいくことでもない。この時期はブラフマチャリヤ・アシュラマとして知られている。ブラフマチャリヤという言葉は、自己統制、規律、禁欲を意味している。また、人生のその時期における知恵も意味するが、その知恵は、年長者や師が授けようとするものの価値が真に理解できなくても、彼らに対して辛抱強さ、労りの心、そして敬意をもつことで形づくられる。時間が経てば、年長者たちの言うことの少なくともいくつかは生きていくうえで重要であることがわかり、我々は軽率に拒絶しなかったことに胸をなで下ろすだろう。この時期の目的は子ども時代のエネルギーを優しく導くことであり、野蛮に押さえつけたり、抑制したりすることではない。後になって我々は、自分たちが、自分なりの修正を加えた形で、自ら伝統を伝えていることに気づくだろう。大切なのは、大人としてそれらの伝統を体現し、よい規範となることである。

エネルギーの問題というものもある。子どもはエネルギーに溢れているが、その激流が堤防を決壊させ、自らを壊すような形で浪費されていくことがあるのだ。優秀な大人や指導者が試みているのは、ダルマの堤防、すなわち聡明で責任ある義務の堤防を築くことで、若さにまかせた溢れんばかりの激流が砂漠の砂に消えてしまわないようにすることである。

こういった理由から、親たちは、我が子が性的に早熟になるのを抑えようとしたり、良い熱意よりも悪い性癖を発揮しそうな仲間と夜遅くまで一緒にいるのを防ごうとする。また、行きすぎた自由がどんなものかを知ろうとする早熟な欲望を年長者が抑制しようとするのも、そのためだ。それはエネルギーの未熟な無駄遣いなのだ。子どもたちは優れた心の持ち主である。コンピュータや数学、ラテン語にサンスクリットなど、大人がとてもマネできないものを学ぶことができる。もし思春期のすべてが、魅力は感じられても愛の深みを感じられないガールフレンドやボーイフレンドとの付き合いだけに費やされたのなら、その人は天性の資質を無駄にしていることになる。禁欲は、どのような意味から考えても抑圧ではない。それは、しかるべき時期にやってくる、より成熟した、より輝かしい流れに導くよう方向づけられたものなのだ。

人生の第二段階はグリハスタ・アシュラマだとされている。この段階は、生計を立て、世間一般の喜びを知る時期である。グリハスタ（grhastha）のgrhとは家を意味する――つまりあなたは、自分の家庭、ある種の自由、そして夜に添い寝をする配偶者をもつ一家の主となるのだ。かつて教科書を詰め込んだ学生鞄を抱えて、宿題を終えてないために、こそこそと教室に入っていった恐怖は、家庭生活の喜びに取って代わられる。だがそこには、赤ん坊の夜泣きで起こされたり、自分を過小評価しているとしか思えない上司を満足させるために充血した目で出勤することも含まれる。また、家賃や住宅ローンや子どもが熱を出すことに対する不安、そして配偶者との不和も同じように含まれるし、若い頃から憧れていた愛車が高速道路で故障したといったことも含まれる。なにもあなたの気分を落ち込ませようとして、暗い絵ばかりを描いているわけではない。私が言いたいのは、この時期にはいろいろな側面があるということである。人は第一段階で学んだ経験を役立てる。そうしたことは、私にとって大いなる喜びであり、世捨て人、僧侶（スワミ）になるという人生を拒んで、意識的に得たものでもあった。成功を収めた旅から妻と子どもの待つ家に帰るときは喜びを感じたが、それだけではなく、辛く不安なときもあった。言い換えれば、一家の長になるということは、富や官能的な喜びを手に入れる道ではあっても、非常な困難を伴う仕事なのである。

人生の第一段階（最初のアシュラマ）で身につけた義務の知識、すなわちダルマがなければ、日々の単調な仕事を続けていくのは不可能である。そもそも、それがなくては、自分たちの困難や喜びと、過去の世代が経験した語られることのない困難や喜びとを比べる尺度がないことになる。古《いにしえ》から共有されてきた伝統的な知恵が、日常生活を送るうえでの助けとなるのだ。我々は人間の共感というものについて学んできた。ある哲学者は、道徳の形而上学的根拠についての論文にこう書いている。「他人に対して道徳的に行動するには、その人をその人自身のために尊敬することが求められる。自分の価値の向上や繁栄のための手段として人を利用してはならない。」すべての宗教は自己認識を求めるという意味で、「宗教的」な堤防に導かれなければ、一家の主人の生活は、強欲と不和の地獄へと瞬く間に落ちてしまうことだろう。

富と官能的な快楽で溢れた人生の川を制御する、もう一つの堤防がモクシャであったことを思い出そう。モクシャとは自由である。しかしそれは超然という形をとった日々の自由であり、人生での挫折や失望を体験して、ようやく手に入るものである。子どもにとって自由とは、具合が悪くなるほどアイスクリームを食べられる、あるいは深夜までテレビを見られるといったことを意味する場合が多く、思春期の若者にとっては、親や教師の命令に逆らうという反抗的な衝動である。反抗にはそれなりに意義がある。私は自分自身を反抗的だと表現してきたが、次のように自分の枠を破壊するような形で現れる反抗もある。ひどい天邪鬼《あまのじゃく》、根性曲がりといった人たちが、家庭生活や政治社会の絆の中で（従わないまでも）耳を傾ける、あるいは協力するというようなことである。その後になって、我々は民族間の礼節、つまり違った国、文化、政治体制にある人々の友好関係が、寛大な連携を土台に築かれていることを理解する。それは世界平和の基盤となるものである。

この段階の手助けによって、我々は、愛、赦し、慈しみ、同情、度量の広さ、忍耐を養うことで教え導かれ、異なる感情的、社会的環境に順応することができる。すべては寛容ともてなしの心、ギブ・アンド・テイクによる。それゆえ、この段階は最も高みにあるアシュラマなのだ。

若者にとってモクシャとは、人生における予測のつかない出来事や失望に超然と接するよう教えられるものである。幼い子どもにとってモクシャとは、動物園や遊園地に行く約束が、土砂降りの雨のために延期しなくてはならないと説明することである。言い換えれば、パパやママがいつも高いおもちゃを買ってあげるわけではないんだよと納得させることであり、もう少し後になれば、夢見た大学への入学が叶わなかった若者を慰めることである。超然とは、大人でさえ誤りを免れず間違った行動をとることを、年下の者に対して進んで認めることでもあり、謝る謙虚さをもつことでもある。これこそがモクシャの堤防――無数の方法で日々の苦しみから距離を置く鍛錬である。苦しみから自分自身を切り離すためには、その苦しみを認めなければならないことがしばしばある。これとは反対に、我々が多くの成功を享受するときには、それを共有する謙虚さ、「このすばらしい気持ちを分かち合おう」という意識をもつべきである。つまり、自分自身や自我に祝福を与えるのではなく、自らの富をより大きく高みにある源に謙虚な気持ちで捧げ、自分は富を築く道具で受益者でもあるが、究極的に設計者ではないと考えるのだ。それがモクシャである。甘く花の香りに満ちているが、ときに悲しい、我々の人生の流れを導く堤防である。

義務をこなすことはやがて本能的な行為となるが、超然としているには相変わらず努力を要する。人生の第三段階が進歩的な諦観であるのは、そのためである。これはヴァナプラスタ・アシュラマと呼ばれるもので、一家水入らずの暮らしを続けながら、外界と距離を置き始めることを意味する。経営者であれば、経営権を譲り、その子どもたちが一家の長に収まることになるだろう。これは支配を手放すことではあるが、自分自身を放棄することとはまるで違う。自らの身近な環境、この世で自分自身がつくりあげたものすべてを手放すことである。自我が強すぎる場合であれば、本来の自分自身と、自分がつくりだした組織——たとえば、ビジネス帝国、行政官庁、優秀で勇敢な軍隊など——とを混同するのをやめることだ。後継者はあなたと違ったやり方をするだろうし、あなたはそれが気に食わないはずだ。あなたは不当に扱われたと思い、喪失感を抱き、自分自身が損なわれ、自尊心までも失ってしまったと感じるだろう。人生の第三段階は次第にそれを受け入れることにある。結局のところ時計の針は進み、やがて老いが訪れ、そしてある日、死が扉を叩くのである。それまでに準備をしておくのが一番よい。

これはたんに生産的な仕事を終えることを意味する西洋の引退と違って、成長と学びに満ちた精神的な段階だ。超然とすることで、自分の自我との関係において、これまで以上にゆるやかに生きていくことができる段階である。ここでは、それまで自分がしがみつき、内なる旅の邪魔をしてきたアイデンティティを簡単に手放すことができる。我々は、自分たちを外の世界に縛りつけてきたものを手放すことで、自分の内面のさらに奥深くまで達することができるのである。私は自分の研修所でメディカル・クラスの手伝いをしているが、それ以外のことは、もう何年にもわたって私の子どもたちや教え子たちが引き継いでいる。私は裏方にとどまり、難しい事態が生じたときに手を差し伸べたり、自分の経験を伝えたりしている。通常の授業を教えるのは他の者でもできるが、メディカル・クラスに限っては、皮膚、筋繊維、内臓の諸器官といった身体の隅々まで探究した経験が物を言う。

30年前に妻のラママニを亡くして以来、神は私をサンニャーシン――私が若い頃に拒絶したもの――に選ばれた。これが４番目にして最後の人生の段階であり、究極の無私、自由、純粋、そして死への準備である。伝統的には、人は自分の妻とさえも離ればなれになり、違う道を歩み、裸の魂となって森の中を創造主に会いにいくとされていた。だが今やそうではない。今では十分な森もないし、そのうえ、どんなに衰弱した状態でも死をごまかすことができると現代医学が我々を納得させたのだ。しかしヨギは、僕《しもべ》、戦士、そして聖者として死に向き合う。ヨギは自分の献身と行動によって神に仕え続ける。生にしがみつくことを恥とする戦士のように、また一体性を至高の実在として認め、すでにその一部となっている聖者として、恐れることなく死に向かって踏み出すのである。ヨギは決して死ぬことを恐れはしない。なぜなら自分の身体の細胞の隅々に至るまで命を吹き込んでいるからである。我々が死を恐れるのは、人生を生きてこなかったことを恐れるからだ。ヨギは生きてきたのである。

これこそが、達成しなくてはならない人生の目的が、いかにして人間のライフ・サイクルと自然に結ばれているかを示したものである。インドの祝福の言葉に「祖父が死に、父が死に、息子が死ぬ」というのがある。この祝言には、人生の自然のサイクルが災難に邪魔されることもなく、自らの運命を全うしたという意味がある。

私がこれまで述べてきたことは、人生を精一杯生き、自然を享受し、超越し、内なる神性に出会うということだけである。こういったことはすべて倫理的な土台の上に存在し、倫理の内に存在する。そして、倫理的に完成することこそが、それを完全に達成したことの唯一真正なる証拠となるのだ。人間の精神性の向上は、現世の本人の行動でのみ示される。ヨガの最初の２つの花弁はヤマ（普遍的な倫理規範）とニヤマ（個人的な倫理規範）である。これについては前の章で少し触れたが、我々は今、そこに完全に立ち返る必要がある。というのも、ここに至って、その２つの花弁が、我々がこれまで以上に大いなる自由の中で生きていこうとする際の案内役となるからである。

普遍的倫理、個人的倫理

これまで見てきたように、ヨギにとって、魂と自然は切り離された存在ではない。だから今こそ我々は、自分の魂を見つけ出すうちに達成した進化（もしくは内的な進化）を、自らの身体と生活の中に実現させる必要があるのだ。実際のところ、道徳と倫理に対する気づきを深めることなしに、精神性を向上させることはできない。我々は、絡め取られたり汚されたりすることなく世界と関わり行動できるように、自分自身を徐々に変容させていかなければならない。

前に述べたことの繰り返しになるが、平均的な人々の行為には

３つのタイプがある――白（サットヴァ的）、黒（タマス的）、灰色（ラジャス的）であり、善か悪のどちらか、または善悪が入り混じった結果をもたらす。しかし、これまでも見てきたように、それらの結果は行為によって完全に支配されるわけではない。たとえ善い行為であったとしても、時間の経過とともに、善悪が入り混じった結果、もしくは悪い結果に終わることもあるからだ。人間はみな利己的な動機をある程度もっているので、たいていの行為は灰色である。したがってそこから生じる結果は、意志の不純さや、行動をなしとげようとする際の力のなさによって、ただちに減じられる。だが、自然の３つの特質（グナ）を超越したヨギ（グナティタン）であれば、完全に中立のやり方で行動することができる。

ヨギは、高潔だと認められたくて行為の成果を求めるようなことはしない。美徳と悪徳、善と悪、名誉と不名誉という二元性から解き放たれているのだ。このときヨギはダルミ、つまり自らの義務を目的とし、自己充足する高潔な人間となる。こうしたことによってヨギは、清廉潔白で世俗的なしがらみから自由になるのだ。しかし先に述べたように、超然としているには常に努力が必要であり、ヨギは自分の栄誉にとどまることも、修練を放棄することも、精神面でマハラジャのように怠惰で甘やかされた状態に墜ちることもできない。

ヤマとは、自分自身に対する行動について、また、外的および内的環境に対する行動について考える際に役立つ倫理規範のことである。ヤマはヨガの礎《いしずえ》であり、どの段階においても進化するためにはヤマの原則が必要になる。ヤマが礎であれば、その原則はヨガという建造物全体を支える構造的に重要な柱である。その柱は高く伸び、その先には空という無限の天井が広がっている。

我々はここまで、自己という家をきちんと整頓することを学び、その中に宿る神性を見出してきた。どうしたら違う生き方ができるというのだろうか？　偉大な日本の識者である鈴木大拙は、普通の人は地面の２メートル上を漂っていると言った。ヨギは両足で地面に立っている。ここでは、一方の足が地についていて、もう一方の足は（実際の現実から切り離されてはいない）神性の中に立っている、というイメージを思い浮かべるとよい。神の足は一体性の中に生きている。この世の足は、矛盾しているように見える複雑性や多様性に対処することができる。

ヨガとは、くびきをかける、結びつける、つなぐ、結合する、一つにまとめる、という意味である。言い換えれば、身体の知性を心のレベルにまで引き上げ、その両方を魂と一つにするためにくびきをかける、ということだ。身体とは、さまざまな多様性をもつ地球である。魂とは霊魂であり、頭上にある天である。ヨガは、こういったものをつなげる道具、つまり「多」を「一」につなげる道具なのだ。

倫理は地を天へとくっつける接着剤である。人は２人の主人に仕えることはできない。地が要求することと魂が要求することの間で生まれる矛盾を人間が調整しようとすれば、その唯一の方法は、倫理の原則を守ることである。

ヤマとニヤマについて具体的な話をする前に、道徳が柔軟で、時と場所に応じて文化的に決定されるのに対して、倫理は我々の唯一の根源との結合と、究極の目的である神聖なる融合を尊びたいという人間の欲求から生じる、ということを述べておく必要があるだろう。また同時に倫理は、さまざまな差異がある世界で我々が陽気に生きることを可能にする。その結果として、倫理と社会的礼節が崩れた場合には、婚姻関係、家族関係、部族間、国家間、イデオロギー間、文化間など、多くの関係に対立が生じることになる。我々は愛によって倫理が必要なくなると考えているが、たしかに愛はその手助けとはなっても、人間の欲求に関した交渉では、いつでも倫理が求められる。根底には統一性があり、最初はすべてが同一であったというヨガの見方が、この論理を支えている。類似性が根底にあるという見方からすると、進化のどの段階においても、より高度な真実を具現化し、絶対者としての役割を果たすのは協力であり、対立ではないのである。

倫理とは人間の努力の結晶であり、たとえばスポーツにおいては、よりスポーツマンとしての倫理をもっていれば、より試合のレベルが上がり、最高の志へと近づいていく。ごまかしをする者は常に敗れ去る。見え透いて不誠実で、自分を欺き、人間の義務を果たさない者は、化けの皮をはがされるのだ。倫理的に生きようと試みることで、我々は同胞たる人間や天上の神に近づいていくことができる。そこに至る近道はない。ごまかしをする者は、自分自身の魂から逃げようとして、自らが掘った落とし穴にはまるのが常である。我々はそれぞれ最善の結果を目指すが、現実的には全員が同じルールで試合に参加しているわけではないことにも気づいている。この現実を和解させる解決策こそが倫理である。

ヨガは、誠実に修練を積む者の人格を統合していく。倫理的な生き方は身体と心の調和を促す。その生き方はまた、人と自然、人と人、人と創造主の間で生まれる一体性の感覚を強め、それによって我々は、あらゆる創造物に浸透している魂との一体感を味わうことができるようになる。行動のほうが言葉よりも人格を映し出すのはそのためである。行動を通じて主に対して献身することを学んできたヨギであれば、自身の中に神性が映し出されているだろう。統合は誠実さに拠っており、誠実さがなければ我々はバラバラになってしまう。前に私は、我々の良心は魂に向き合っていて、それゆえに真実を映していると言った。魂に近づいていくということは、よりいっそう良心に従って生きるということなのである。

倫理は人生を耐えられるものにするよう設計されている。倫理とは、権威主義的な神の命令ではない。「多」と「一」を調和させることができる絶対者に根拠を置いた原則なのである。実際、神を信じながらも、神が存在していないかのようにふるまうよりも、神を信じていなくても、あたかも存在しているかのごとくふるまうほうがよいのである。

倫理とは行動の哲学であり、その範囲は客にお釣りを間違えずに渡すことから、食べ物を無駄にしないことにまで至る。倫理的な枠組みがなければ、精神的な成長をとげることはできない。ヨガにおいては、倫理とは神を受け入れるか否かの問題ではない。誰かに神を信じるかと尋ねるとき、我々は神を有形のものに限定してしまいがちだ。物質のレベル、信じられる何かに限定してしまうのである。ゆえにそれは信念の問題となる。森羅万象が我々の意識が及ばない未知のものであるように、神という存在も、意識の及ばぬ未知のものである。神を感じることはできても、言葉で表すことはできない。パタンジャリが記述した神は、行動や反応から自由であり、苦悩から解放された存在である。神は至上のプルシャ（プルシャ・ヴィシェシャ）であり、人間が知らなくてはならない特別な資質である。いつまでも純粋で清浄であり、不変のままのものである。

神を信じるには、まず自分自身を信じることだ。我々の意識（チッタ）には限界がある。だから、異なった存在である神を見るためには、意識の視界を広げる必要がある。パタンジャリは、意識が心の動揺（ヴリッティ）と生来の苦悩（クレシャ）に苛まれることが我々の弱みであることを知っていた。それゆえに我々は、とりわけ意識の中では、神を思い描くことができないのである。もし意識が浄化できるなら、宇宙の力の存在を感じることができる。人が神の存在と影響力を強く感じるにつれて、行動は絶対者の倫理的衝動に、より簡単に同調するようになるだろう。

ヤマ――真の倫理に生きる

真の倫理は外的な条件づけによって身につけるものではない。たとえば馬や犬は、たしかに子どもの頃には訓練や躾が必要かもしれないが、本来の気質から生まれる生得の長所をもっている。道徳性と倫理は我々自身の内部からやってくるものであり、意識を反映したものである。しかし、その２つは社会との接触によって歪められる。そして、意識（チッタ）と良心（アンタカラナ）の邪魔をするのである。前に見たように、魂の隣にある良心は世界を一なるものとして捉えており、人間の性質のなかで最も野蛮な面が現れるような、生き残りをかけた闘いの場としては見ていない。ヨガの修練は、我々を自己中心的で野蛮な動機から解き放ち、責任の果たし方を示してくれる。ヨガは蝶番のようなものであり、それによってあなたは自分自身を教育し、内なる変容――身勝手な快楽の追求から解放へ、世間とのしがらみから大いなる自己の自由へ、知識の力の向上から心と魂の知恵の内なる進化へ――をとげることができるだろう。このような自己修養を求める気持ちは真の信仰の始まりであり、宗派や頑固な信念に縛られた宗教の終わりである。精神性を高めることは聖なる者を演じることではない。それは悟りに対して内なる情熱と衝動をもつことであり、我々人間の存在にとっての究極の目的を見つけ出す必要性を感じることなのである。ヤマとは自己抑制を育むことである。パタンジャリは、ヤマの原則を提示することで、人間の心理的、感情的な弱点をどのように克服するかを示した。ヤマはまた死の神という意味ももつ。もしヤマの原則に従わなければ、我々は意図的に魂の殺人者の役割を選んだことになるのである。初めのうちは悪い習慣だけをコントロールしようとすればよい。時間の経過とともに、ヤマの命令は心の衝動となってくることだろう。

ヤマが命じているのは、第一に人を傷つけないこと、つまり非暴力（アヒンサー）であり、第二に真実に基づくこと（サティヤ）である。私がこの２つを一緒にした理由は、そうすることによって、完成されたヨガの花弁が全体をまとめあげる様子が示されるからだ。三角形のポーズ（トゥリコーナアサナ）を行っていようが、真実を語っていようが、ヨガは一つである。20世紀の偉人ガンディーは、非暴力と真実という２枚の花弁を完成させることでインドを解放し、世界を変えた。彼の非暴力はイギリスの圧倒的な力を無効化し、同時に、支配されてきたインド国民の間に生まれた怒りや押さえつけられた暴力をも無効化した。ガンディーがこれを達成できたのは、彼の言葉と行動が真実に基づいたものだったからである。真実とは、圧倒的な力をもつ絶対的な概念である。ヴェーダでは、真実に基づいていないものは何の実も結ばず、よい結果ももたらさないと述べられている。真実とは、良心と交流する魂である。良心が真実を意識に伝達し、それが行動となるとき、我々の行為は神聖なものとなる。なぜなら、そのとき魂のヴィジョンと行動の実現との間には何の障害もないからである。

ガンディーはその境地に達し、それがとてつもない効力をもつことを証明した。だが知ってのとおり、我々の多くは依存、妥協、自己欺瞞、逃避などに満ちた世界の中でいまだもがき続けている。ヨガの修練を行い、ヨガにおける苦痛や障害といった邪魔が減るにつれて、我々は真実の栄光をかすかではあるが感じるようになる。他人を傷つける暴力という恥ずべき行為は、人類全体に対する攻撃であり、ひいては真実に対する犯罪行為でしかない。たしかに長期間の断食というガンディーが行った極端なまでの苦行も、自分自身に振るう暴力（ヒンサー）という形をとっていた。だが、それによって彼が世界の目を覚まさせ、人々が互いに何をしているかを気づかせたことは指摘しておく必要がある。

多様性の中にはあっても、我々が本当はつながっていることに思い至る聖なる男女は多い。たとえば、11世紀頃の偉人で、ヴィシュヌを信仰していたラーマーヌジャーチャリヤ〔ラーマーヌジャ〕は、「アオム・ナモ・ナーラーヤナーヤ」というビージャ・マントラを唱えることで、肌の色、人種、性別、カーストを問わず、すべての人々が神性を経験することを訴えた。一見単純に思えるこの「小さき祈り」は、神の前では万人は平等であると気がつかせることによって、人々の間にあった垣根を壊した。このマントラの意味は、たんに「祝福されるのは主ナーラーヤナである」というものだ（ナーラーヤナは神の名の一つ）。その後数世紀を経て、ヨガのヤマの花弁である真実と非暴力を遵守することでインドを一つの民族として統一したのが、マハトマ・ガンディーだった。

我々は真実を他人を打ち負かすための棍棒として扱うべきではないし、道徳性とは他人を見て自分より劣っていると考えることとは違う。また真実は、社会的な思いやりの心によって和らげられるべきものである。我々は皆、新しいドレスやサリーを着ている人を褒めそやすことで罪を犯す。なぜなら、褒められた人は明らかにそれを自慢に思うことになるからだ。もし絶対の真実に到達しているのなら、我々はそのようなことはしないはずだ。だが、相対的な世界に住む不完全な観察者である我々は、譲歩することがしばしばある。古くからの生徒で、これまで嘘をついたこともなく、出会った人々に対しては常に肯定的なところを探し、欠点もまた人間らしさだとする女性がいる。これは、自分がかつて大きな過ちを犯したこと、いま苦しんでいる人たちに対して同情を感じていることを知っているがゆえに生まれる共感である。だから彼女は他人の前向きな可能性を強調し、生まれつきの否定的な能力をとがめたてることをしないのだ。彼女の行為を、明るい面を見つめること、と呼んでもいいだろうが、それは人の最高の力を引き出す手助けとなっている。真実は乱用すべき武器ではない。真実は諸刃の剣であり、それゆえ慎重に扱わねばならないのである。ヤマとは外面的な道徳律であり、それを行使する場合、その人の修養や純化の範疇を超えることはできない。つまり、もし私が自分の能力以上に高尚な道徳を備えているふりをするなら、私はポーズをとっていることになるのだ。偽善者ぶっているのである。我々は、人生のどの段階においてもヤマ（外面的な道徳律）を用いて最善を尽くす。だが、道徳律の質を本当に向上させようと思うのなら、自己を純化する以外に方法はないのである。人は道徳的原則に対して、ある望みをもっている――たとえ真実に生き、他人の財産を独占したり盗んだりせずに人生を邁進してきた場合でも、人生の後半には、それらの原則がさらに深遠で繊細な意味をもち、自分たちが進歩するにつれてその姿を現すのではないかという期待である。道徳的原則は、我々自身の中でさらに洗練されていく。たとえば、若いときには盗みとは実際に店から何かを盗むことを意味していたかもしれない。ところが年をとってくると、誰かの名声を奪うような辛辣な言葉を使うことさえ控えるようになる。というのも、もしそんなことをしたならば、他人から名声を盗むことになってしまうからだ。繊細さにはさまざまな段階がある。そのことがわかるのは、我々が実際に、より高いレベルの道徳を表現するに足る存在になったことに気がついたときだけである。道徳の世界では、自分の体重より重たいものを殴ることはできない。自分の体重を上限とする必要があるのだ。

同様に我々は、自分の真実を他人に押しつけることはできないし、自分の行動が他人にとって暴力にならないことを常に確かめておく必要がある。ごく一般的な例を挙げてみよう。たとえば、私がチョコレートを食べるのを1年間やめたとする。それは自分に課した苦行であり、また健康増進につながる試練でもある。だが、もし家族全員にチョコレートを食べないよう強制したなら、それは家族に対する暴力であり、いくら健康によいといっても、調和より嫌悪や厄介の種を生むことになるだろう。繰り返すが、手本を示すことがすべてであり、もしその手本が真実を表しているのなら、それは他人を変える力をもっているのである。

他人の所有物を盗まない、横取りしないこと（アステヤ）は第三のヤマである。我々は子どもの頃に、他の子どものおもちゃを取ったり盗んだりしてはならないと教えられるが、盗まないことは他にも多くの意味合いがある。自分の取り分以上の消費をしたときは、盗みを働いていることにならないか？　世界の人口のうち、ほんの一握りの人たちが世界の大半の資源を消費していることは窃盗にはならないのか？　そして先ほど述べたように、当然その人に属すべきもの、たとえば名誉や名声を他人から奪うような、はるかに気づきにくい盗みもあるのだ。

４番目のヤマである禁欲を取り上げる前に、アステヤ（不盗）につながる５番目のヤマについて触れておきたい。５番目のヤマは強欲さがないこと、慎ましい生活（アパリグラハ）である。これは過剰にならずに生きることで、そこからは、ある者にとっての過剰は他の者にとっての不足であり、過剰それ自体が堕落した力であるという２つの考えが明らかに読み取れる。過剰は、所有物を増やすことによって自我を拡大させ、やがては我々を官能と欲望に隷属させる。「私の私の」という思いは「私に私に」という考えにつながるのである。もしこれがあなたの態度だとしたら、内なる旅は始めから茶番劇でしかなくなってしまう。富を生むこと自体が悪なのではない。守銭奴のごとく貯め込んではいけないと言っているのだ。再分配されない富はよどみ、我々を毒する。富はエネルギーであり、そしてエネルギーは循環するものなのである。自分の車を見てみるとよい。バッテリーにどれほどのエネルギーが残されているだろうか。たいした量ではないが、朝エンジンをかけてヘッドライトをつけるくらいはできる。もし車がガレージにずっと置かれたままであれば、バッテリーは減り、エネルギーは無駄に失われる。しかし車が動き出せば莫大なエネルギーが生み出され、バッテリーは再度充電される。ヒーターやエアコン、ワイパー、ラジオなどを動かすことができるのだ。エネルギーは流れる必要があり、さもなければその供給源はなくなっていく。強欲や惨めな執着によって、我々はエネルギーの流れを止め、さらなるエネルギーをつくりださなくなる。このように自然の法則に逆らっていれば、結局は我々自身が抱え込んだ富によって貧窮し、汚染されてしまうのだ。

４番目のヤマ、禁欲もしくは独身生活（ブラフマチャリヤ）を私は最後にもってきた。というのも、これが一般の人々に強い反応を招くものだからだ。たいていの人にとって、ブラフマチャリヤはたんに、もし精神的な道を進みたいならば永遠に独身を貫かねばならない、ということを意味している。だが、それ自体はおそらくよいことだという理由で、全世界が精神的な道を進もうとしたらどうなるのか？　きっと地球上は犬と猫と牛だけになってしまうことだろう。もし神に意思があるとしても、それがこういったものであるとは私には思えない。

性的な自制心はまた別のものである。私はずっと妻と家族が欲しいと思っていたし、またヨギにもなりたかった。インドの伝統からすれば、ここには何の矛盾も生まれない。妻が生きていたとき、私のブラフマチャリヤは彼女に対する貞節に表されていた。彼女の死後、欲望は消え、私のブラフマチャリヤは独身者のそれになった。人生という書物の第１巻で私は真実（サティヤ）に従い、第２巻でもそれに従った。両者とも真実と誠実さを礎としているものだから、どちらも実を結んだ。

すでに述べたように、性的な愛は普遍的な愛への見習い期間となり得る。ラママニの愛、支え、交わりがなければ、私はいったい何をなしとげられただろうか？　きっと、たいしたことはできなかったはずだ。私には自制心があった。つまり、自分自身を封じ込めることができた。何の間に封じ込めていたかと言えば、人生の川の堤防の間にである。堤防の一方は倫理的、宗教的義務（ダルマ）であり、もう一方は自由（モクシャ）である。もし私の人生の流れがどちらかの堤防から溢れ出ていたのなら、自分自身を制御できない無力さ、抑えのきかない情欲によって、大いなる自己を探求する旅を見失っていただろう。私は真実と美徳について考えるたびに反感を抱き、私の魂は傷ついた良心によって輝きを奪われていたことだろう。

誰もが同じ地点から出発するわけではない。ヨガの道を歩み始めたばかりの人の多くは自己を抑制することができない。だから彼らのための最初のクラスでは、現実的に、どうしてもハヌマーンアサナ以上のものを教えるわけにはいかない。私は指導し続ける。アサナのポーズを直し、アサナにおけるヤマとニヤマの原則に目を向けさせようとする。私は、彼らをより高度な修練に導こうと努めるが、すぐに実現できるわけではない。だが最終的には、どんな分野であっても自己抑制が欠けていればエネルギーの浪費につながることを彼らは悟るようになる。たとえば、食べ物を捨てることは食べ物の生命力に対する罪となる。反対に、食べ過ぎは自分の生命力に対する罪になる。初心者のうちは、どんな非倫理的な行動にも動揺させられることはない。だが精神の深いレベルでは、かなりの衝撃を与えられている。

道徳的な問題としてだけとらえるならば、我々はセックスに対してさえ反感を抱くことだろう。だがヤマとは、自分がしたいと思うことと正反対の行動をすることではない。我々が直面する問題についての本当の事実と因果関係を探るために、正しい認識を育むことなのである。

ヤマとは、自分自身の中に肯定的なものを育むことであり、それとは正反対と考えられるものをたんに抑圧することではない。それを知らずにヤマを実践すれば、我々は善きものをくじき、意気消沈させ、悪徳と美徳の両極を跳ね回ることになる。そうなれば苦痛だけが引き起こされ、世界に有益な進化は生まれなくなることだろう。肯定的なものを育て、否定的なものを捨て去りなさい。一歩ずつ進んでいけば、やがてはたどり着くだろう。

第３章で引用したシェイクスピアの言葉をもう一度引き合いに出すのなら、愛は投資であり、肉欲は浪費であるとだけ言っておけばいいだろう。これこそが彼が言わんとしていたことだ。肉欲は孤立と孤独につながり、精神を砂漠に変える。ブラフマチャリヤには、他人に対するとき、もしくはアサナにおいて全体性を体験するときの自己充足、自分自身の統制という意味もある。これは性的な活動を絶つということではない。強大な自然の力を倫理的に制御するということなのだ。制御の度合は、修練する者の進化の度合によって異なる。鍵となる概念は自制と貞節である。また、celibacy（セリバシー＝独身主義、禁欲主義）のラテン語の語源は「結婚しない」という意味であり、「不道徳」という意味はないことを忘れないようにしよう。

ヤマはアサナの修練を通じて学ぶことができる。一例を挙げてみよう。もし自分の身体の片側だけが過剰なまでに攻撃的に動いたとしたら、あなたはそちら側の細胞を殺していること（ヒンサー）になる。だが、貧弱で不活発な側にエネルギーを取り戻させれば、暴力と非暴力のバランスを学ぶことができる。そして、アサナの形が無理強いもごまかしも歪曲もなしにあなたの自己の形を表すとき、あなたはアサナにおいて真実（サティヤ）を学んだことになる。このようにして行われた倫理の学びは、もし望むのなら、あなたと共に教室を離れ、人生を豊かにしてくれることを覚えておきなさい。アサナを行っているときに、あらゆる相において知性が身体全体を浸していると感じたなら、それは自己充足した全体性、存在の統合を体験していることになる。そのときあなたは、外界に対する愛着を超越している自分に気がつくだろう。これが行動するセリバシーのあり方である。

最も深いところに根ざした苦悩（クレシャ）である生への執着

（アビニヴェシャ）ですら、アサナでの観察を通じて克服することができる。最も賢い人でも、その苦悩が肉体的、本能的なものであるために、生に固執してしまう。しかし、死の後に何が続くにせよ、死の瞬間に手放すことは重要である。そうすることによって、我々はその人生の潜在的な印象（サンスカーラ）をも解き放ち、何が起きようとも、新たなスタートを切ることができるのだ。アサナの修練を総合的に行えば、自己保存を求める激しい気持ちを静める知恵が与えられる。そして、こうしてアビニヴェシャを昇華することで、精神的な発展を求める人は、恐れという障害物から自由になることだろう。我々は死の瞬間、このようにして自分の心の平静を保ち続ける。これは役に立つことだ。そこには恐怖もなく、過去への執着もなく、未知なる未来への恐れもない。狂信者の凶弾に倒れたガンディーは、死を迎えるときに「ラーマ、ラーマ」と神の名を呼び続けることで心の平静を保った。それは清浄な終わりであり、清新な始まりである。

ヤマの規範は、我々の存在の核から始まり、外に向かって広がっていくべきである。さもなければ、たんなる文化的マンネリズムの寄せ集めにすぎなくなってしまう。一方のニヤマは、我々の内部で起きる問題に直接的に即座に対処するものである。ヤマがヨガの根の部分だとすれば、このニヤマ（個人的倫理）は幹であり、悟りに必要な身体的、心理的な強さを築き上げるものだ。こういった規律は、入浴することから神に出会うことまで、あらゆる場面で我々を導く。だからこそ、ヤマとニヤマは土台、支柱、頂点であり、ヨガが本物であることの証明だと言うことができるのである。

ニヤマ――自己の純化を目指して

ニヤマ、つまり個人の倫理規範には５つのものがある――清廉さ（サウチャ）、満足（サントーシャ）、持続的な修練（タパス）、自習（スヴァーディヤーヤ）、神への謙虚な服従（イーシュヴァラ・プラニダーナ）である。

サウチャはアサナの修練を通して得られる清廉に関係している。サントーシャ（満足）は瞑想状態の種子となるものなので、それを育むことは心を瞑想に合った道具とすることだと言える。タパスとは、優れた身体能力（シャクティ）を得るために、情熱、献身、没頭をもって行われる持続的な修練である。スヴァーディヤーヤ（自習）は卓越した知性（クシャラター）の追求である。行動においてこのような知性が見られるときは、それをユクティと呼び、サーダナーを理解するために必要な賢さと明晰さのことを指す。またスヴァーディヤーヤに関係しているのは、プラティヤーハーラ（エネルギーの内部投資）とダーラナー（集中）の花弁であり、それぞれが中心的な役割を果たしている。イーシュヴァラ・プラニダーナはバクティ、つまり神への全面的な服従を意味する。このような服従によってのみ、優れた身体能力と熟練した知性の成就が可能になるのだ。ディヤーナ（瞑想）とサマーディ（至福の同化）という２つの花弁が結合する場所は、ここである。

私はここで、イーシュヴァラが普遍的、包括的な意味での神であり、一神教の神と完全に同族であることを指摘しておきたい。イーシュヴァラは、他のあらゆる神性の概念――形態や性別を問わない――を取り込み、包含している。それはまさに唯一無二の神〔大文字の God〕なのである。ヒンドゥー教にはたくさんの神がいるように思えても、究極的には、一神教の概念である至高の存在にすべて結集されると私が言っているのは、そのためである。ヒンドゥー教徒は偶像崇拝者ではない。キリスト教徒が特定の事柄に関しては特定の聖人に祈りを捧げるように、さまざまな形をとった一つの神を崇拝しているのである。

入浴から神との出会いまでは長い旅路である。そこでまずは、我々の多くが最初の２つのニヤマにとどまってしまう様子と、その理由を見ていくことにしよう。

純粋と清廉

入浴をすれば身体の表面を洗うことができるが、アサナの修練を行えば、血を浄化するだけでなく、細胞に栄養を与えることもできる。つまりアサナの修練を重ねていけば、体内を洗浄していくことになるのだ。また体内に摂取するものに注意をすれば、身体をより清澄に保つこともできる。食事は土地柄に深く関係している。気候やその他の諸要因が、人々の日常的な食べ物に影響を与えているからだ。だが、誰にでも役立つ基本的な指針がいくつかある。まずは、食事が目の前に運ばれたときに唾液が出てこない場合は、食べてはいけないということ。第二に、どういったものを食べたいかと思案するのが脳だけのときは、身体は食べ物を求めていないということ。そのような場合に食べたとしても、まったく栄養にはならないだろう。これは食べ物の浪費であり、身体にとって害となる過食につながる。

目に見えない相〔コシャ〕もまた浄化することができる。我々がポルノや暴力的な映像を見るのをやめ、悪夢を見なくなり、自己認識をより深めていけば、心は洗い清められ、意識のレンズはきれいになる。これは第二のニヤマであるサントーシャ（満足）に自然とつながっていく。満足とは、身近な環境と調和する能力があって初めて生まれるものだからである。

我々を混乱させたり、心配させたり、不快にさせたりするのは、上司からの叱責、夫婦喧嘩、試験での失敗、あるいは軽い交通事故などの日々起こる瑣末な出来事であることが多い。身の回りで起こるこうした取るに足らない物事が、我々のバランスを崩してしまうのだ。純粋な心とは調和がとれた心である。調和は内部にも外部にも存在する。意識と力とエネルギーが協調すれば、我々は日々の心配事を苦もなく乗り越え、それを（たしかに現実ではあるが、いつかは終わるものとして）あるがままに受け入れ、静めることができる。そうすれば、混然とした巡り合わせも人間の運命として受け入れることができ、それが心の満足につながるのだ。鬱積した不満によって、上首尾だった出来事すらも悪化させ、汚してしまうという愚行は、こうして終わりを告げる。

清廉さと平静さを内に備えていれば、周辺の環境と調和することができる。また情緒が安定して清くあれば、日常生活における変化、障害、出来事によってバランスが崩れることはない。我々は適応できるのである。そして、変化や障害などに敏感に反応し、柔軟に、心に傷を負うことなく切り抜けていく。ちょっとした交通事故を起こしても、たいしたことではないと思える。なぜならあなたは柔軟であり、適応しているからだ。

身の回りの環境と調和するというこの能力は、大きな利益をもたらす。我々は自分自身を洗い清めることで満足を得る。この満足は、環境にすんなりと働きかけることや、避けられない試練や障害に動じないことから生まれるものだ。それがニヤマにおける満足であり、それによってより深い段階の自己浸透と自己変容に取り組むことができるようになる。もし自分自身を変えたいのなら、自らを洗い清め、純化することで、平静で柔軟で快活になる必要がある。我々はそのうえで、ヨギが探求するもの、つまり意識の深層で行われる変容へと向かうことができる。

大部分の人は、第一のニヤマと第二のニヤマ、つまり清廉さと満足の範囲内で修練をする。彼らは（教室、もしくは家で少しばかり行う）ヨガの修練から、すぐに利益を手にすることができるだろう。どのような利益かと言えば、清廉さによって得られる健康の増進、深いレベルでの健康、器質的な健康、精神の明晰さ、健全さと安らぎ、くつろぎ休む能力、よりよい呼吸法を用いて自分自身を育むこと、などである。つまり修練によって、清廉さが発達し、深いレベルでの健康が増進されるのだ。またそれに伴い、浮き沈みなどの変化に対処する我々の能力を用いて、より大きな満足、環境とのより完全な統合が生まれる。ヨガを行う者の多くが暮らすのは、これら清廉さと満足という２つの環の中である。それはすぐに手に入る、すばらしい褒章なのだ。そしてまた、折り目正しく幸福に過ぎた人生の条件ともなる。ではなぜ、そこにとどまっているだけで十分ではないのか？　その先に進んでいかなければ、そして束の間の幸福で落ち着いていたなら、新たな問題が生じてくるからである。つまり、幸福で清らかで満ち足りていれば、そこに自己満足が忍び寄ってくる危険があるのだ。私は大丈夫――この考えが虚栄心、プライド、うぬぼれた優越感を生み出すことにつながり、そうなれば、知性の欠陥が再び現れて我々を醜くすることになる。また修練で自己満足を感じやすくなり、無気力や怠惰につながることにもなる。

人間は継続的な挑戦をするようにつくられた生き物である。我々は成長しなければならない。さもないと死が始まってしまう。現状にとどまることは停滞と不満足に通じる。じっとしているという選択肢は実際には存在しないのだ。我々は動き続けなければならない。そうしなければ混乱が訪れるだろう。我々は、仕事をクビになるというような外的な混乱に対処する方法は学んできた。だが私が心の病と呼んでいる、虚栄心、プライド、うぬぼれなどの混乱が姿を現すと、それらは自分の中に根をはってしまう。自然が新たな試練を与えたのである。我々は日々生じる外的な問題は処理しているが、虚栄心、プライド、うぬぼれが自分の中で増大していくという内なる病にはどう対処しているだろうか？　これが新たな試練である。我々はそれに取り組む必要があるが、楽しみのためのヨガ、「自分は大丈夫だが、君たちは散々じゃないか」と言ってしまうような自愛的なヨガにとらわれていれば、それも不可能になる。先に進まなければ新たな問題がまた持ち上がり、身動きがとれなくなってしまう。だから我々は辛抱強く事をやりとげる必要があり、修練の継続を迫られるのである。

３番目、４番目、５番目のニヤマが集まると、一つの形ができる。３番目のニヤマとはタパスであり、ヨガ全体の中心となる熱心で持続的な修練のことである。私は本書の前半で、タパスとはヨガの修練全体を一つにまとめる糸のようなものである、と繰り返し述べてきた。それは文字どおりの「熱」――錬金術的な意味で変容を促す熱である。タパスは、決してやめてはならない修練であり、人間の進化に常に資するものである。

４番目のニヤマであるスヴァーディヤーヤ（自習、自分自身についての知識）の深く鋭い洞察力がなければ、タパスによって力を得たとしても、それは浸透とも統合とも縁のないものになるだろう。そのときタパスが生み出すのはエネルギーだけで、そこには何の方向性もないのである。タパスは我々にエネルギーを与え、スヴァーディヤーヤは知識の光を与える。自習とは明らかに内側へと浸透するためのものだ。そして形を変えるタパスの火は、次第に存在の各相に入り込み、自分自身についての知識を用いて我々を照らし出すだろう。そうした知識は、アイスクリームに対する欲望を制御することの難しさに気がつくことから始まるかもしれない。だが、より深い領域を見ていけば、不誠実、利己主義、権力欲、賞賛を得たいという欲望、傲慢、そして最終的には、不滅の神と同等に置かれたいという願いと自分との関係に気がつくだろう。自分を探す作業は常に快適というわけではないのである。では、もし見つけたものが好きではない場合はどうしたらよいのか？　それを変えるためには行動を起こすしかない。

５番目のニヤマのイーシュヴァラ・プラニダーナは、神に対する献身的な服従を意味し、ヨガの諸側面のなかで最も有神論的なものである。イーシュヴァラとは一般的な意味での神性のことで、特定の宗教とは関係がない。また当然のことながら、イーシュヴァラ・プラニダーナは、自分の自我を利用して神の意志についてとやかく言うことではない。反対にこの言葉は、瞑想（ディヤーナ）と献身（バクティ）を通じて、自我そのものが身を委ねることを意味しているのだ。つまり、個人の自己を完全に放棄することなのであり、したがって、神が何を望み何を望まないかについて個人が考えることはあり得ないことになる。それは自分自身と、その行動すべてを――ろうそくに火を灯すことから料理をつくることまで、どんなに些細なものでも――普遍的な神に捧げることなのである。神の意図がどうであろうと関係はない。我々がするべきは、無垢で、根源的で、永遠に続く統合を崇めることである。神は存在する。我々の行為を照らすのは、その存在である。それが至高の存在への服従および献身（イーシュヴァラ・プラニダーナ）なのだ。

ニヤマは正しい手順をつくり、苦悩の種（ドーシャビージャ）を粉砕する手助けをしてくれる。ではここで５つのニヤマに目を向け、それらを５つの存在の相と８枚のヨガの花弁の残りに、より緊密に結びつけることにしよう。ヤマ、ニヤマ、そして他の６枚のヨガの花弁の修練が、皮膚から魂への浸透を可能にするのである。

これまで見てきた清廉さとは、入浴をする以上のことである。それはアサナの修練を通して、内側の身体と外側の身体の双方を洗い清めることで得られる。清廉さ（サウチャ）はアサナで得られ、外側の身体を支配している無気力〔タマス〕を克服する。そしてラジャスの活力を注ぎ込み、それによって、より質の高い生活への足がかりを提供するのである。

ヨガの観点から見れば、満足（サントーシャ）とは継続的な安定した調和の状態のことである。我々はその状態にプラーナーヤーマの修練を通じて出会い、それによって心の活発な（ラジャス的な）性質を抑えて、熱意ある持続的な修練が可能になる。サントーシャの状態にあるとき、胴体は器となり、吸気として入り込んだ宇宙のエネルギーで満たされる。何ものかが、我々の内部のどこかに宇宙のエネルギーのための空間を生み出し、宇宙の知性を伝達するそのエネルギーがそこにとどまる。そのとき我々は、何か善きもの、吉兆を知らせるものが内部に入ってきたような感覚を抱く。しかし実際には、外的な進化と内的な進化が結びついたのである。というのは、満足による充足は、存在の中心から出てきて胴体を満たす魂と同様のものだからだ。たしかに、我々は自分自身を外部からのもので満たしている。だがこの時点では、それまで押し込められていた内部のものが飛び出してきて、我々を等しく満たしているのだ。これが十全、完全という満足である。息を吐き出すと、その分だけ体内に空間が残されるが、魂はそこを埋めるように広がり、プラーナのエネルギーではなく、魂の洞察力に満ちた満足を我々に染み込ませる。このように交互に生じる状態は二元的なものであるが、それは心の動揺が生んだ波を静め、無にする。これを実際的な言葉で言い換えるなら、何かが起きたときでも私は道から放り出されることはないし、何も起こらなかったときでも私は道に迷わない、ということになるだろう。

第三のニヤマである持続的な修練（タパス）は、ヨガの修練の外的な側面と内的な側面をつなぐプラティヤーハーラに呼応する。このことは、認知のために必要な意識が、自習（スヴァーディヤーヤ）を目指して内部に向けられていることを意味している。タパスは我々を存在の核へと向けるのである。我々は、鍛冶屋のふいごのように、常に修練の炎の中心に熱を加え続ける必要がある。さもなければ、錬金術で見られるような高熱による変容は決して起こらないだろう。炎は激しく燃えさかるが、鉛を金に変えることはない。

第四のニヤマであるスヴァーディヤーヤ（自分自身についての知識）は困難なものである。我々は知識を学習で得られるもの（ヴィディヤー）に結びつけてしまうことが非常に多い。だが現実には、学習で得たものであろうと自己分析で得たものであろうと、スヴァーディヤーヤは集中（ダーラナー）の道である。その石だらけの険しい道は知識に至り、見せかけだけの思い上がった自己から、すべての欠陥と偽りの美徳を引き剥がす。そうして得られる報酬が叡智の道（ニヤーナ・マールガ）である。それは我々から錯覚を剥ぎ取り、それによって次の大いなる一歩を踏み出す準備ができる。

これが神への服従（イーシュヴァラ・プラニダーナ）であり、しばしば至高の献身、無私のヨガであるバクティと同等のものと見なされる。自我にはゴムのような弾力性があり、常にあなたを引っ張り戻そうとするだろう。自己のアイデンティティと自我の間に働くこうした引力を徐々に弱めてくれるのは、瞑想の修練だけである。

神への服従は自我を放棄した者にのみ可能である――自我を捨てた理由は、環境によるかもしれないし、災難もしくは屈辱によるのかもしれない。そしてその服従を続けるためには、最も高いレベルでの瞑想を実現する必要がある。神への服従とは、神が求めていると自分が思っている物事に身を委ねることではないし、神の意志について自分がもっている概念に従うことでもない。そのとき指図を与えているのは、神ではないからである。自我が居座る限り、あなたの解釈する神の望みは、自我という歪んだプリズムによってバラバラにされてしまうことだろう。自我がない状態、つまり種のないサマーディ（ニルビージャ・サマーディ）の高みまで到達したときのみ、人間の脆さという障壁なしに神の声が語るのである。この絶対的自由、カイヴァリヤの状態にいるとき、神はあなたに何をせよと告げるだろうか？　神は、今のままでよい、だが決して私を忘れないように、と告げるのである。

悟りを得ようと長年にわたって懸命な努力を続けていた僧侶の話をしよう。いくら修練を重ねても、その境地に到達できないことで絶望した彼は、家の近くにある山に登る決心をした。そこで死に絶えるか、さもなければ光を見出せるだろうと考えたのである。彼は背嚢《はいのう》にわずかばかりの身の回りものを詰めると、山に向かった。頂上付近まで来たところで、山から下りてくる一人の老人に出会った。２人の目が合い、光が差し込んだ。僧侶の背嚢が地面に落ちた。至福に満ちた沈黙が続き、やがて僧侶は老人を見つめ訊ねた。「私は何をすべきでしょう？」老人は何も言わず、背嚢を背負うように身振りで示すと、谷を指差した。僧侶は荷物を拾うと谷に下りていった。それが山上で得た啓示の光であった。谷に下りた後、カイヴァリヤがやってきた。

私もまた、生徒たちの求めに応えるために谷に住んでいる。私は、自我やプライドを増長させることのない、繊細で個人的な「私」であるアスミタに常に接しながら、ヨガの修練（サーダナー）に生きている。私はまた「ハタ・ヨギ」である。生徒たちに太陽を見てほしいから、自身の太陽、自分の魂を体験してほしいから、そう言っているのだ。生徒たちは私をグルと呼んでいる。グ（gu）は闇を、ル（ru）は光を意味する。サンニャーシンとなっていれば、完全な隠遁生活に入っていたかもしれない。だが、奉仕すること、そして闇を光に変えるという意味でグルであることが自分の務めであると、私はまだ感じているのだ。これが私のダルマであり、揺るぎない義務である。自分を突き動かす神聖なる不休に、私は満足しなければならない。

若い頃、私はヨガの芸術家になりたかった。初めてユーディ・メニューインの美しい手を目にしたときには、こう考えたものだ。「こんな荒れた手ではなく、あんなすばらしい芸術家の手が欲しい」と。私は自分の手の感覚を驚くほど繊細に発達させた。そのようなことをしたのは、ヨガのことを考えたからだけではなく、芸術的な動機もあった。その衝動は、自分のパフォーマンスと、それが受け入れられることに対する喜びに火をつけた。若く、道に迷っていた私は、いくらかを芸術性に、いくらかを魂をさがすヨガの探究に費やしていた。その２つは互いに支え合うものとなった。それからヨガが私を支配し、芸術性は二の次、あるいはたまに考えるだけのものになった。

人生とは学びである

本書は、全体を通じて一連の区分──５つの相、５つの元素とそれに対応する５つの概念──に従って書かれている。自然を探索し、魂を発見する旅の道案内をするには、これは有益なやり方である。だがそうした相や元素、その明確な区分は、その存在の大小にかかわらず姿を現すことがないことを、心のどこかにとめておく必要はあるだろう。あらゆるものは意識の中に織り込まれる。それゆえ、ヨガが最終的に行き着くところは、チッタ（意識）の完全な変容となるのである。それによって我々は、自分の存在全体が気づきに満たされたこと、そこに境界線などないことを知るのである。

私の望みは、ハタ・ヨガがただの肉体的なものであり、精神生活とは無縁であるという偏見を打ち破ることである。人々は、アサナの修練と身体の鍛錬を同等のものとして見ている。私が生涯をかけて行ってきた仕事とは、はじめがどれほど慎ましやかなものであろうと、献身的に修練を行えば、ハタ・ヨガは身体と心と魂の統合につながる道となることを示すことであった。

アサナについて言おうと努めてきたのは、ポーズは心地よく、安定したものであるべきだということである。安定は努力する必要がなくなったときに初めて訪れる。だから、複雑なものが単純に見えるように身体を鍛えねばならない。私のアサナの場合、努力の時期はとうに過ぎており、どこにも負担がかかることはない。また、努力が終わりを迎えたので、主である神に自分の修練を貢ぎ物として差し出すこともできる。そうすることで、私は修練において無限の中で神と結びつくのである。

自分は鈍く無気力だと考えるのは間違っている。もしあなたの火が消えているのなら、あなたは生きてはいないだろう。ヨガの火（ヨガアグニ）は、すべての者のうちに、無垢なままの状態で潜んでいる。それは私の人生を灯し続けてきた。しかし、何事も永遠に同じ状態でいることはできない。もし私が、不注意や傲慢、あるいはだらけた修練を通して、冷ややかな灰で火を覆ってしまったなら、変容に必要な熱は失われてしまうだろう。私はまだ引退していないし、そのつもりもない。常に内なる火を燃やし続けるつもりだ。

だからこそ、修練（サーダナー）を止めることはできない。もちろん、私は年をとり、ある点では後戻りもしている。しかし、私の身体と心は魂に仕え、従うものである。これら３つが一つに結合することで、自分自身をヨギと呼ぶ権利が与えられるのだ。だが、たとえ私が悟りのレベルにあったとしても、私は決して修練の必要がないとは言わないだろう。

私は老い、死は避けようもなく近づいてきている。しかし、生も死も人間の意志を超えたところにある。それは私の領域ではない。死に対して思いをめぐらすことはない。ヨガが私に教えてくれたのは、有意義な人生を送るために働くことだけを考えよ、ということだった。精神生活の複雑さは、あらゆる悲しみや幸せとともに、死をもって終わりを迎える。もしその複雑さからすでに自由になっていれば、死は自然に、滑らかに訪れることだろう。もしあなたが、ヨガが教えているように、いつのときも全体的な視点をもって生き、自我がなくなっていたとしても、「死ぬ前に死になさい」とは言わない。むしろ「死ぬ前に生きなさい。そうすれば死もまた華やかな祝福となる」と私は言うだろう。

日本が生んだ偉大な芸術家である北斎は、すでに70代となっていたときに、あと10年くれれば偉大な画家になってみせると言った。私は彼の謙虚さに敬意を表する。本書を締めくくるにあたって、スペインの画家ゴヤが、78歳のときに語った言葉を引くことにしよう。すでに聴力を失い、身体も衰弱していた彼はこう言った。Aún aprendo——私は今も学んでいる。それは私にとっても真実である。私は決して学びをやめることはないだろうし、そこから得た教訓をあなたがたと分け合おうとしてきた。私の終わりが、あなたの始まりであることを祈ろう。内なる旅を追い求めることに費やした人生からもたらされる、すばらしい報酬と数限りない祝福が、あなたを待ち受けている。

情緒を安定させるアサナ

次に紹介するアサナは、情緒を安定させるのに役立つ。ここに挙げたシークエンス（順序）に従って行うと、完全にリラックスできる。矢印は、アサナをしているときに伸ばしたり拡張するための正しい方向を示している。それぞれのアサナのやり方についての詳しい指示は、『ハタヨガの真髄』を参照のこと。

アサナについては、経験豊かな、資格をもった指導者の下で学ぶことを勧める。望んでいた効果を手に入れ、けがを避けるためには、正しく精確に練習することが大切である。

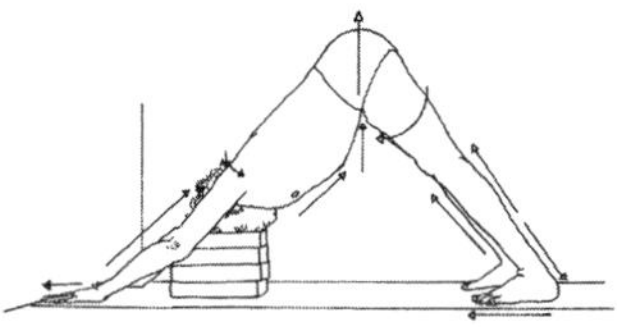

(1) アドー・ムカ・シュヴァーナアサナ（サポートの上に頭を置いて休ませる）：２～３分間、この状態を保つ。

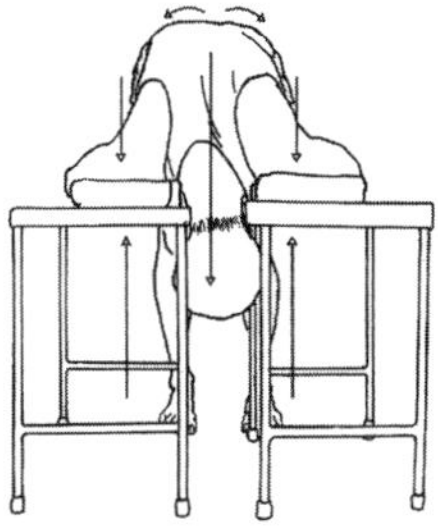

(2) ウッターナアサナ（頭を椅子の上に置いて休ませる。あるいは、高めのスツールを２脚並べ、その間に頭を入れ、両肩をスツールの上に均等に乗せて、頭を下げて休ませる）：３～５分間、この状態を保つ。

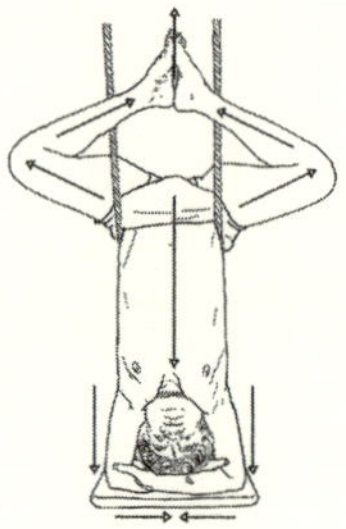

⑶　ロープ・シールシャアサナ：心地よい状態で、できるだけ長くポーズを行う。

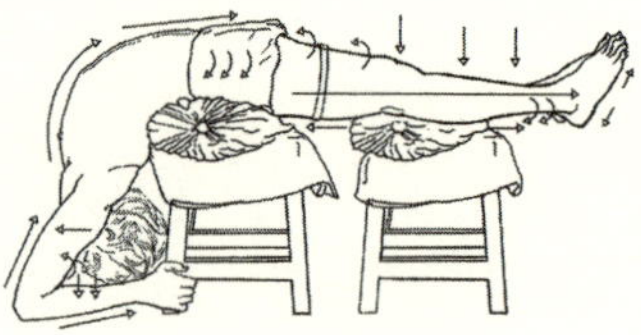

⑷　ヴィパリータ・ダンダアサナ（2脚のスツールの上に乗せる）：3～5分間、この状態を保つ。

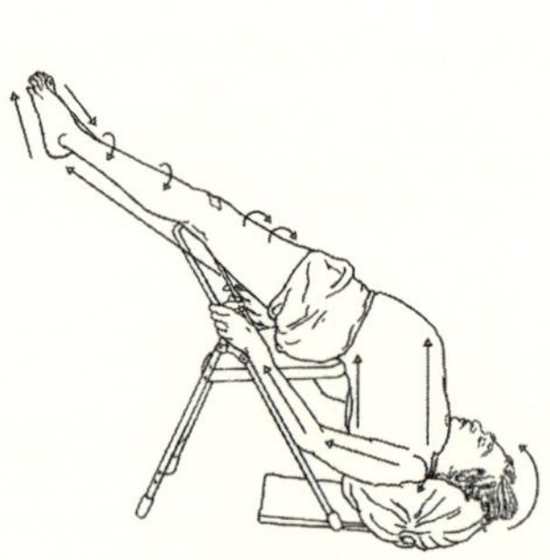

⑸　サルワーンガアサナ（椅子を使う）：5～10分間、この状態を保つ。

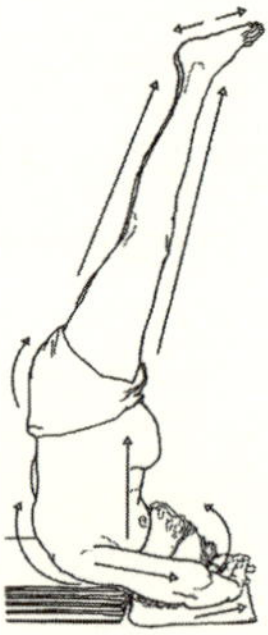

⑹　ニラーランバ・サルワーンガアサナ（サポートの上で両肩を休ませる）：この状態を5分間保つ。

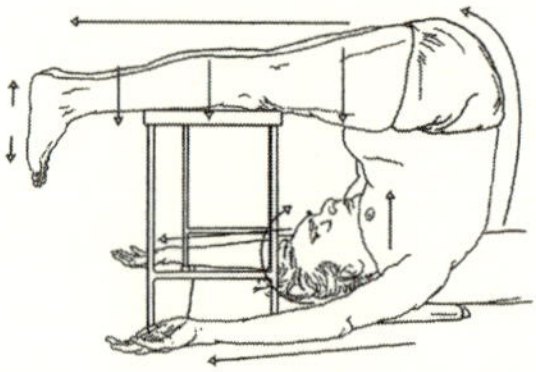

⑺　ニラーランバ・ハラアサナ（膝あるいは太ももをスツールの上に乗せる）：5～10分間、この状態を保つ。

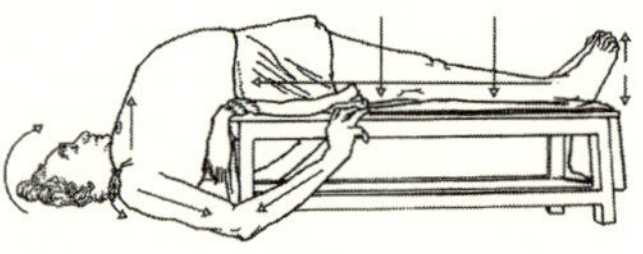

⑻　セツ・バンダ・サルワーンガアサナ（ベンチを使う）：この状態を10分間保つ。

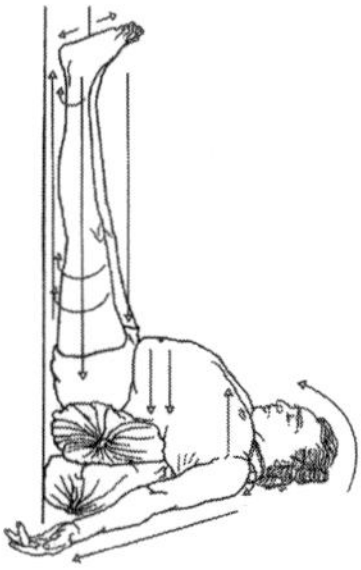

⑼　ヴィパリータ・カラニ（ここでは２個のボルスターを重ねて使用。通常は１個）：この状態を５分間保つ。

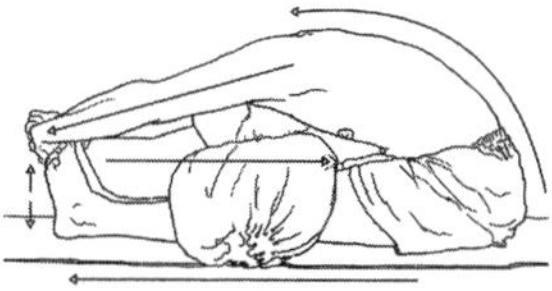

⑽　パスチモッターナアサナ（ボルスターの上に頭を乗せ休ませる）：３～５分間、この状態を保つ。

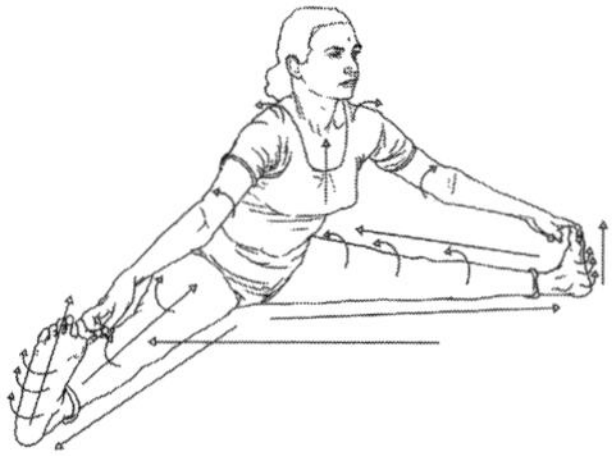

⑾　ウパヴィシュタ・コーナアサナ（足指をつかむことができない場合は、お尻の後ろで両手のひらを床につけ、真っ直ぐに座る）：この状態を２分間保つ。

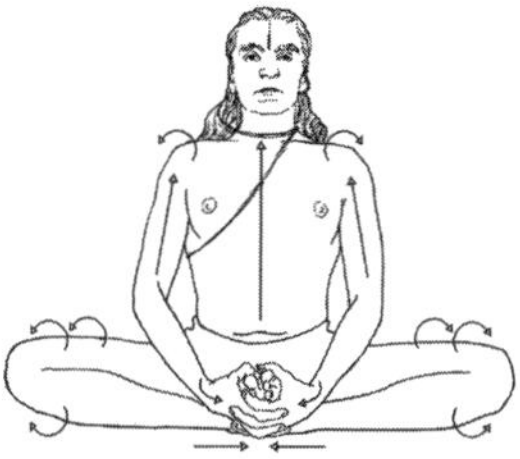

⑿　バッダ・コーナアサナ（楽に行えるように両膝の下に丸めたブランケットを置く）：３～５分間、この状態を保つ。

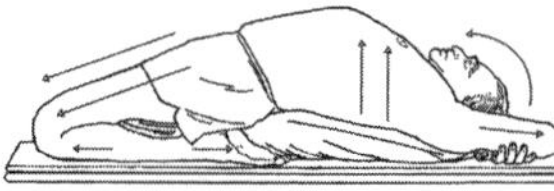

⒀　スプタ・ヴィーラアサナ（ボルスターの上に上体を乗せる）：楽な状態でできるだけ長く行う。

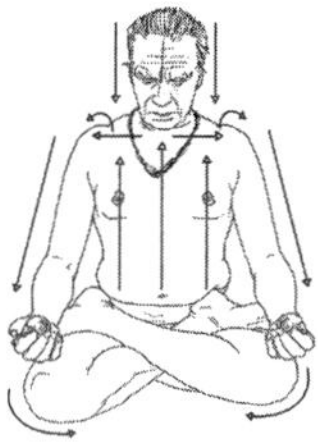

⒁　ヴィローマ・プラーナーヤーマ（吐く息を中断させて行うこの呼吸法では、姿勢は座位あるいは仰向けのどちらでもよい）：座位の場合は５～８分間行う。

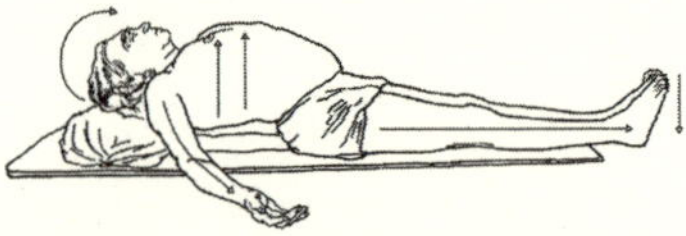

⒂　シャヴァアサナ：胸部を高く上げて行う（身体を速やかにリラックスさせるために、ボルスターや重量のあるウエイト（円盤型のおもり）を太ももの上に置き、脳を静めるために、目の周辺をバンテージで巻いておく）：このアサナは、食後や自分の都合がよいときなど、どんなときでも行うことができる。

注意事項

椅子でサルワーンガアサナ⑸を行うとき、もしこめかみに緊張を感じるようならば、代わりにニラーランバ・サルワーンガアサナ⑹を行うこと。最初のうちは、ニラーランバ・サルワーンガアサナをやってから、椅子で行うサルワーンガアサナを試みたほうがよい。

ニラーランバ・サルワーンガアサナ⑹、ベンチで行うセツ・バンダ・サルワーンガアサナ⑻、そしてヴィパリータ・カラニにおけるサルワーンガアサナ⑼は、偏頭痛で苦しんでいる人にはとても効果がある。

- ⑴から⑶のアサナを順序よく完全な形で行うと、心が穏やかになり、脳が静まる。
- ⑷から⑽のアサナは、頭（知力の中心）と、心（情緒の中心）の知性のバランスをとる。
- ⑾と⑿のアサナは、肯定的な思考になるように頭を刺激する。
- ⒀のアサナは、身体の中に平穏をもたらす。
- ⒁のアサナでは、内なる静けさを味わうことができる。
- もし十分な時間がない場合は、⒁を飛ばして⒂のアサナを、時間が許すならば５～10分間行う。

訳者あとがき

人の「死」をもって、自分の「生」を認識することほど、辛いことはない。

2011年3月11日、東日本大震災によって私たち日本人は、生きること死ぬことの意味を以前にも増して考えるようになった。2万人近くの人々が一瞬にして日本という国から消え去った事実は「神隠し」という表現に頼りたくなるほど理不尽で、残された人々は、答えのない「なぜ?」という言葉を繰り返しながら歩んでいるに違いない。亡くなった人々の中に心残りはなかっただろうか。何か伝えたい想いがあったのではと考えるだけで、心が痛い。

これほどの天変地異の前では、怒りの鉾先を誰に向けたらよいかわからない。創造主の前では、人間とはなんとちっぽけな存在なのか……。人間の無力さを感じるのみである。われわれ人間はいったい何のために生かされているのか、何を求めて生きていけばよいのだろうか。

＊　＊　＊

本書はB.K.S.Iyengar, *Light on Life*（2005 Rodale）の全訳である。*Light on Yoga* からスタートしたB・K・S・アイアンガー師の“Light on”シリーズの最後を飾るヨガ哲学書であり、世界各国で翻訳され、人生の書として多くの賞賛を浴びている。

ご存知のように*Light on Yoga*（邦題『ハタヨガの真髄』）は、ヨガアサナを極めた本としてベストセラーとなり、1966年の刊行から現在に至るまで世界中で版を重ね、ロングセラーとしての金字塔を打ち立てた。ヨガのバイブルと言われるゆえんである。

＊　＊　＊

アイアンガー師の功績は、「ヨガは特定の文化の宗教や教義ではない。インドの地から生まれたものではあるが、全人類のために開かれた道であり、個人の出生、経歴などは一切問わない」（本書 p.xxi）という信念のもとに、伝統的なヨガを解剖的な見地から進化させ、プロップス（道具類）の考案をはじめ、メディカルの分野まで領域を広げ、世界中にヨガの素晴らしさを伝えたことである。

いまやアイアンガー師の名前は知らなくても、ヨガマットの存在を知らない者はいない。元々インドのヨガ行者は、土埃を防ぐために布の敷物をしいて行《ぎょう》をおこなっていたというが、アイアンガー師は数々のアサナをするうちに、滑らない材質によって手足の安定をはかった。（立位のポーズで、片方の足の向きを少し内側にし、もう片方を90度外側に変えたのもアイアンガー師による。こうした改善は、股関節を痛めないやり方として他流派にも定着している。）そして、ブリックやベルトなど身体をサポートする道具類を考案し、老若男女が楽しめるヨガとして普及させていったのだ。

とかく大衆化するということは、一般に迎合し質が低下する傾向にある。だが、アイアンガー師の場合は反対に、本書の第７章に書かれているようにヨガのポーズひとつひとつを芸術にまで高め、それを体系化――つまり、ヨガ求道者には芸術性と深淵なる旅の行程をしめす一方で、一般の人々には、まず健康への無理のない調整法と楽しみ方を伝え、間口を広げたのである。

＊　＊　＊

2011年６月、中国に招かれたアイアンガー師は、1300名の参加者を前に、94才にしてなおヨガアサナを直々に指導された。師にとっては、この中国が最後のワールド・ツアー訪問国となる。

これよりさかのぼること30余年、日本へは1980年に沖正弘導師が率いる沖ヨガの招聘で初来日している。当時の鮮烈な印象は、今でも私の脳裏に焼き付いている。多くの人々が初めて見るスタンディングポーズ（立位のポーズ）の数々。左右に広げられた両手は、羽ばたく翼のように力強く宙に舞い、しなやかな背骨は美しい弧を描いた――ダイナミックさと繊細さの見事なハーモニー。そして、何よりもアイアンガー師の身体から醸し出される、近寄りがたい神性を帯びたオーラに圧倒されたのだった。ヨガの革命――誰もがそれを実感し、後に「アイアンガー師の出現は伝統的なヨガをさらに前進、改革した」と形容した欧米社会の評価を確信する根拠となった。同年、深く感銘を受けた私は、師のご指導を受けたいと思いインドのプーナへと旅立ち、以後現在に至るまで毎年１ヶ月のプーナでのヨガ研修を欠かすことなく行っている。

こうして日本の地に蒔かれたアイアンガーヨガの種は、1988年の日本アイアンガーヨガ協会の認可・設立へと結実し、現在も活発な活動が続けられている。

師の生涯を通じての精力的なヨガの伝導活動は、イギリスから始まり、ヨーロッパ諸国、アメリカ、日本をはじめとするアジア、そしてロシア、中国へと続き、弟子たちの指導を加えると、いまや全世界に及んでいる。このような啓蒙が本国インドでのヨガの地位を高めたことは言うまでもない。

＊　＊　＊

それにしても、ヨガのいったい何が世界中の人々の心をとらえたのだろうか？

まず、ヨガのポーズをやってみると「気持ちがいい」と多くの人が口を揃える。たとえば、両手を左右に伸ばすと、胸が開く。不思議なことに、胸が開くことで呼吸がしやすくなる。そして、その胸に一陣の風が吹き込む。この軽やかさが続くと、私たちは言葉では言い表せられない解放感を味わうことができる。心身の軽快さ――本書にも書かれているように、この心地よいという感覚は、個々の身体能力に関係なく、ヨガを始めた人間に平等に与えられるものである。

私がヨガの魅力を問われたなら、その答えは「ヨガは人間を否定しない」ということに尽きる。もっと言えば、宇宙に存在するすべての生き物をも受け入れる懐の深さに私は救われた、ということになろうか。ヨガのポーズのなかには、犬や猿、蛇やバッタ、蛙や鶴など、あらゆる生き物のポーズがあり、我々を楽しませてくれる。はじめは気恥ずかしい気もしたが、床に這いつくばるようにしてバッタになったり、亀になったりと、生き物視点で物事を見るようになると、そこに違う世界が開けていることに気づく。実際、アイアンガー師は指導のなかで「背骨の伸ばし方は猫や犬から学べ」と真剣におっしゃるのだ。ヨガは、我々人間が偉そうに環境問題を語る何千年も前から、人間が宇宙の一員として、他の動植物と同様に謙虚に共生することを教えているのである。

The body is your temple.
Keep it pure and clean, for the soul to reside in.
身体はあなたの寺院である。
魂を宿すために、純粋で清澄に保ちなさい。

この言葉はグルジー（アイアンガー師は敬愛を込めてこう呼ばれている）が折にふれて、道場に集う弟子たちに語り聞かせてきた言葉であり、身体と魂の関係を如実に表している。

前述したように、私がヨガに救われたのは、自分が自己嫌悪に陥り自信を失っていた時に、宇宙の一員だと知らされ、その存在価値を肯定されたからであった。それはまた、「人は誰もが素晴らしい魂を内に秘めている。その原石は自分で磨いていきなさい」という、わかりやすいヨガ哲学の神髄のおかげでもあった。自分の中にある宝物、一生懸命に磨けば輝きを増し、神を宿すほどの存在にもなるという、かけがえのない「魂」。この言葉の裏に隠されている「人に依存せず、自分で自己完成を目指す」という強い教えは、宗教とは異なる新鮮な理念として受け止められたのだ。

ヨガに出会い、幸運にもアイアンガー師より「腰痛を治したければインドに来なさい」と声を掛けていただいた20代の頃、私は悩みの沼にどっぷりと浸かっていたようだ。両親の離婚、父親の希望通りゴルフ留学をしたものの腰痛で断念、父親に結婚を反対された末の恋人との別れ……、そして閉ざされた未来への悩み。

20代の悩みとは、多かれ少なかれ、親との葛藤、恋の悩み、仕事の迷い、そして人生への不安というものではないだろうか。遠い過去を振り返ってみれば、若いときの悩みは非常に独りよがりで身勝手なものかもしれない。初めての経験ばかりで対処法がわからず、おまけに過去のトラウマに首ねっこを掴まれ、悶々と悩み続けるという悪循環——たとえ原因から打開策まで頭でわかったとしても、自信のなさは拭えない。自信喪失は人を無気力にし、悩みの寝床が安住の地になってしまうのだ。こんな時に、ヨガによって身体を動かす心地よさを知り、誰もが自分の中に宝物をもっていると諭されたら……。情けない私も、こうして小さな船でやっと自分の人生を漕ぎ出すことができたのだ。

現在、こうした悩みをもっている人たちには、序から第１章を特にお薦めしたいと思う。また、読み進めていくうちに次第に内容は深淵になり、一読しただけでは理解しにくいところも出てくるだろう。とりわけ５章と６章は難解かもしれないが、わからないところは気にせず飛ばし、それでも難しければ、まず７章から読んでみてほしい。グルジーの珠玉の言葉に生きる勇気を与えられるのではないかと思う。

＊　＊　＊

つまずき転びながらも、人はそれぞれ自分自身のストーリーを綴《つづ》っていく。あれほど悩んだはずなのに、今では生徒さんたちに「恋も結婚も恐れずにしなさい。１回きりの人生だから」なんてことを平気で口にしている自分に驚く。そう、人間は変わることができるのだ。でも、ゲームのようにリセットして、明日から違う未来が待っているというわけではない。広く言われているが、失敗から何を学ぶかということは、とても大切なことだ。

Use each experience
as a stepping stone.
目の前にある踏み石のように
どの経験も次に生かしなさい。

私の好きなグルジーの言葉だ。我々は何かを経験するたびに、少しずつ免疫もでき、賢くなれる。やらなかったことへの後悔は別にして、思い起こせば、失敗した経験の一つひとつが妙に愛おしくも懐かしくもあり、失敗こそ人生の原動力とさえ言えるかもしれない。

しかし、その経験を語り継ぐことのできないものもある。それが「死」である。そのことについて、ここで少し触れておきたいと思う。

＊　＊　＊

いったい「今回の死の経験を生かし、次回の死をよりよいものにしていきたい」という人がいるだろうか？

死は人間の意志をはるかに超えたところにあり、あらゆる人に平等に訪れる最初で最後の経験である。残念ながらすべての人間にとって、老いも若きも男も女も、誰ひとりとして完全なる死の経験を語り継ぐことはできない。ところが、ヨガのアサナには死のポーズが存在するのだ。シャヴァアサナ（死体のポーズ）と呼ばれる、仰向けになり目を閉じ、手足を伸ばして安らかに眠るポーズである。一般的には休息のポーズとされ、一日の疲れが癒されるので生徒たちが大好きなアサナだ。だが、グルジーは『ハタヨガの真髄』で、シャヴァアサナが最も難しいポーズだと記している。なぜだろうか？　本書第７章の「シャヴァアサナと時間」には、「過去と未来が除かれたとき、残されたものは現在以外の何ものでもない」(p.309) とあり、これがその疑問を解決する重要な鍵となっている。「今という時」に身を委ねるとき、私たちには過去のアイデンティティは無用であるのだ。

プーナのインスティテュートで、プラーナーヤーマクラスの最後に行うシャヴァアサナは圧巻である。電気が消された暗闇の中で100人を超える生徒たちが所狭しと仰向けに寝ている。目を閉じれば、隣が誰であるとか自分が何者であるかなどは、まったくどうでもよくなっていく。まさに死体が横たわっているように、無心にシャヴァアサナに没頭していくのだ。時折聞こえるいびきはたしかに笑いを誘うが、しだいに穏やかで澄んだ状態になっていく。屍《しかばね》を模すこのアサナが、死を迎えるときの心の準備となることは言うまでもない。こうしたヨガ哲学のリアルさには驚く他ないが、ヨガとはまさに生活の知恵なのである。

またグルジーは、シャヴァアサナとは、蛇が脱皮するがごとく、身体にまとっている衣を脱ぎ捨て、「無私」になることだとも述べている。「無私」「無欲」になれない私たちは、グルジーの意図するシャヴァアサナの難しさを、ここでやっと納得するのである。

インドの聖賢パタンジャリは、肉体の終焉である「死」を認識したうえで、限りある「生」をいかに生きるべきかをヨガ哲学として表した。それが精神の浄化、すなわちサマーディー（悟り）に至る八支則であり、魂に出会うための５つの相（コシャ）である。そしてパタンジャリは『ヨガ・スートラ』で、悟りと自由は人生を十全に生きた者に訪れると明言した。

グルジーはパタンジャリの八支則を８つの花弁と表現している。そしてグルジーもまた、自己完成へのプロセス、５つの相、５つの要素とそれに対応する５つの概念を明確にしたうえで、「私がこれまで述べてきたことは、人生を精一杯生き、自然を享受、超越し、内なる神性に出会うということだけである」と断じている。

＊　＊　＊

本書では、死について言及した文章がいたるところで見られる。たとえば、「我々が死を恐れるのは、人生を生きてこなかったことを恐れるからだ」(p.324) という言葉に、私は胸をつかれる思いがした。これ以外にもとりあげたい言葉は山のようにあるが、皆さまの楽しみを奪うことになるので、ここでやめておこう。ただ、グルジーの死へのはなむけ――「『死ぬ前に死になさい』とは言わない。むしろ『死ぬ前に生きなさい。そうすれば死もまた華やかな祝福となる』と私は言うだろう」(p.352) という一節は、非常に深い含蓄のある言葉であり、師の死生観を明確に物語っていることを言い添えておく。

余談ではあるが、本書の校了間近にグルジーの別のご著書（『ヨガ呼吸・瞑想百科』）の表紙をリニューアルするということで、呼吸法のお写真をお願いすることになった。時間もなく、当然これまでのお写真の中から選ばれると思っていたところ、期せずして新たに撮影された現在のお写真が送られてきた。グルジーはプラーナーヤーマの際、上半身が裸身である。肉体を超えたと言いたくなるほどの、神々しいまでの身体――圧倒的な存在感に私の目は釘付けになった。研鑽を怠らず、ひたすらサーダナー（求道）の道を歩みつづけるヨギの94歳の肖像に、私は涙を禁じえなかった。まさに「今を生きる」姿である。私たちは死を語り継ぐことはできないが、人としての「生きざま」を語り継ぐことはできるのだ。

＊　＊　＊

私の場合、生き惑うばかりで語るにはおこがましいが、ヨガとの出会いから幾多の年を重ね、結婚して家族を得、素晴らしい生徒たちに恵まれて現在に至っている。ちょうどこの本の監訳に入った時期に、私の人生に深く関わっていた父が亡くなり、その想いも氷解し、長き葛藤にも終止符が打たれた。世の中には、結びたくとも結べない絆もあれば、思わぬ絆に救われることもある。人は親を選ぶことはできないが、師を選ぶことはできる。こんな当たり前の事実に気づくと同時に、改めて師の厳しさと暖かさに感謝の気持ちが溢れるのである。

最後に、本書の翻訳に携わってくださった東龍之祐氏、とくに難解な部分を担当していただいた西藤ゆり氏、そしてこの３年間私たちを励ましながら作業を進めてくださった白揚社の上原弘二氏に心から感謝したい。

繰り返し訪れる日々の移り変わりの中で、この本の何かがあなたの心に小さな灯りをともしてくれますように。

2011年10月　東日本大震災の復興を願いながら

柳生直子

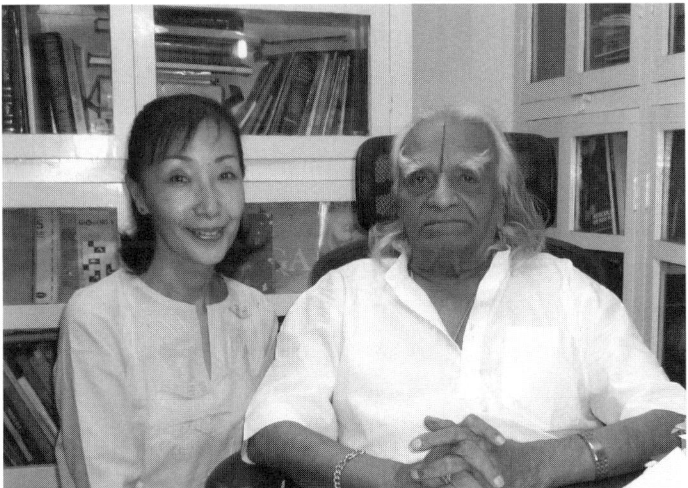

アイアンガー導師と監訳者（2011年２月）

監訳者略歴

柳生直子（やぎゅう・なおこ）

青山学院大卒。1980年日本人として初めてインド、プーナのアイアンガー師の道場で学ぶ。アイアンガーヨガ認定上級指導員、「アイアンガーヨガ勉強会」代表など、日本の第一人者として活躍。現在もアイアンガーヨガの基本理念とメソッドの理解を深めるため毎年渡印し、研鑽を積んでいる。主な著書に『心も体もリフレッシュ　ヨガで元気に！』（NHK出版　2009）、訳書にジュディ・スミス『アイアンガーヨガ』（産調出版　2007）、B・K・S・アイアンガー『アイアンガー108の言葉』（白揚社　2013）がある。

アイアンガー　心《こころ》のヨガ

2011年11月25日　第1版第1刷発行
2018年9月24日　第1版第4刷発行

著　者　B・K・S・アイアンガー
訳　者　柳生直子《やぎゅうなおこ》　西藤《さいとう》ゆり　東 龍之祐《あずまりゅうのすけ》
発行者　中村幸慈
発行所　株式会社 白揚社

〒101-0062　東京都千代田区神田駿河台1-7
電話 03-5281-9772　振替 00130-1-25400
装　幀　岩崎寿文
印　刷　株式会社 工友会印刷所
製　本　牧製本印刷株式会社

ISBN 978-4-8269-7149-2

アイアンガーヨガの根本教典

B・K・S・アイアンガー著　沖正弘監訳

増補新版
ハタヨガの真髄

600の写真による実技事典

世界最高のヨガ指導者による国際的ベストセラーが装いも新たに再登場。導師自身による600の写真で、200以上のアサナをわかりやすく丁寧に解説。ハードな肉体訓練の反復を通じて、精神生活の開眼に至る過程を解き明かす、ヨガのすべてを凝縮した聖典。初心者から指導者まで必携の一冊。

四六判上製　584ページ　本体価格3300円

B・K・S・アイアンガー著　沖正弘監訳

増補新版
ヨガ呼吸・瞑想百科

200の写真で見るプラーナーヤーマの極意

ヨガを極め、身体の内側から本当の意味で健康になるためには、呼吸瞑想法の修行が欠かせない。ヨガブームの火付け役であり、世界中に数百万の信奉者をもつ著者が実技指導した、世界的に定評あるこのプラーナーヤーマの根本教典で、忙しい毎日を送る現代人も心身のバランスを取り戻すことができる。

四六判上製　368ページ　本体価格3000円

経済情勢により、価格が変更することもありますのでご了承ください。
表示の価格に別途消費税がかかります。